老祖宗传下来的
救命偏方

夏梦 著

U0251054

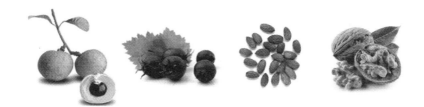

天津出版传媒集团

天津科学技术出版社

图书在版编目（ＣＩＰ）数据

老祖宗传下来的救命偏方 / 夏梦著. --天津 ：天津科学技术出版社，2017.3

ISBN 978-7-5576-2290-9

Ⅰ．①老… Ⅱ．①夏… Ⅲ．①土方－汇编 Ⅳ.①R289.2

中国版本图书馆CIP数据核字(2017)第028236号

责任编辑：张建锋

天津出版传媒集团

天津科学技术出版社出版

出版人：蔡　颢

天津市西康路 35 号　邮编 300051

电话：（022）23332695

网址：www.tjkjcbs.com.cn

新华书店经销

北京文昌阁彩色印刷有限责任公司印刷

开本 710×1000 1/16　印张 25　字数 350 000

2017年4月第1版第1次印刷

定价：49.80元

生活中，大多数人得了小病小痛都不愿意去医院诊治，他们觉得小毛病用不着去医院排大长队，用不着花几百元钱，所以就在家里用用小偏方缓解一下病情，比如感冒、便秘、老胃病等。有些人用葱白煮点儿水喝，或者喝点儿生姜红糖水，就把感冒控制住了；便秘的就吃点儿核桃仁，症状会减轻很多；核桃炒红糖，可以治疗老胃病；鸡蛋清可以治疗咽喉痛……这些都是人们生活的智慧。不用频繁地跑医院，不用受吃药打针的苦，就把病治好了，这就是小偏方的神奇之处。这些小偏方在民间广为流传，哪怕经历岁月变迁，始终不曾被人们遗忘。

小偏方是我在行医过程中经常给患者开的"药方"，也是患者最喜闻乐见的"药方"，因为它取材方便、易于操作，大多是常见的食材和简单的几味药材。这些绿色的、无副作用的偏方受到了许多人的喜爱，因此，我把我经常使用的偏方集结成书，奉献给大家。

这本《老祖宗传下来的救命偏方》是我在从事中医临床工作中总结出来的偏方汇总，涉及外科小偏方、内科小偏方、男人病小偏方、女人病小偏方、孕期小偏方、0~3岁宝宝小偏方等。对那些常见的小病小痛，甚至是一些难言之隐，书中都有详细的阐述，让你在学到医学常识的同时，还有小偏方可以使用。希望这本书能带给你无限惊喜。

　　在本书中，我所整理的偏方都是经过实践验证的，取材方便，疗效显著，安全可靠。书中所有的"问诊记"都是我在行医过程中亲身经历过的，病人在使用偏方后效果明显，所以我拿出来与大家分享。书中涉及的偏方的原材料取材很方便：有些是在厨房里就能找到的；有些可以在中药房买到；有一些偏方只需要动动手，按摩按摩就行了。

　　希望这些简单的"小偏方"可以帮助大家解除病痛，让每一个家庭都幸福美满。

夏梦

第四章 "男人病"小偏方，给男性最好的关爱

第六章　孕期小偏方，让准妈妈摆脱孕期小麻烦

第八章　0~3岁宝宝小偏方，陪宝宝健康快乐地成长

一、0~1岁宝宝小偏方

二、1~2岁宝宝小偏方

三、2~3岁宝宝小偏方

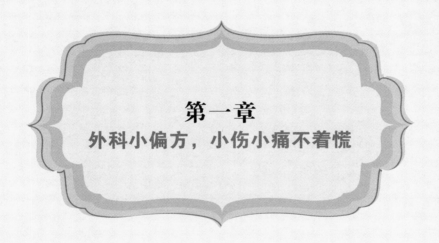

第一章
外科小偏方，小伤小痛不着慌

蹭伤擦伤不用愁，厨房几物解你忧

【偏方一】

鸡蛋膜敷法。

材料：新鲜生鸡蛋一个。

做法：用鸡蛋膜贴伤口。注意，一定要将鸡蛋膜中沾有蛋清的那一面贴在伤口上。

【偏方二】

大蒜膜敷法。

材料：大蒜适量。

做法：将大蒜膜贴在伤口上。

【问诊记】

日常生活中，人们难免有些磕磕碰碰，特别是活泼好动的小孩子，出现蹭伤、擦伤是常有的事情，因此，在日常生活中，掌握一些简易的小偏方是很有必要的。

60多岁的刘妈妈闲来无事总爱来我这里坐坐，她常常说起她那调皮的孙子——小鹏。这不，前几天，小鹏和小朋友闹着玩，一下子摔倒在地上，膝盖擦破了不说，连手掌都被玻璃片割破了一个口子。小鹏疼得大哭，刘妈妈无计可施，只好来找我求助。

我看了看孩子的伤势，觉得问题不太大，于是摸着孩子的头说："小鹏是个男子汉，要学会勇敢哟。"看刘妈妈已经六神无主了，我笑着安慰她说："不碍事。像孩子膝盖上的这种擦伤，属于小擦伤，程度较轻，而且也没出血。这种擦伤，不需要特别的医疗处理就能恢复，我们给孩子一个温暖的拥抱就够了。孩子手上的创面比较大，手掌有割伤，而且还沾了脏东西，一定要用清水仔细冲洗干净；否则，可能引发感染。"

我将小鹏手掌的伤口清洗干净，然后用干净的纱布包扎好，伤口就算处理好了。刘妈妈放心地笑了，说："原来处理起来这么简单啊！刚刚真是把我急坏了。以后再有孩子遇到这种情况，我也能指导一下了，哈哈。"

我说："我给你推荐两个非常简单的小偏方吧，很容易操作，你一学就会。"

【小偏方】
我向刘妈妈推荐的第一个小偏方是用鸡蛋膜贴敷。主要就是两个小步骤。

第一步：取一个新鲜生鸡蛋，先把它一磕两半，把蛋清和蛋黄倒在碗里。

第二步：轻轻撕下鸡蛋壳里面的薄膜，撕的块越大越好。将撕下来的鸡蛋膜贴在伤口创面上，20分钟以后取下，让皮肤"呼吸"10分钟，紧接着，换另外一块鸡蛋膜敷于创面上，10分钟以后取下即可。注意，一定要将沾有蛋清的那一面贴在伤口上。如果创面比较严重，敷的次数和时间就需相应地增加。

这里有个小技巧，想要轻松地分离鸡蛋壳与鸡蛋膜，可以用注射器将水注入蛋壳和蛋膜之间，鸡蛋膜就很容易分离出来，而且完好无损。

第二个小偏方也非常简单，就是用大蒜膜贴敷。

人人都知道大蒜是个好东西。大蒜自身含有多种药物成分，比如大蒜素等，大蒜素即使稀释10万倍，也能在瞬间杀死伤寒杆菌、痢疾杆菌、流感病毒等，所以生活中有生吃大蒜杀菌的说法。

取一瓣大蒜，小心地剥去外皮，我们会发现有一层透明的薄膜附在上面。我们要的就是这层薄膜。小心地将蒜膜取下，然后轻轻地贴在伤口上就可以了。需要注意的是，要将蒜膜紧贴大蒜的那一面贴在伤口上，这样才能使蒜膜的杀菌作用最大化。

只要能恰当地运用这些小偏方，我们就能轻松地应对小擦伤、小蹭伤。在这里提醒一下各位家长，其实小的割伤不需要去医院治疗，它们会自己长好。伤口止血后，我们就可以把包扎物去掉了，让伤口暴露在空气中，这样反而恢复得更快。但是如果伤口较大，我们就需要每天换纱布，以免伤口感染。但是如果割伤较深或者伤口表面很脏，在简单地清洗并包扎止血后，我们就应立即送伤者去医院进行进一步处理。

治疗烫伤，鸡蛋、生姜来帮忙

【偏方一】

鸡蛋蜂蜜膏。

材料：鸡蛋、蜂蜜、香油各适量。

做法：用鸡蛋清、熟蜂蜜调和香油，混合调匀，涂在受伤处。

【偏方二】

生姜汁。

材料：生姜适量。

做法：取鲜生姜去除杂质，洗净擦干，放在容器内捣烂，置于纱布袋里压榨取汁，然后湿敷在患处。

【问诊记】

朋友过生日，请客去一家新开的火锅店吃火锅。新店开张，优惠的力度很大，店里人满为患，我们到的时候已经没有座位了。服务员让我们几个等一会儿，我们就坐在一起闲聊起来。

朋友的小女儿环环今年5岁，活泼可爱，见我们忙着聊天，就一个人在火锅店的大厅里玩耍。这时，一位服务员端着客人吃剩下的汤底往厨房走，不料脚下一滑，整个人摔倒在地，手中的一锅汤底一下子全洒了出去，正好洒在了环环腿上。我们循声过去，只见环环坐在地上，不停地搓着她的小腿哇哇大哭。朋友慌慌张张地上去把环环抱在怀里，准备送去医院。我赶紧把她拦了下来，让她将孩子放在椅子上，让我看看烫伤。环环不停地喊疼，用手揉她的小腿，我柔声地安慰她说："我们环环是最勇敢的小公主，让阿姨看一下环环的小腿怎么了。"环环将小手拿开，我看见她腿上的皮肤已经泛起一层红色，并且已经轻微浮肿起来。看过之后，我才知道，环环的伤势并没有我想象中那么严重，原来火锅汤底的温度不高，所以只损伤到皮肤表层，属于轻微烫伤。

我长舒了一口气后，让服务员赶紧去厨房拿一些生姜汁来。我一边哄着环环，一边用手蘸着姜汁轻轻地在她的患处均匀涂抹。孩子先前还在大声哭泣，涂上姜汁后，哭声渐渐停止了。都说小孩子不会装病，看来这话还真不假，烫伤的位置不疼了，环环立刻就不哭了。我给孩子涂抹生姜汁时，周围还有人要阻止，看到孩子哭声停止了，围观的人纷纷说道："看来这姜汁对于烫伤止痛还真是有奇效啊！"经过简单的处理后，朋友开着车将孩子送到附近的医院进行进一步诊治。由于当时急救措施得当，因此孩子的烫伤并无大碍，更不会留疤。

【小偏方】

夏天里，烫伤之事多有发生，医院里常有烫伤患者前来咨询和医疗。关于应付生活中"小烫伤"的方法，我很乐于讲述，以备大家不时之需。中医古籍《千金方》《外台秘要》中均有用蜂蜜和鸡蛋白治烧烫伤的记载，现代医学杂志中也有"用蜂蜜纱布条可加速伤口愈合"的报道。

蜂蜜是一种营养丰富的天然滋养食品，也是最常用的滋补品之一，平时咱们走亲访友也爱拎着它。它低糖、高营养，易于吸收，对女性、幼儿，特别是老人，具有良好的保健作用。所以，有人称蜂蜜为"老人的牛奶"。鸡蛋就更平常了。它是人类最好的营养来源之一。鸡蛋中含有大量的维生素、矿物质以及有高生物价值的蛋白质。对人而言，鸡蛋的蛋白质品质最佳，仅次于母乳。鸡蛋味甘性平，具有滋阴润燥、养心安神、养血安胎、延年益寿之功。如何将这两样东西调和在一块来治疗烫伤呢？这里有个小诀窍。

首先，要将鸡蛋轻轻磕开，倒出蛋清，切记不要掺入蛋黄，不然效果就欠佳了。然后就要倒入蜂蜜，这里要注意的是，调和进去的蜂蜜必须是煮熟了的，不能是生的。因为煮熟了的蜂蜜能够最大限度地吸收蛋清中的蛋白质，从而结成一层防护膜覆盖在烫伤的皮肤上。最后把熟的蜂蜜和蛋清均匀调和在一起，涂抹于受伤区域。有条件的话，也可以加入香油（芝麻油）加以辅助，这样效果会更佳。

以上就是一个很简单又很实用的方法。如果一时间找不到蜂蜜，那么该怎么办呢？不用着急，咱们还有另外一个更为简便、实用的方法，材料就更简单了，只需要几片生姜就好了。

生姜在中医学上是一味药材，性温。吃过生姜后，人会有身体发热的感觉，这是因为生姜能使血管扩张、血液循环加快，促使身上的毛孔张开，这样不但能把多余的热气带走，而且能把体内的病菌、寒气一同带出。当我们吃了寒凉之物、受了雨淋或在空调房间里待久了的时候，吃生姜就能及时消除由肌体寒重造成的各种不适，所以民间才有"冬吃萝卜夏吃姜"的说法。用姜汁来治疗烫伤，首先要把生姜碾成姜汁。找一些新鲜的生姜，洗去杂质，擦干，然后放在容器内捣烂，置于纱布袋里压榨出浓稠的姜汁。小心地把这些姜汁收集起来，然后用消毒棉签蘸姜汁外涂，或用姜汁纱布湿敷在烫伤处。

不论采用哪种方法，只要能及时处理烫伤，就都可以避免皮肤伤情继续恶化。所以，以后在生活中万一不幸遇到了烫伤，千万别惊慌，用这两个小偏方冷静处理就行了。

割伤碰伤，茶叶疗养

【偏方】

茶叶涂抹法。

材料：茶叶适量。

做法：将喝剩下的茶叶研碎涂抹伤口。

【问诊记】

夏天到了，酷暑难熬，闷热的中午吃一块冰镇西瓜，绝对是一件惬意的事。但是如果切西瓜的时候不小心切到手，就不惬意了。

一天下午，我正要去上班，在小区里遇到了小刘。我看她行色匆匆的样子，就问她出什么事了。据她自己讲述，她出去逛了一上午街，口渴难耐，回家之后，她就把包往床上一扔，直奔冰箱取出早上冰镇好的西瓜。也许是光想着西瓜有多么好吃了，她一不小心就把手上割出了一个大口子。结果可想而知，十指连心，小刘痛得也顾不得吃西瓜了，捂着手指头就要去医院，刚好在路上遇到了我。我看了看她的伤口，并不是很深，就告诉她："你先不用着急去医院，我给你处理一下吧。"于是，我把她带回家，给她沏了一壶茶。她着急地说："夏大夫，我的手很疼，哪还有心思喝茶呀！"我说："这茶不是给你喝的，是给你用的。"于是，我取出泡好的茶叶研碎，敷到她的伤口上，很快血就止住了，伤口也不那么疼了。

【小偏方】

不慎被利器割伤或刺伤时，伤口可能会一直流血，但是千万不要慌张，你应保持沉着。首先用清洁的水冲洗，为了保护伤口，冲洗后要裹上纱布。然后把患部置于比心脏高的部位，这样就能慢慢止住血了。

除了上面的方法，在这里，我还要告诉大家一个止血的小偏方——茶叶涂抹法。

具体做法是这样的，我们取喝剩下的茶叶研碎，涂抹于伤口处（忌用隔夜茶）。茶叶中含有较多的鞣酸，鞣酸对于细胞修复有较好的促进作用，而泡过的茶叶会充分溶出这一物质，能更好地促进细胞修复。而隔夜茶中有可能会滋生一定的细菌并产生亚硝酸盐，对人体不好，所以建议用新泡的茶叶涂抹伤口。

另外，伤口如果化脓了，则不但不易治愈，而且治愈后也会很难看，容易留下疤痕。我们可以在止血后用过氧化氢在伤口周围消毒，伤口处就不要涂抹了。如果伤口进了异物，就应请医生帮忙取出异物，以免化脓。最好不要直接将胶布、纱布、绷带贴在伤口上。

说的这些，你都记住了吗？其实，家庭中的一些小物件都能在紧急的时候帮到你。疗伤无难事，只怕有心人。好好掌握这个小偏方吧！

枸杞叶猪腰汤，不怕腰扭伤

【偏方一】

樟脑泡酒涂抹。

材料：白酒60毫升，樟脑9克，姜汁少许。

做法：樟脑入酒内溶化后，滴入姜汁，摇匀，外涂患处，一日3次。

【偏方二】

枸杞叶炖猪腰。

材料：猪腰2只，枸杞叶150克。

做法：将猪腰洗净切成块，与枸杞叶加水炖汤，加少许盐调味后食用。

【问诊记】

老人们年岁大了，在家里坐不住，都喜欢运动运动，在傍晚或晚上拉着老伴和老友们去打打太极、扭扭秧歌，是一件很舒心的事。

上周，我去舅舅家看望他，发现他正卧床不起，原来是他在晚上出去扭秧歌的时候，不小心闪了腰。回家之后，舅妈给他进行了热敷，也进行了按摩，可是都没有什么起色，反而越来越严重了，他现在竟然直接卧床不起了。看到我来了，舅舅好像看到了救星，说："夏梦，你可来了，我这老腰可把我给折腾惨了！"我仔细地看了看他的腰，好像并没有什么大碍，就给他推荐了一个小偏方——枸杞叶炖猪腰。舅妈听到我推荐的偏方，将信将疑地问："夏梦啊，虽然大家都说吃什么补什么，可是你看看你舅舅现在这个样子，你这个偏方能管用吗？"我说："包在我身上，您只管给舅舅做好，盯着他吃下去就行了。"我离开之后，舅妈就去买齐了我说的材料，做给舅舅吃，结果这周舅妈给我打电话说，舅舅现在晚上又能去扭秧歌了，遇到老伙伴就推广我的小偏方。

【小偏方】

对长期居住在城市的老人们来说，由于行动不便或者起居不慎，因此扭腰闪腰是常有的事。掌握一些治疗腰部扭伤的小偏方，是很有必要的。

偏方一：樟脑泡酒涂抹。准备白酒60毫升、樟脑9克、姜汁少许，樟脑倒入酒内溶解后，滴入姜汁，摇匀，外涂患处，一日3次。

大家都知道，白酒可平缓地促进血液循环，活血化瘀，起到健胃和止痛、利小便及驱虫的作用，用酒外涂也有杀菌、消毒的功效。樟脑能麻痹局部神经系统，起到止痛的作用。这样做，既能消肿也能止痛，不失为一个好法子。而且白酒是居家常备的，随时可找到；樟脑丸也是防止衣物生蛀虫的必备药物。这两种材料都很常见，所以这个方子还是比较好操作的。条件比较好的家庭可以试试下面的方子。

偏方二：枸杞叶炖猪腰。材料也是我们厨房里常有的：猪腰2只，枸杞叶150克。首先将猪腰洗净，切成块，然后与枸杞叶入锅加水炖汤，再加少许盐调味就好了。每天早、晚喝两次，每次大约喝500克。这个偏方里选用猪腰子，一方面是因为价格便宜，且很容易买到；另一方面也是因为它的功效大。我们常说猪腰子，其实就是猪肾。它含有丰富的蛋白质、脂肪、碳水化合物、钙、磷、铁和维生素等，有健肾补腰、和肾理气的功效。所以，对老年人扭伤后的肌肉补养来说，是最合适的选择。枸杞叶就更好了。中医上认为枸杞叶味甘、苦，性凉，具有解热、预防动脉硬化的功效。其实，平时偶尔喝点儿枸杞叶茶，对老年人预防各种疾病来说，是比较不错的选择。

伤口发炎，巧用大蒜

【偏方】

蒜汁疗法。

材料：大蒜适量。

做法：首先用生理盐水或者碘酒清洗伤口，然后用大蒜汁擦伤口周围，并将蒜膜贴在伤口处，包扎。

【问诊记】

日常生活中，磕磕碰碰是常有的事情。有些小伤小痛，自己一懒就不太想去看大夫，就这么拖着拖着，忽然有一天发现，哎哟，原来的小伤口怎么红肿发炎了？情急之下乱投医，又花钱来又受罪。这不，街道保卫处的小李就碰上这档子事了。

小李是个身材高大的帅小伙，在街道负责保卫工作，人比较阳光，整天骑着自行车围着小区巡逻。前些日子，他忽然不骑车了，脖子上还挂着一个吊带。我听人说，他是胳膊受伤了，细打听一下，原来是这样的：小区最近不大太平，接连丢失了好几辆自行车，民众都指责保卫处工作有疏漏。小李的领导就让他们认真、仔细地排查，特别是注意晚间的防盗工作。小李仗着自己眼睛好使，在夜里骑着自行车一路狂奔，结果不小心轧到了一块小石子，就从车上摔了下来。幸好只是胳膊擦伤，没伤到筋骨。他起来活动了一下，觉得自己没什么事，拍拍衣服，扶起车子就走了，根本没放在心上，没想到这个小擦伤竟然成了大患。没两天，小李的擦伤处慢慢泛红、发肿，最后竟然有脓液流出，甚至整条胳膊都红肿、发木，连抬起都非常困难了。一点儿小擦伤，却因为小李的拖延变得严重起来，让他又受苦又受罪。

万般无奈之下，他只好找到了我。我给他用了个小偏方，清除瘀脓，给他打上了绷带。

【小偏方】

我们平时不小心伤口感染发炎了，该如何处理呢？

首先，我们要对伤口进行初步清洗，可以用生理盐水或者碘酒洗去伤口周围的污渍，以免感染。盐具有氧化性，混合一定比例的水以后有很好的杀菌、消毒作用，是日常生活中消毒的首选。碘酒大家都不陌生，大夫们常常用它清洗伤口。所以，家庭常备这些还是很有必要的。

等伤口清洗完毕，就需要去厨房找个东西来帮忙——大蒜。具体的方法就是：取陈年大蒜，以1～2年的为好，小心地去除外皮，可以看到蒜体有一层透明的薄膜，轻轻地揭下这层薄膜，将它覆盖在伤口上。如果不易贴住，则可将大蒜切开，将大蒜汁涂抹在伤口周围。大蒜汁能刺激伤口附近的肌肉细胞，使之快速修复，以阻止细菌、病毒入侵。

最后，找一块干净的布，将伤口包扎起来。如果伤口在手臂的下端，就像小李这种情况，则最好打个吊带，防止手臂下垂导致血液流通困难，阻碍细胞生长。

这些步骤非常简单，但是效果不容小觑。要注意的是，在伤口发炎期间，伤口千万不要碰水，以免再次感染。最好不要吃辛辣、刺激的食物，比如辣椒、豆腐乳之类的，酱油也应尽量少吃，最好是不吃。多吃一些富含维生素和蛋白质的食物，比如鸡蛋，有利于帮助组织修复。

芍药甘草汤，抽筋一扫光

【偏方】

芍药甘草汤。

材料：生白芍20克，生甘草10克。

做法：取白芍和甘草，或用开水冲泡，或用温火煮水，可当茶水饮用。

【问诊记】

前些日子，我回了一趟老家，专门去拜访了一下父母的朋友，他们大都已过花甲之年了。在嘘寒问暖的时候，我免不了要问问长辈们的健康状况。父亲的发小刘叔叔说，他迈过60岁这道坎儿之后没两年，就明显感觉体质开始衰退，不是经常头疼脑热、眼花耳鸣，就是腰酸背痛、精神不振。更糟的是，从去年冬天开始，他夜间睡觉的时候经常腿抽筋，几次都痛得从梦中醒来……其实，腿抽筋的事情，大家都会碰到，不是刘叔叔一个人的烦恼。

这让我想起近年来的一些事情。有句广告词这么说："腰酸背痛腿抽筋，身体提醒你，缺钙了！"同时，各种补钙的产品纷纷上市，数不胜数。一些人，特别是一些老年人，腰酸了，背痛了，腿抽筋了，就开始吃钙片。但是吃钙片真那么有效吗？我且不评判。从中医的角度来说，没有缺钙这种概念。中医认为，不少急性疼痛症（非器质性）、抽搐痉挛常与肝阴不足、津伤血虚有关。这是一种肌肉自发的强直性收缩，以发生在小腿和脚趾的肌肉痉挛最为常见，发作时疼痛难忍，尤其是半夜抽筋往往把人痛醒，很长时间不能止痛，且影响睡眠。

这么看来，腿抽筋和缺钙是完全不相干的。至于抽筋补钙，这只是一种谬传。我想起以前曾经见过这样的病例，患者们反映有一个方子很有用，于是，就告诉了刘叔叔。

我要说的这个止痛妙方很简单，叫作芍药甘草汤。我叮嘱刘叔叔，一定要按时服用。我回京后，刘叔叔给我打电话报喜说："嘿！方子还真管用。现在腿不抽筋了，走路也有力气了，下地干活都生龙活虎的。"

【小偏方】

腰酸背痛其实是肌肉酸痛，腿抽筋自然是筋脉痉挛。脾主人一身肌肉，肝主筋脉，肌肉和筋脉有了问题，就要找准主因，调和肝脾。我给刘叔叔推荐的芍药甘草汤仅由芍药（白芍）、甘草两味药组成：白芍味酸，可养阴柔肝、调和营卫；甘草味甘，可缓急止痛且能补虚。酸甘化阴以养肝，肝得柔养，气急则平，因此能解痉止痛。而且这道汤非常容易做，取白芍20克、甘草10克，用温水冲泡，或者煮水喝，效果都很不错。药理研究表明，芍药、甘草中的成分有镇静、镇痛、解热、抗炎、松弛平滑肌的作用。经临床证明，此方对多种急性痛症，尤其是平滑肌痉挛引起的疼痛，都有很好的效果。

芍药和甘草这两味药在一般的中药店都能买到。不过要注意，我这里说的芍药、甘草一定要是生白芍、生甘草，不要买炙过的，炙过的药性就变了。

扭伤不慌，咱有秘方

【偏方一】

物理疗法。

材料：开水、凉水适量。

做法：要正确使用热敷和冷敷。

【偏方二】

板栗核桃仁。

材料：核桃仁250克，板栗仁120克。

做法：将两者一起捣烂，搓成丸，每次9克，每日3次，嚼着吃。

【问诊记】

邻居小谢是一名高中生，身高超过一米八，天天拍着篮球风风火火的，浑身透着一股青春活力。可是前不久，小谢不得已安静下来了。原来，在一次篮球比赛时，激烈的身体对抗让小谢的身体失去了平衡，倒地时不慎把脚给崴了，小伙子疼得龇牙咧嘴，硬是没吭一声，坚强得让人心疼。

小谢妈妈心疼儿子，带着儿子四处看大夫，虽然没伤到骨头，也在医院处理了，可是小谢的扭伤处肿得就像水煮的萝卜，一天比一天粗。小谢妈妈急得直掉眼泪，这才想起了我这个老中医邻居。

我看了看小谢的伤处，虽然肿得很厉害，但是并没有伤筋动骨，就给小谢妈妈提供了个小偏方，让她去买一些核桃仁和板栗仁，回来经过简单处理，就可以给小谢吃了。

小谢妈妈后来给小谢用了我说的小偏方，又加上按摩来消肿，没多久，小谢就又风风火火地拍着篮球进出小区了。我不得不佩服，年轻人的活力，就是好啊！

【小偏方】

在日常生活中，因走路不慎扭伤脚是经常发生的，该怎样治疗呢？很多人在崴脚后都是先使劲揉搓肿起来的地方，把瘀积的血揉开搓散；然后用热毛巾敷，以活血消肿；最后强忍着疼痛走路和活动。但是，实践证明这样做是不妥当的。局部的小血管破裂出血后，会形成血肿，一般要经过24小时左右才能恢复。如果扭伤后立即使劲揉搓、热敷、强迫活动，则势必会在揉散一部分瘀血的同时加速出血和渗液，甚至加重血管的破裂，形成更大的血肿。在这里，我就为大家提供几个比较不错的小偏方。

第一，要分辨伤势的轻重。一般来讲，如果活动足踝时虽然很疼，但并不剧烈，大多就是软组织损伤，可以不医治。如果活动足踝时有剧疼，不可以站立和挪步，疼在骨头上，扭伤时有声响，伤后迅速肿胀等，就是骨折的表现，应马上到医院诊治。

第二，要正确使用热敷和冷敷。热敷和冷敷都是物理疗法，作用却截然不同。血遇热而活，遇寒则凝。在受伤早期应该冷敷，以减少局部血肿。在出血停止以后再热敷，可加速消散伤处周围的瘀血。一般而言，在受伤24小时后开始热敷。

第三，食疗。取核桃仁250克，板栗仁120克，一起捣烂，搓成丸，每次9克，每日3次，嚼着吃。我们可不要小看这些平时常吃的干果，它们对于治疗肌肉损伤是很有帮助的。此外，还可以内服跌打伤药。

轻轻敷一下，关节不再痛

【偏方一】

熏蒸疗法。

材料：草木灰适量。

做法：把谷物的秸秆烧成灰，装入小袋中，哪儿痛往哪儿贴，每晚贴1小时，贴3次即可治愈。

【偏方二】

手指关节叉手操，配合熏蒸疗法。

【问诊记】

前些日子，一位远房亲戚突然带着孩子来到我家，还带了一堆土特产，我细问才知道，原来是孩子的手指关节处莫名其妙地肿了起来。据孩子说，手指肿胀，又麻又痒的，难受极了。手一碰冷水就更厉害了，甚至不停地抖动。

乍一听起来，这像是类风湿性关节炎。不过我细细询问之后发现，并不是类风湿性，而是僵直性关节炎。孩子写字握笔，手长期处于一个姿势，导致骨骼固定化，影响手指骨节的正常发育。

既然是炎症，那么就要尽快消炎、消肿、止痛。贴止痛膏或者用辣椒、花椒等煮水泡洗，很快就能恢复。但是孩子正在上高三，学习非常紧张，又不能请假，没有足够的时间在家里做这些，怎么办呢？

我告诉这位亲戚，这不是什么大毛病，完全可以用小偏方来治疗。

【小偏方】

有一个非常简单的小方子，尤其对是生活在农村的人，最为方便。把谷物的秸秆烧成灰，然后装入小袋中，以保持温热为最佳，哪儿痛往哪儿贴，每晚贴1小时，一般贴3次即可治愈。此方法简单，对关节肿痛有明显的效果。草木灰的效用其实在于它的熏蒸作用，这就是要保持温热的原因。

如果在采用偏方治疗的同时，再进行一些锻炼，比如做手指关节叉手操，就会起到更好的效果。

这个操很简单，将手指自然张开，双手交叉插入手指缝中，反复做屈伸运动，每次至少连做30下，直到手指发热为止。这样做是因为连续的运动能使关节血液得到有效的循环，不断运来营养物质，并带走软骨的代谢废物，如此一来，软骨的新陈代谢就好了，手指关节疼痛自然也就缓解了。要想收到更好的效果，还可以在做叉手操的时候配合熏蒸，即倒满一大杯开水，双手靠近杯子，让热水蒸气熏蒸手指关节。

这个方法也同样适用于家庭主妇。主妇们天天在家洗碗、做饭，手长期与冷水接触，容易造成关节血液循环不佳，使关节发炎、损伤。所以家庭主妇以及那些长期和冷水打交道的人，如果有这方面的病症，就可以试试敷关节法和手指关节叉手操，都有不错的效果。

腰椎间盘突出？调调睡姿，垫垫腰杆

【偏方一】

丝瓜根食疗方。

材料：丝瓜6克，近根部老丝瓜藤适量，黄酒适量。

做法：丝瓜根及近根部的老藤适量，一起研成末，用黄酒送服，每日2次。

【偏方二】

垫腰枕。

材料：沙子1 000克，干辣椒100克，花椒100克，生姜100克切成片，粗盐250克。

做法：将以上材料混在一起放在铁锅里炒热，然后装入一个自制的布袋里；患者躺在床上，将布袋用毛巾包好，垫在腰部进行热敷。

【问诊记】

前院里的小姑娘上大学时学的西医，毕业了分配到我工作的医院。我们平时一起上下班，成了很好的朋友。我在西医方面有什么不明白的，就去问她，她总能解释得一清二楚；有时，她也会向我咨询几个中药药方什么的。她是一个很有上进心的姑娘，而且性格开朗，很讨人喜欢。突然有一天，她吞吞吐吐地向我求救，事情是这个样子的：

小姑娘的父亲在老家生活，很早以前就患上了腰椎间盘突出症，吃了几年的药，但都治标不治本，好了犯，犯了又好，好了再犯，把老人家折磨得痛苦不堪。最近，老人的病情又复发了。小姑娘知道我比较熟悉一些病症的偏方，特意把父亲从老家接过来，让我给他瞧瞧病。孩子一片孝心难得。我看了一下老人家，他被病症折磨得已经很瘦弱了。不过，我有信心用我的方子治好他。

事后几个月，姑娘的父亲亲自给我打电话，说用了这个方法后疼痛已经减轻了不少。我告诉他应该继续好好躺着，如果不得不起床，则最好将布袋围在腰上，这样就能有效地治疗和止痛了。现在，小姑娘也迷恋上了这些中医小偏方，看来我后继有人了啊！

【小偏方】

一般来说，腰椎间盘突出是由骨质增生引起的筋脉紧绷、气滞血瘀、脉道受阻，腰部疼痛难忍，活动受限，产生向下肢放射性疼痛，咳嗽时病痛加重。针对这类状况，活血化瘀、使骨质平舒、放缓筋脉是很重要的。

我给老人家推荐的方子是：取丝瓜根和近根部的老藤适量，一起研成末，每次取6克，用黄酒送服，每日2次。我开这个方子是很有道理的：一方面，老人在家很喜欢栽种点儿菜什么的，他们家就有很多丝瓜；另一方面也是考虑到丝瓜的巨大疗效。丝瓜具有益气血、通经络的功效，对于老年人的腰肌劳损更是一种很好的补品。

当然，良好的睡姿对减轻疼痛和治疗腰椎间盘突出会有很大的帮助，比如，采用垫腰枕的方法。具体操作如下：用沙子1 000克、干辣椒100克、花椒100克、生姜100克切成片、粗盐250克，混在一起，放在铁锅里炒热，然后装入一个自制的布袋里；患者躺在床上，将布袋用毛巾包好，垫在腰部进行热敷。需要注意一点，要将布袋的厚度调整到感觉最舒适的厚度，保证睡在床上时腰椎不会弯曲，以免加重腰椎间盘的突出。此外，热敷的布袋不要太烫了，控制好温度，以腰部有暖烘烘的感觉为准，如果太热，则可以多加一两层毛巾隔热，以防止烫伤。

当然，如果一时找不到沙子，则可以用黄豆代替，而粗盐可以用食盐代替。沙子（黄豆）和盐都能很好地保持热量，加上布袋和毛巾的包裹，腰枕的热量就能加速局部的血液循环，将炎性物质运走，从而加快局部的新陈代谢，让椎间盘尽快萎缩、体积变小。腰椎间盘突出发病的时候，腰部的肌肉会出现反射性的痉挛和收缩，患者会感觉腰部紧张，同时，肌肉收缩压迫肌肉的血管，也不利于腰部的血液循环。用热敷的方法就是要让腰肌放松下来，减少紧张感。方子中的辣椒含有辣椒素，而辣椒素能消炎止痛；生姜消炎止痛效果虽然不太明显，但能使皮肤的毛细血管扩张，加快血液循环。有人可能会担心：这几种药并没有接触皮肤，会起作用吗？其实，这些药的有效物质是挥发油，挥发油会透过布袋和毛巾慢慢地渗透到皮肤。垫腰枕还可以发挥刺激穴位的作用，令人体自动产生消炎镇痛的物质。这么多作用加起来，自然就会对治疗腰椎间盘突出症有效了。

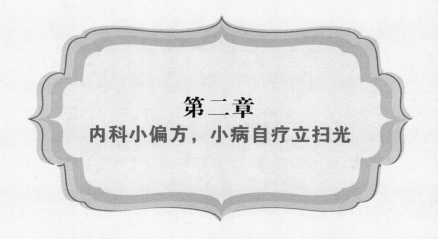

第二章
内科小偏方，小病自疗立扫光

常吃核桃肠道好，再也不被便秘扰

【偏方】

食疗法。

材料：核桃仁适量。

做法：每日早、晚吃几块核桃仁，25克以内为最佳。

【问诊记】

一天，急诊室突然来了一对母女，老人面露痛苦之色。详细询问之后，我才明白，原来她患有严重的便秘。女儿告诉我，她的妈妈已经差不多一周没有大便了，每次有感觉的时候总是蹲个把小时还没有拉出来，真是费力。我赶紧给老人开了几支开塞露，做了个灌肠。一会儿，老人果然排出了大便，脸色也好多了。女儿因为平时要上班，有工作要忙，所以不能每次都陪着老人灌肠，再说了，灌肠多了对身体也不好，于是，女儿便问我有什么小偏方之类的能治疗便秘。我跟她说有一个方子可以长期使用，对治疗中老年便秘很有疗效，那就是吃核桃。每天早、晚各吃几块核桃或者闲时随意吃点儿，每天控制在25克之内为佳。

女孩子得到方子以后，专门去市场买了一些优质的核桃回来，砸给老人吃。过了一周以后，她惊喜地打电话给我，说老人吃核桃仁以后第三天早晨就排了大便，每一两天会排一次，大便通畅，干湿正常。

【小偏方】

便秘是一种常见病，特别是在老年人中，患病概率高得可怕。老年人便秘尤其要注意，因为有研究显示，严重便秘与痴呆有一定的关联。

长期便秘会导致肠道里的毒素被重新吸收进入血液。当超过肝脏的解毒能力时，这些有毒物质会随血液循环进入大脑，逐步损害脑细胞和中枢神经系统，从而引起痴呆。为了解决老年便秘，患者可以多吃一点儿核桃。这么做是有一定道理的。核桃内含有丰富的核桃油，还有大量的粗纤维。吃进肚子里，核桃油能软化大便，润滑肠道；此外，粗纤维能吸水膨胀，刺激肠道运动，从而达到治疗便秘的效果。核桃里还含有卵磷脂等营养成分，能促进神经细胞生长。

核桃不仅能治疗便秘，还能预防老年痴呆。很多人都知道，应多吃鱼，特别是海鱼，其中丰富的不饱和脂肪酸，有降血脂和预防动脉硬化的效果。老人每天吃20克的鱼肉，可以大幅降低老年痴呆的患病概率。但一般人可能不知道，核桃像海鱼一样，含有大量不饱和脂肪酸，因此常吃核桃同样能达到吃鱼的效果。

不过要注意的是，核桃含有大量油脂，虽然吃起来很香，但摄入过多，则可能引起肥胖，所以要注意控制食量，以每天不超过25克为佳。

无痔更显人生本色

【偏方一】

黄芪疗法。

材料：生黄芪9~12克，地龙6克。

做法：将地龙碾成粉末或者剁成粉末，和煮好的黄芪水一起服用，半小时后再服用一粒槐角丸加以辅助。

【偏方二】

坐浴法。

材料：淡盐水或高锰酸钾适量。

做法：睡前、便后，在低浓度的淡盐水或者高锰酸钾溶液里坐浴半小时。

【问诊记】

去年冬天，天气异常寒冷，小辉却每天不得不夜半起床，有时候一夜还要起来多次。用他的话来说，就是那该死的痔疮，让他从刚暖好的被窝里爬出来。小辉看过很多大夫，也拿过很多治疗痔疮的药物，可是都治标不治本，吃了当时见效，药力一旦过去，该疼还是疼，该起床还必须半夜受冻起床，要多难受有多难受。

小辉不堪其苦，经人推荐来到我这里，让我给治疗一下。小辉来的时候都不敢坐在凳子上，站在一边给我讲述他的病情。我了解到，小辉是四川人，特别爱吃麻辣，断断续续地便出现了轻度的便血，不过可能由于症状较轻，因此他没有太在意。后来加上吸烟、饮酒，麻辣越吃越重，他就发现便后疼痛难忍，也发现肛门周围长了一些肉状物质，就是长了痔疮。他开始自己用药，起初效果还不错，可后来除了能轻度止血和轻度止痛外，几乎就和安慰剂无异，痔疮越来越严重。后来，情况越来越失控，小辉连做手术的想法都有了，可是考虑到手术的复发率和不良反应，他还是忍了，几经周折来到我这里。趁着小辉过年放假回家的机会，我让他试试两个小偏方。

【 小偏方 】

简单来说，痔疮的形成就是因为不正当的动作（比如，上厕所看书报、久站久坐、饮食没有规律）而引起的肛门内瘀血。一般来说，外部涂抹药物治疗只能治标不能治本。为了从根本上解决痔疮，应该从生活中的小处着手，养成良好的生活习惯。在这里，我给大家推荐两个小偏方。

首先是饮食方面的调理。材料是生黄芪9~12克、地龙6克，有点儿生僻，不过，一般在中医药店都可以买到。做法就是每天晚上将生黄芪煮水，3碗水煮成2碗，将地龙碾成粉末或者剁成粉末，一同服用。半个小时后，可吃一颗槐角丸加以辅助，效果会更好。每天睡前喝1次，连续喝3天，1天即可见效，1周内，症状明显减轻。

第二是温水坐浴。睡前、便后温水坐浴有两个好处：首先，温水坐浴可以洗除痔核附近的污垢，可有效地预防其产生炎症；其次，温水坐浴可以促进血液循环，抑制血栓的形成。如果在水中放入一些盐或者中药祛毒汤、万分之二的高锰酸钾液等，效果就会更好。

除此之外，痔疮患者要尽量少吃辛辣食物，少喝酒，多吃新鲜蔬菜和水果，如吃芹菜、菠菜、大白菜、韭菜、南瓜等；多吃粗粮，如荞麦、高粱、玉米等。

头痛难忍，如何治疗

【偏方】

紫菜蛋花汤。

材料：紫菜250克，鸡蛋2个。

做法：煮汤，每日饮用1～2次。

【问诊记】

一位病人被护士搀扶着来到诊室，看上去十分痛苦。她告诉我，她身体状况一向都不错；不过近来经常出现眼前有闪光、视物模糊、肢体麻木的症状；几分钟后出现头部一侧间歇性的疼痛，并逐渐加剧，直到出现恶心、呕吐后，感觉才会有所好转；同时，在安静、黑暗环境内或睡眠后头痛会缓解。她担心自己是不是得了什么大病，一边说一边用不安的眼神看着我。

我仔细地询问她："这种疼痛大概持续多久了？"她告诉我："这种疼痛已经持续了2周。"听完她的叙述之后，我知道这些是偏头痛的症状，偏头痛属于少阳头痛。为了进一步确诊，我又为她切了脉，并且发现她的舌苔微白，我能确定她患上了外感风邪头痛，即我们常说的偏头痛。我采用了疏风止痛的治疗原则帮她治疗。与她聊天时，我又掌握了一条信息，原来她有家族偏头痛的病史，她的母亲也有很严重的偏头痛。在她临走之前，我向她推荐了紫菜蛋花汤，并叮嘱她经常喝可以预防偏头痛。

在那之后，她又先后带着亲戚朋友来我这里诊病，她告诉我，她的母亲也曾出现偏头痛的问题，但自从家庭饮食多了紫菜蛋花汤之后，母亲再也没有发过病。

【小偏方】

很多人都有偏头痛的毛病，特别是脑力工作者。一旦发作，就如同脑中有虫子在爬行，无论使劲揉太阳穴还是甩头，都不能缓解疼痛，只好吃止痛药。但是"是药三分毒"，为了身体健康，我们还是少吃药为妙。下面，我就介绍一个食疗方——紫菜蛋花汤。这个偏方的关键在于紫菜，紫菜里含有大量的镁元素，有"镁元素的宝库"之称。据测定，100克紫菜里含有460毫克镁。正是这个镁，对偏头痛有预防作用。

还要注意的是，像干奶酪、巧克力、酒、含咖啡因的饮料（如茶、咖啡）、腌熏的肉类（如香肠、火腿等），都有可能诱发偏头痛，所以应该尽量忌口，这样才能保证最好的预防效果。此外，精神紧张或过度失眠也容易诱发偏头痛，希望大家引起注意。身体是革命的本钱，劳逸结合很重要。

小小鸡蛋清，治疗咽喉痛

【偏方一】

蛋清沫润喉。

材料：鸡蛋、冰糖各适量。

做法：将一个鸡蛋打破，取出蛋清，放入碗内加上冰糖碎粒，用筷子快速搅打成泡沫状。当喉咙发痒或声音沙哑时，可一次取3勺蛋清沫含在口中。

【偏方二】

浓盐水漱口。

材料：盐水适量。

做法：用热水泡一杯浓盐水，等水温下降成温水时，就开始漱口腔、咽喉大概20秒，然后吐掉，每隔10分钟重复漱口一次，连续10次即可。

【问诊记】

我接触到这样一个病人，她是一位小有名气的歌手。大家都知道，当歌手不容易，天天得注意饮食的安全，以免对自己的嗓子造成伤害。那天是个大晴天，她来到我的办公室，戴着太阳镜，一副很时尚的样子。不过她一张口，我就非常吃惊，一个很清秀的女孩怎么声音这般沙哑，还伴有很严重的咳嗽。据她自己说，她前一天晚上熬夜赶个演唱会，又受到热心的粉丝邀请，喝了一杯酒，然后回家就成这个样子了。因为担心吃药会影响恢复，经人推荐，她就到我这里来了。我让她张开嘴巴"啊"一声，发现她的扁桃体有些肿大，咽喉部也比较红。这种情况有点儿像急性咽喉炎或急性扁桃体炎，确实得处理一下。

幸好她的扁桃体没有化脓，用不着考虑服用抗生素，于是，我向她推荐了一个偏方——蛋清沫润喉。

那位歌手回家以后试了两回，就立刻给我打电话说有效果，问还需要什么辅助疗法。我告诉她没什么其他的，每天坚持含几次，平时少吃辛辣、刺激的食物，好好养两天，嗓子就能完全恢复了。据说，她最近又开演唱会了，歌喉一如既往的甜美。

【小偏方】

用蛋清沫润喉的做法非常简单：将一个鸡蛋打破，取出蛋清，放入碗内加冰糖碎粒，用筷子快速搅打成泡沫状。当喉咙发痒或声音沙哑时，可一次取3勺蛋清沫含在口中，慢慢吞咽。这种方法对止咳润喉非常有效。如果声音严重沙哑，则可将1勺绿茶加500毫升水煮滚后，小火续煮10分钟，再用一个鸡蛋，取出蛋清，加点儿冰糖打成泡沫后，将煮沸的茶水冲入蛋清沫中，然后趁热喝完，蛋清沫要全部吃下。

不习惯蛋清腥味的人也不用担心，还有一个用浓盐水治疗的办法。具体方法是：先准备一点儿浓盐水和几根棉签，然后仰头张嘴，请旁人或自己将蘸了浓盐水的棉签，伸到咽喉部位轻轻地点几下；接着，闭上嘴巴，让盐水慢慢地往下浸，喉咙感到咸味，就会受刺激产生口水，再慢慢地咽下去。如果嫌这个方法麻烦，也可以采用浓盐水漱口的方法。先用热水泡一杯浓盐水，然后等水温下降成温水时，就开始漱口腔、咽喉大概20秒，然后吐掉，每隔10分钟重复漱口一次，连续10次即可。

绝大部分人喉咙痛都是感冒或扁桃腺炎等引起的小毛病，但是如果喉咙痛特别厉害，发烧，而且吞咽有困难，或者持续两三个星期，那么可能不只是单纯感冒或是扁桃腺发炎了，或许是某些严重疾病的征兆，这时就得足够重视。

核桃炒红糖，治疗老胃病

【偏方一】

豆腐鸡蛋壳。

材料：鲜豆腐适量，鸡蛋壳6克。

做法：将鸡蛋壳研磨至粉末状，再拌入豆腐，拌匀食用即可。

【偏方二】

核桃炒红糖。

材料：核桃7个，红糖5克。

做法：将核桃砸去外壳取出仁，然后切碎，在砂锅内用温火炒至淡黄色，再放入红糖拌炒几下即可出锅，然后趁热吃下。

【问诊记】

现如今，生活压力非常大，生活节奏也很快。很多人都没有时间自己做饭，随便吃一点儿填饱肚子就算了，更有甚者，吃点儿水果就当正餐了。一次两次无所谓，量变会引起质变，累积多了就会出现大问题——胃部开始不正常工作。开始时，胃偶尔疼一会儿，到最后不吃止痛药就疼得站不住了。其实，这些都是我们平时生活不注意积累下的恶果。

小米就属于快节奏一族，还是个工作狂，一工作起来就不知道时间，常常加班加点，随便吃点儿盒饭、烧烤什么的就算一顿饭。周末的时候，她就宅在家里两天不下楼，经常一天都吃不了一顿正经饭。这种情况持续了大半年，她的胃终于"起义"了，每天不定时地疼上几回。这次，她就是疼得受不了了，捂着胃来的。看着姑娘疼得大汗珠子啪啪往下掉，脸色苍白，我赶忙拿了止痛药先给她减轻痛苦，然后再想办法为她调理。

针对小米的情况，我给她开了2个方子：豆腐鸡蛋壳和核桃炒红糖。方子的材料都是家庭厨房必备的一些东西，操作简单，但是效果可不打折扣。

小米听了以后，回去按着第二个方子吃了2天，明显感觉好多了，继续服用不到两周，小米就感觉自己又活力四射了，只不过这次，她再也不敢"虐待"自己的胃了。后来，她又去做了胃镜，检查发现除了轻微的胃炎，没有大的毛病。

【小偏方】

如今，由于很多人饮食不规律，因此胃病的发病率越来越高。为了减轻胃病患者受到的折磨，在这里，我给大家推荐2个小偏方。第一个偏方是豆腐鸡蛋壳，材料就2种——豆腐和鸡蛋壳。我们首先取新鲜豆腐适量、洗干净的鸡蛋壳6克，然后将鸡蛋壳研磨至粉末状，再拌入豆腐，拌匀食用即可，每日服用两次最佳。这个偏方用鸡蛋壳是有道理的，鸡蛋壳含有丰富的纤维蛋白和碳酸钙，对于中和胃酸、治疗胃痛等有奇效。

第二个偏方是核桃炒红糖。核桃要选取新鲜的，大约7个，砸去外壳取出仁，然后切碎，在砂锅内用温火炒至淡黄色，再放入5克左右的红糖拌炒几下即可出锅，趁热吃下。每天早晨空腹吃，半小时后才能吃饭和喝水，此方子需持续用12天，不可中断。

治疗慢性胃炎，最关键的是杀灭幽门螺杆菌。现代中药学研究发现，有多种中药均对幽门螺杆菌有杀灭、抑制作用，其中，黄连最为有效。黄连泡水连服治疗慢性胃炎很有效，但黄连最大的问题是泡水后喝起来太苦，很多人受不了这种苦味，幸好还有其他的中药可选择，如甘草、蜂蜜，杀灭幽门螺杆菌的效力虽然没有黄连强，但是口感好，坚持服用也能取得不错的效果。

巧喝三红汤，补血又健康

【偏方一】

豆腐炒猪肝。

材料：豆腐150克，猪肝100克，调料适量。

做法：首先将豆腐切成丁，猪肝切成片，先煎豆腐，后加猪肝再炒，待猪肝炒熟以后，加盐、味精等调味，佐餐食用。

【偏方二】

三红汤。

材料：红枣7枚，红豆50克，花生红衣适量。

做法：3种食材共同熬汤，连汤一起食用，每天吃1次。

【问诊记】

商小姐是某集团的销售人员，白天跑市场，推销产品，盘点门市，晚上回来做表格，每天都很劳累，所以她晚上经常喝点儿茶水。注重养生的朋友告诉她茶叶含有鞣酸，会和肠胃道里的铁元素结合，可能会导致体内的铁不足，引起缺铁性贫血。但她已经喝习惯了，所以没有太在意。直到她们公司组织体检，她被查出患有贫血，并且就是缺铁性贫血。体检中心的医生给她开了补铁的药，但她连续吃了补铁剂1个月，复查血常规时，贫血的状况基本上没有任何改善。她这才慌了，来到我的门诊。

我详细地问了她的日常饮食情况，然后给她开了一个偏方——豆腐炒猪肝。但是考虑到她的工作比较忙，可能没有时间经常做这个偏方，于是，我又给她推荐了一个稍微简单一些的三红汤。

商小姐按照我说的做，2个月后复查，各项指标已经恢复正常了。

【小偏方】

缺铁性贫血是指体内贮存铁不足，影响血红蛋白合成而引起的一种小细胞低色素性贫血，是世界各地贫血症中最常见的一种，发病率非常高，无论在城市或乡村，儿童、成年人或老年人，都有可能发生。据世界卫生组织调查报告显示，全世界10%～30%的人有不同程度的缺铁。男性发病率约10%，女性大于20%。由此可见，缺铁性贫血的发病率较高。在这里，我给大家推荐几个偏方。

第一个偏方是豆腐炒猪肝。取豆腐150克、猪肝100克、调料适量。首先将豆腐切成丁，猪肝切成片，先煎豆腐，后加猪肝再炒，待猪肝炒熟以后，加盐、味精等调味，佐餐食用。方子中的豆腐味甘、性凉，有宽中益气、和脾胃、清胀满、清热散血的功效。豆腐与补肝养血的猪肝合用，其滋阴养血的效果更佳；另外，这个方子还能补肝明目、益气和中，也适合夜盲症患者服食。

第二个偏方是三红汤。这个偏方做法如下：取红枣7枚、红豆50克、花生红衣适量(如果没有花生红衣，用花生也可，但不能去掉花生衣)，3种食材共同熬汤，连汤一起食用，每天吃1次。红枣性平，补脾益气，所含的多糖成分能促进造血功能，对红细胞、白细胞、血小板功能都有提升作用。红豆性平，有健脾的功效。经研究发现，花生衣能增加血小板的含量，同时可促进骨髓的造血功能。所以服用三红汤并不是为了补铁，而是为了起到增加营养、补益身体的作用，促进血色素的合成和代谢，加快补血的速度。

在日常生活中，我们还可以用铁锅炒菜来增加菜肴中的铁元素；常吃点儿菠菜、猪血等，以增加铁元素的摄入；喜欢喝茶的人，可喝点儿淡茶，不要喝浓茶。

山楂桂圆，赶走哮喘

【偏方】

山楂桂圆汁。

材料：大枣、山楂、桂圆各125克，冰糖100克，清油适量。

做法：将山楂、桂圆放在砂锅内用文火煮烂，每次取汁125克，睡前喝。

【问诊记】

如果在工作中，你身边老是有一个人不停地咳嗽，甚至"呼呼"喘气，那么你会有什么感受？特别是在流行性传染疾病特别多的现在，估计你会敬而远之吧。可是李萌却成了这样的人。

李萌今年已过不惑之年，相夫教子，努力工作，日子过得倒也挺不错，可是最近一场感冒，却让她遭了不少罪。事情是这个样子的：

人们都说："夏天的天，孩子的脸，说变就变！"刚才还大晴天呢，转眼间就瓢泼大雨了。李萌正好在上班的途中赶上了这场大雨，出门时也没带伞，所以就被淋了。可能是上了年纪，身体没有年轻时那么棒了，她上班时还没怎么感觉不舒服，到下班就突然感到有点儿冷，开始打喷嚏、咳嗽，她也没在意，就直接回家了。可是到家之后，她的症状加重了，鼻涕、眼泪一把一把的，咳嗽得上气不接下气。忽然间，她开始"呼呼"大口喘气，脸憋得发青，这可吓坏了家人，赶紧把她送到我这来了。

李萌来的时候脸还青着，大口大口地喘气，似乎整个身体都在透支着氧气。我赶紧给她拿了气管扩张剂吸了吸，她这才缓了过来。李萌拉着我的手就不放了，哭着说："大夫啊，你可要好好地帮我啊！这病太难受了，真像死了一样啊！"哭得真是可怜。

我安慰她说没事，这些都不是大问题。除了药物之外，我还给她推荐了一个比较适用的小偏方，让她回去以后多用用，这样对于治疗哮喘是很有帮助的。

李萌拿到方子，高高兴兴地回家去了。前些日子下班途中，她又来我这里取了点儿药材，说这方子真管用，她现在已经好得差不多了。俗话说："三分治七分养。"除了药物之外，好好保养也很重要。

【小偏方】

如果理解了哮喘的发病原因，知道从根本上去治疗，哮喘就很容易治疗了。哮喘是因为吸入刺激性气体或有害气体、病毒、药物等，呼吸器官受到刺激而收缩，导致呼吸不畅、身体氧分不足而引起的大口呼吸。所以，如果能有效地使器官扩张，使足够的氧气参与血液运输，哮喘就不是一个难题了。大家都知道，山楂和冰糖都有润肺、解毒的功效，所以，这个方子里的这两种材料是必不可少的。首先说一下材料，大枣125克，必须是去核的，去核的山楂也要125克，桂圆肉125克，冰糖100克，清油适量。将上述各种材料放在砂锅内用文火煮烂（必须用砂锅，铁锅容易使药性丧失），然后每次取汁125克，最好睡前喝，每天1次，一周7次，2~3周即可痊愈。

哮喘虽然是个难题，被世界卫生组织列为疾病中的四大顽症之一，但是随着医学的发展，如今控制哮喘的发作已经容易多了，比如刚才提到的气管扩张剂，轻轻一吸，哮喘马上就能平息。

类风湿性关节炎，生姜鲜葱帮大忙

【偏方一】

生姜鲜葱热敷法。

材料：生姜、鲜葱各适量。

做法：取鲜生姜、鲜葱白，按1∶3的比例配用，混合捣烂如泥，敷在患处，每48小时更换1次。

【偏方二】

木瓜食疗法。

材料：木瓜适量。

做法：每天喝1杯木瓜汁或者直接吃木瓜。

【偏方三】

泥炭疗法。

材料：泥土、姜或料酒各适量。

做法：取一些干松的泥土，放入土锅内用温火烧烤（可放入碎姜末或料酒），烧到泥土达到50~60℃时停止，然后用布包住热土，趁热贴在关节处，大约3分钟换1次，换5次为1组，每天早、晚各2组，连续1周。

【问诊记】

李女士十多年前就患有类风湿性关节炎，需要长期吃止痛药，敷各种外用药膏。这些方法虽然能暂时缓解疼痛，但是一旦停止用药，疼起来让人恨不得想要截肢。李女士来我这里诊治的时候由她老公陪着，因为关节肿胀得厉害，连走路都由老公搀扶着，疼得直叫。并且她极怕冷、怕水，即使开着电暖炉，她也冷得发抖。

类风湿性关节炎是一种很难控制的疾病，关键是要控制关节处的炎症，尽量避免关节恶化后导致残疾。在一般情况下，即使你感觉不到关节处疼痛、肿胀，炎症也存在，一直在暗处破坏、损伤着你的关节。

针对这种病痛，吃药一般不能根治，并且还会产生副作用。其实，有很多简单的偏方都可以治疗类风湿性关节炎。

【小偏方】

我告诉李女士几个可以辅助治疗的热敷方法。第一个就是生姜加葱热敷。取鲜生姜、鲜葱白，按1∶3的比例配用，混合捣烂如泥，敷在患处，每48小时更换1次。生姜味辛、性温，能发散风寒、化痰止咳，还能温中止呕、解毒、刺激毛细血管的感官、加快血液循环、带走血液中新陈代谢的垃圾，对风湿性关节炎有很大的辅助疗效。

如果不喜欢葱的味道，则可以采用一个更简单的食疗方法，就是吃木瓜。每天喝1杯木瓜汁或者直接吃木瓜，长期服用。这种方法对类风湿性关节炎有极大的疗效。

此外，报纸上还介绍了西方采用泥炭疗法治疗风湿病症。做法是这样的：将泥土块在火中烧至黑黄色，研成粉末与水调和，涂抹全身或患处，也可以将粉末倒入浴盆里洗浴。我后来查了一下资料，这方子在许多年前就被老中医们验证过了，只不过做法不同而已。相比之下，下面这个方子更简单、易行，同样是一种热敷疗法。选用泥土（以干松的泥土为最佳），放入土锅内用温火烧烤（可放入碎姜末或料酒），烧到泥土达到50～60℃时停止，然后用布包住热土，趁热贴在关节处，大约3分钟换1次土，换5次为1组，每天早、晚各2组，连续1周，不可中断，效果显著。

另外，如果能辅之以艾灸治疗，见效就更快了。不过操作起来比较麻烦，需要有专业的医师进行指导。如果有条件，则不妨试一下。具体做法是：拿艾条一根，点燃后悬空放在穴位上方，不宜过近，以感觉温热为佳。在腹部关元、气海，腰部的肾俞，腿部的足三里这几个穴位上，每个穴位艾灸10～20分钟，每日1～2次为佳。

花生赤豆泥鳅汤，养肝护肝就喝它

【偏方一】

甘草茶。

材料：甘草20克，水1升。

做法：开水浸泡后饮用。

【偏方二】

花生赤小豆泥鳅汤。

材料：泥鳅、花生、赤小豆、陈皮各适量。

做法：首先将泥鳅用细盐搓擦，再用热水烫洗，去掉黏液，剖开，去内脏和头，用水洗净。然后烧热油锅，将泥鳅煎至微黄，取出。再将花生仁用水浸透，留花生衣，洗净。把赤小豆和陈皮用水浸透，洗净。最后将材料全部放入瓦煲内。加入水，煲至水沸腾，用中火煲约3小时。出锅后加入细盐调味，即可食用。

【问诊记】

老方是单位里的红人，人脉特别广，客户也比较多，因此出去应酬什么的自然是少不了的事。男人的世界，某种程度上等于是烟酒的世界，出去应酬时吸烟、喝酒是不可避免的。时间长了，老方发现自己很容易疲乏，去年，单体体检发现他的肝功能指标明显升高。这下，他可急坏了。住院治病，打针、吃药虽然能控制病情，但是花钱多不说，麻烦也多，还耽误工作。如何才能在不耽误工作的情况下养好身体呢？老方从朋友处得知我有许多护肝偏方，便专门来找我，希望我能帮助他。

我看了看他的眼底，切了脉象，并无其他问题。所以我给他推荐了一个喝甘草茶的偏方。另外，由于他夫人是远近闻名的厨师，因此，我又给他开了一个食疗的方子，就是花生赤小豆泥鳅汤。

老方回去后专门买了甘草，每天喝1次甘草茶，并让夫人每周做几次泥鳅汤。坚持了2周以后，他就明显感觉精神头足了，肝部也不隐隐作痛了。前几天，单位体检，他拿到体检报告一看，以前的肝功能指标都恢复到正常水平了。

【小偏方】

很多人一提到甲肝、乙肝就脸色大变，甚至有些大学不愿录取患有乙肝的学生，一些用人单位也拒绝患有乙肝的求职者。这种现象真的很让人愤恨，不过也提醒我们，一定要重视养肝、护肝的问题。接下来，我就详细地介绍一下这两个护肝的小偏方——甘草茶和花生赤小豆泥鳅汤。

甘草茶的做法很简单，取甘草20克，兑水1升左右，浸泡。加班劳累时、喝酒应酬前都可以饮用，每周喝上几次。甘草茶既能当作日常的饮料，又能养肝护肝，称得上一举两得。

甘草里含有的甘草酸等有效成分，有保肝作用，并通过改变细胞膜通透性阻止病毒进入肝细胞，起到抗病毒的作用。此外，甘草酸还能集中附着在肝细胞内抑制乙肝病毒，因此在乙肝的治疗中具有比较好的效果。只是事有利弊，过犹不及，如果长期服用甘草，就可能会导致血压升高和身体水肿。所以，高血压、肾功能损害的患者，要慎用这个偏方。

花生赤小豆泥鳅汤的步骤比较复杂：首先将泥鳅用细盐搓擦，再用热水烫洗干净，去内脏和头。然后烧热油锅，将泥鳅煎至微黄，取出。再将花生仁用水浸透，留花生衣，洗净。把赤小豆和陈皮用水浸透，洗净。最后将材料全部放入瓦煲内，加入水，煲至水沸腾，用中火煲约3小时。出锅后加入细盐调味，即可食用。这道汤不仅味道鲜美，而且对养肝、护肝有非常好的效果。

补气益血，饮食调节

【偏方】

里脊粳米粥。

材料：猪里脊、粳米各50克，花椒、食盐、茴香、香油各适量。

做法：做成粥喝，每天2次。

【问诊记】

今天刚上班不久，就有一个人来到医院。他这边瞧瞧那边看看，偶尔还走过中药处装草药的格子旁边仔细观看。护士小王好奇地问他做什么，原来他曾经是个游方的郎中，现在专门研究中医，可能是听闻别人传言我这有什么新奇的方子，今日特意来取经。按理来说，医生一般最为忌讳这种事情，可我不这么想，我愿意把我研究的药方和爱好中医的人士交流，这样中医才能发扬光大。于是，我将他请到我的办公室。

经过一番交流，我得知他是来咨询如何补气益血的。对这个病理，很多人都有一个误区，就是认为补是补药或者补品。其实"补"字，在中医理论中的解释并不是这样的，而是一种概念，就是固摄。补就是将自身的精气神与气血能量固摄住，保持动力，保存自身现有的能量和实力，不做无谓的失散。比如说，你是个先天脾胃虚弱、气血不足的人，只要固摄方法得当，保存自身现有的能量，帮助自己平衡阴阳、疏导血脉，就是补，就是养，你的身体不一定会不好。而一个身体先天很好、很壮实的人，饮食无度，夜夜笙歌，淫欲无度，每天都吃补品、补药，就像服用兴奋剂一样，只是给身体多一些外力刺激而已。其实，他自身的机体已经难以平衡阴阳，也无法固摄能量，在他消耗完自身先天的元气与精气后，他会大病不起或是暴病而亡。先天的精气神就像银行的存款一样，只知道支出，而不知道积存，如何能够长久？一旦存款花完了，不是乞讨就是饿死。以前的皇帝和达官贵人，天天进补人参、鹿茸、阿胶，很多人却不如粗茶淡饭的老百姓长寿。毕竟，补养气血、固摄能量与保持动力不是靠吃补药和补品就能办得到的。

气血到底从何而来呢？《黄帝内经》里讲得很清楚：胃经主血。胃是气血生化的源头，是我们的后天之本。人活着所需要的一切营养物质都要依靠胃消化，然后经过脾将全部精华上输给心肺等脏器。所以脾在《黄帝内经》中被称为"谏议之官，知周出焉"。这句话是什么意思呢？就是脾需要了解四方的情况，知道各个脏腑对气血的需要来保障供应。脾又被称为"仓廪之官"，所以脾是五脏六腑的"后勤部长"，胃是气血原料的制造者。脾、胃合起来就是气血的来源。

【小偏方】

根据这些理论，我们知道如果能调理好脾胃，补血益气就是很简单的一件事情了。在这里，我推荐一方。照例先说材料，猪里脊、粳米各50克，花椒、食盐、茴香、香油皆适量。将里脊肉洗净，剁成肉末，放入食盐、花椒、茴香、香油调拌，待用；用粳米煮粥，在粥快煮熟时放入上述原料，再煮至肉熟米烂；每天吃2次。猪里脊就是猪脊背上的瘦肉，质地柔软细嫩，含蛋白质20%左右，并富含维生素B和铁等，而且猪肉味甘咸、性平，具有滋阴润燥的功效。粳米健脾益气。花椒、茴香既可调味，又可温中补虚，全方位地滋养阴血。这种粥不仅能补气益血，而且时常服用，能令肌肤润泽光滑。

其实，补气血没有什么灵丹妙药，也没有什么秘方、绝技，保持健康的饮食习惯即可。

心慌、心悸，黄芪解急

【偏方一】

黄芪茶。

材料：黄芪15克。

做法：将黄芪用开水冲泡，每日代茶饮用。

【偏方二】

黄芪粥。

材料：黄芪10克，大米100克，冰糖少许。

做法：将黄芪择净，切为薄片，用冷水浸半小时，然后用水煮，把汁水倒出来后再煮1次，把2次的汁水合并，分为2份，每次取1份同大米煮粥，待熟时调入白糖，再煮沸一两次即成，每天服用1次。

【问诊记】

上个月的一天，我值夜班，夜里11点多，我还在看书，突然，一阵急促的敲门声打断了我的思路。我已经习惯了夜间急诊，于是马上开门，一个小伙子急匆匆地抱着一个女孩冲了进来，把女孩放在病床上以后，他急得全身颤抖，说："大夫，你快看看！我女朋友在家里不小心摔了一跤，起来以后就说头晕，到后来就眼前发黑、胸闷心慌，连呼吸都有困难了！大夫，您看这是怎么了，是不是冠心病啊？"

我拿起听诊器听了一会儿女孩的心跳，心跳速度极快，但是胸腔没有杂音；又号了脉，脉象急促有力，并不杂乱。这下我放心了，姑娘应该没有大碍。

我笑了笑，拍了拍小伙子的肩膀，给他倒了杯水，说："小伙子，没事，放心吧！你女朋友只是低血糖造成的贫血，休息一下就好了。我待会儿给她输点儿生理盐水，补充一下身体养分，然后开个药方你带回去，好好调理一下就好了。别担心了！"看着小伙子安静下来，我让护士给姑娘输液。在等待的过程中，我和小伙子拉起了家常。

小伙子姓秦，是山东人，在北京读完大学后就留京工作了。姑娘是他的大学同学，两人都到了谈婚论嫁的年龄，正打算过年办喜事。小伙子蛮精明能干的，还很聪明好学，向我请教中医方面的知识以及如何调理他女朋友的这种病症。

我告诉小秦，偶发的心悸、心慌不提倡用西药去干预，因为这类药物的副作用较大；用中药调理，起效虽然慢，但是比较安全，而且无副作用。我给他推荐了一个简单的偏方——黄芪茶。

小秦按我的方法每天给女朋友泡黄芪茶喝。1个月后，女孩子回来复诊，告诉我觉得确实有效。从那次以后，女孩子再也没有心慌、心悸的症状发作。现在她继续用这个偏方，还顺便推荐给了她的同事和朋友们。职场女性喝这种茶可以强身健体。

【小偏方】

黄芪茶的做法非常简单：取黄芪15克，用开水冲泡，每日代茶饮用。黄芪是有名的补气中药，有"补气诸药之最"的美誉。像小秦女朋友出现的这种贫血引起的心悸、心慌，按中医来看，就是损伤了心气，用黄芪来补益心气正好合适。黄芪里含有的黄芪总黄酮成分有抗心律失常的作用，它还能增加心肌营养，起到强心的效果。因此，不论从中医还是西医角度来说，这个简单、易行的小偏方都是很适宜的。倘若整天喝黄芪茶喝腻了，还可以服用黄芪粥。取黄芪10克、大米100克、冰糖少许。将黄芪择净，切为薄片，用冷水浸半小时，然后用水煮，把汁水倒出来后再煮1次，把2次的汁水合并，分为2份，每次取1份同大米煮粥，待熟时调入白糖，再煮沸一两次即成，每天服用1次。

黄芪除了能治心律失常外，还有提高免疫力的作用。此外，黄芪的抑制衰老和强体的功能也得到了科学研究的证实。有人做过试验研究人体细胞的生长寿命，结果发现，如果不使用黄芪，细胞在分裂繁殖到第61代时就会自然死亡，但使用黄芪后，却延长到88~89代死亡。所以，身体健康的人也可以用黄芪泡水当茶喝，用来补气、提高免疫力和强体延寿。

简单家常菜，调理糖尿病

【偏方一】

口蘑冬瓜。

材料：冬瓜100克，口蘑20克，葱、姜、食盐、味精各适量，烹调油5克。

做法：将冬瓜去皮，切成片，将口蘑也切成薄片。然后在锅里放油加热，放葱、姜炝锅，放少许清汤、食盐烧开，放入冬瓜、口蘑，旺火烧熟，放味精，出锅即可食用。

【偏方二】

雪菜豆腐。

材料：豆腐100克，雪菜20克，烹调油5克，食盐、味精适量，葱、姜少许。

做法：首先将豆腐切成小块，用开水烫3分钟，捞出备用。然后将雪菜切成碎丁，在锅里放油加热，放葱、姜炝锅，放入雪菜，煸炒，再放豆腐、盐、少量清汤，像日常炒菜一样，烧熟出锅即可。

【问诊记】

如果你问我什么病症最难调理，我可以毫不犹豫地回答是糖尿病。糖尿病的发病率很高，尤其是40岁以上的中年人，患病率最高。在日本，40岁以上的人中，10%都有糖尿病，也就是说，40岁以上的人中，10个里就有1个糖尿病患者。

患上糖尿病后，人常常觉得口干想喝水，因多尿而半夜多次醒来。

尽管已吃了不少食物，但仍然感觉饥饿，且体重减轻，嗜睡，浑身觉得不对劲儿。由于大量尿糖丢失以及高血糖刺激胰岛素分泌，因此，患者会产生饥饿感，食欲大增，老有吃不饱的感觉，甚至每天吃五六顿饭，还是不能满足食欲。

我所治疗的患者中，糖尿病患者还是有一定比例的，最有代表性的就是程老师了。他患病差不多20年了，先前基本都是靠打针来缓解的，价格昂贵不说，还老是复发，最近都有了抗药性的表现。经人推荐，他来到我这里，想让我给瞧瞧。像程老师这样的患者，其实有很多，如果在一开始就注意治疗和调理，则治愈的可能性还是很大的。等到拖了近20年，身体在一定程度上损伤太严重了，彻底治愈是很难的，不过经过药物和食疗，还是可以在很大程度上缓解病症的。

因为糖尿病的复发性比较强，所以单纯的药物治疗很难达到治愈的效果。如果辅助以食疗，效果就会好很多。针对程老师的这种状况，我为他提供了2个食疗方案。

【小偏方】

我为程老师提供的第一个食疗方案是口蘑冬瓜。材料很简单，基本都是家庭必备的：冬瓜100克，口蘑20克，葱、姜、食盐、味精适量，烹调油5克。将冬瓜去皮，切成片，将口蘑也切成薄片。然后在锅里放油加热，放葱、姜炝锅，放少许清汤、食盐烧开，放入冬瓜、口蘑，旺火烧熟，放味精，出锅即可食用。冬瓜是天然的利尿消肿剂，对治疗和缓解糖尿病有极大的作用。

第二个是雪菜豆腐。材料也很平常：豆腐100克，雪菜20克，烹调油5克，食盐、味精适量，葱、姜少许。首先将豆腐切成小块，用开水烫3分钟，捞出备用。然后将雪菜切成碎丁，在锅里放油加热，放葱、姜炝锅，放入雪菜，煸炒，再放豆腐、盐、少量清汤，像日常炒菜一样，烧熟出锅即可。雪菜具有利尿止泻、祛风散血、消肿止痛的功效，豆腐能生津润燥，清热解毒。两者配合在一起，对糖尿病患者来说，是一个很不错的食疗方案。

中医认为，糖尿病是在阴虚的基础上，加上饮食不节、喜食肥甘厚味、情志失调、劳欲过度等外因作用下发病的，脏腑涉及肝、胆、脾、胰、肾、胃，因此，在治疗上强调阴阳平衡、整体调节，从而恢复胰腺功能，起到双向调节的作用。中医治疗糖尿病，重视辨证施治，坚持个体化治疗原则，根据病人不同的体质和病情，甚至不同的季节及不同的生活环境，采取不同的治法。因人而异地治疗，可以明显地改善病人的不同症状，提高机体的免疫力，调节血糖，从而有效地预防和治疗糖尿病的并发症。

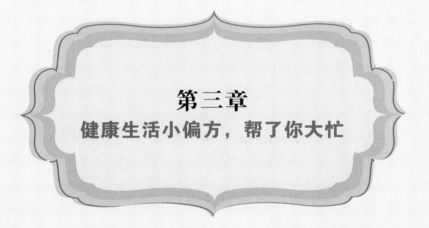

第三章
健康生活小偏方，帮了你大忙

神奇有疗效，按摩鼻子治感冒

【偏方】

摩鼻洗鼻法。

材料：冷水、温盐水各适量。

做法：用两手拇指外侧相互摩擦，在有热感时，用两手拇指外侧沿鼻梁、鼻翼两侧上下按摩30次左右。接着按摩鼻翼两侧的迎香穴15～20次(迎香穴在鼻翼外侧0.5厘米)。手法由轻到重，注意不要损伤皮肤。

【问诊记】

冷热交替，寒暑更变，总能引起一两次大范围的流行性感冒。免疫力比较强的人一般都能挺过去，但免疫力比较弱的人就很难幸免了。王蔷恰恰属于后者。王蔷在一家IT公司上班，她身材匀称，体重标准，常规体检也没发现什么问题。可她就是经常感冒，生活中稍有不注意（少穿件衣服啊，不盖被子小睡啊什么的）就会感冒。这可能与她一天到晚坐着不活动、不太喜欢运动有关。接二连三的感冒让她不胜其烦，吃了许多西药，都是治标不治本，药吃下去就好，药一停就复发。痛苦的小王找到我这里，让我给她几个好的方子解决一下难题。

人体免疫系统每天都要面对各种各样病毒的侵害，最常见的要数感冒病毒了。感冒病毒高达200种，免疫系统在每次面对不同病毒侵害时，难免有疏漏。一旦免疫系统薄弱，感冒就容易乘虚而入。天气变化大、过度疲劳、精神紧张以及长期处于封闭环境都会造成免疫力下降，给感冒病毒可乘之机。因此，对付感冒最有效、最健康的方法是提高自身的免疫力，并合理地搭配日常饮食。但是对于小王来说，通过运动来提高免疫力不太现实。我索性告诉她一个懒办法——摩鼻洗鼻法。

小王听了我的话，很认可这种只用手指运动几下就能彻底远离感冒的方法。过了一段时间，小王感冒的次数越来越少了，前天来复查时，她还激动地说，她再也不是"玻璃人"了。其他体质弱、容易感冒的人也不妨试试这种方法。

【小偏方】

摩鼻的具体做法就是用两手拇指外侧相互摩擦，在有热感时，用两手拇指外侧沿鼻梁、鼻翼两侧上下按摩30次左右，接着，按摩鼻翼两侧的迎香穴15～20次（迎香穴在鼻翼外侧0.5厘米）。手法由轻到重，注意不要损伤皮肤。可在早晨起床前、晚上睡觉前各按摩1次，其他空闲时间也可进行。此法可疏通经络，增强局部气血流通，大大加强鼻子的耐寒能力，可有效地预防感冒和鼻炎，也能治疗伤风和鼻塞。

洗鼻的方法是：用掌心盛冷水或温盐水，低头用鼻将其轻轻地吸入，再经鼻擤出，反复数次。尤其是在早晨洗脸时，用冷水多洗几次鼻子，可改善鼻黏膜的血液循环，增强鼻子对天气变化的适应能力，预防呼吸道疾患。

摩鼻洗鼻法是保护鼻子这道防线的非常有效的方法。摩鼻子，主要的目的是增强鼻子的血液循环，让气血流通；洗鼻的目的在于帮助免疫细胞杀掉病毒，同时也能帮助纤毛将杀死的病毒排出来，而且还能给鼻子补充水分，保持鼻腔湿润。

我建议患者把摩鼻和洗鼻这两种方法结合起来用，这样能起到更显著的效果。主要原因如下。鼻子是感冒病毒侵入人体的第一道防线，要保护好这道防线不被攻破。鼻子中有黏液、鼻黏膜细胞以及免疫细胞。黏液是鼻涕的主要成分，能像胶水一样粘住病毒。鼻黏膜有丰富的血管和分泌腺，能够有效地抗击病毒入侵。免疫细胞则能分泌抗体，直接杀灭病毒。通俗地说，当病毒入侵鼻子时，黏液就会死死地粘住病毒，然后，免疫细胞直接杀死病毒。

喝茶治失眠，轻松又简单

【偏方一】

大蒜食疗法。

材料：大蒜适量。

做法：每天晚饭后或临睡前，生吃2瓣大蒜。如果不习惯生吃大蒜，则可把蒜切成小碎块，用水冲服。一段时间后，便能恢复正常睡眠了。

【偏方二】

茶疗法。

材料：红茶、枸杞茶各适量。

做法：早上喝普通红茶，晚上喝枸杞茶。

【偏方三】

酸枣仁茶。

材料：酸枣仁10克，绿茶15克。

做法：每天早晨8点以前，取绿茶15克用开水冲泡2次，饮服，8点以后不再饮茶；将酸枣仁炒熟后研成粉末，每晚临睡前取10克用开水冲服。

【问诊记】

小丽今年18岁，才刚刚上大学一年级。一天，她特地请假来我这里，向我哭诉她的苦闷。她说自己患有严重的失眠症。失眠症最早要追溯到高一的时候。那时候，宿舍人比较多，同学们每天下晚自习回去就谈天说地，十分兴奋。天性爱静的小丽在这种环境下坚持了一个学期，就患上了失眠症。上了大学后，课程不太紧张，而且宿舍里晚上不停电，室友们就会上网打游戏或看电影，时常到深夜都不睡，小丽被闹得也睡不着，早上还会被舍友的闹铃吵醒，身体特别疲惫，精神也到了快崩溃的地步。再加上最近要考试，她害怕考试挂科，压力越来越大，于是就靠服安眠药来入睡，可是安眠药吃多了，也渐渐没有效果了。小姑娘这几天几乎都是睁着眼睛过夜的，快到了绝望的地步。看着孩子痛苦的样子，我心里也很难受。对于失眠，我深有感触。

小丽还正值花季，太复杂的方法不适合她，于是，我给她介绍了最简易、可行的方法。

【小偏方】

俗话说："千金难买好睡眠。"有人甚至认为"睡眠是最好的药"。如果长期睡眠不足或睡眠质量太差，大脑的疲劳就难以恢复，其机能就会受到严重影响，聪明人也会变糊涂。很多人神经衰弱就是由严重的睡眠不足引发的。失眠会使人疲劳、不安、全身不适、无精打采、反应迟缓、头痛、注意力不能集中等，它的最大影响是精神方面的，严重时甚至会导致精神分裂和抑郁症、焦虑症、自主神经功能紊乱等功能性疾病，以及各个系统疾病，如心血管系统、消化系统，等等。可见，睡眠对我们有着非常重要的意义。为了让大家都拥有好的睡眠，我给大家推荐几个小偏方。

第一个方法是饭后或睡前吃大蒜治失眠。每天晚饭后或临睡前，生吃2瓣大蒜。如果不习惯生吃大蒜，则可把蒜切成小碎块，用水冲服。一段时间后，便能恢复正常睡眠了。

第二个方法就是闻洋葱味。气候炎热、难以入睡时，你可将少许洋葱切碎，包在纱布内，放在枕头边，睡前嗅一嗅，你就可以很快入睡。

如果不喜欢大蒜和洋葱的味道，下面介绍的两种喝茶的方法效果也不错。

第一种是喝普通红茶和枸杞茶。早上喝普通红茶，目的是提神醒脑，这样，白天精神足一些；晚上喝枸杞茶有利于安神，可以让你睡个好觉。

第二种就是喝酸枣仁茶。每天早晨8点以前，取绿茶15克用开水冲泡2次，饮服，8点以后不再饮茶；将酸枣仁炒熟后研成粉末，每晚临睡前取10克用开水冲服。连续服用3~5天，即可见效。茶叶能提神醒脑，它所含的咖啡因能使人精神振作、思想活跃，还能消除疲劳，所以对失眠者白天精神萎靡、昏昏欲睡的状况有调整作用。酸枣仁有养心安神、抑制中枢神经系统的作用，对促进失眠者在夜间进入睡眠有良好的功效。二者一张一弛，一兴一抑，搭配使用，效果显著。

提高免疫力，从身边做起

【偏方】

五行蔬菜汤。

材料：胡萝卜、香菇、牛蒡、白萝卜、白萝卜叶各50克。

做法：将上述材料加水1000克，温火煮开，冷却后取汤汁服用。

【问诊记】

同院的李奶奶今年已经近90高龄了，在小区里是数一数二的高龄老人，岁数大了，身体相应也就不那么硬朗了。孩子们都孝敬她老人家，千方百计地想给老人补身体。李奶奶也乐得向众人夸耀，可是这没有条理的补也不是个办法。这不，这几天，李奶奶就补大发了——上火了！这下，孩子们都急了，又是看中医又是看西医的，可忙坏了。李奶奶说："我就信任咱家旁边的夏大夫，我就去她那儿！"于是，一家人就带着李奶奶来我这里了。

我看了看李奶奶的眼底，又号了脉象，听了一下胸腔，原来是过分补气而导致气血两瘀，导致上火，喉头痰多不净。鉴于李奶奶年纪大了，现在又有病在身，免疫力相对比较差，我便向她推荐了一个药膳偏方，俗语称"萝卜开会"，也叫"五行蔬菜汤"。

李奶奶回家后坚持服用一段时间，效果挺好，咳嗽消失了，面色也红润了，声音洪亮，整个人都精神多了。以前，走一段路她就满身大汗，现在这个毛病也消失了。李奶奶高兴得逢人就告诉他们这个方子，别提多得意了。

【小偏方】

提到免疫问题，很多人都认为是一个小问题，认为只要自己身体健康了，免疫力就会比较强。其实，免疫力对人体来说非常重要。打个比方来说，如果我们的身体是一座城堡，免疫力就相当于我们城堡的围墙，帮我们抵挡外来的毒虫和野兽。一旦这些围墙倒塌了，我们的城堡就岌岌可危了。所以，如何提高免疫力，应当是每一个人都要重视的问题。五行蔬菜汤是一道简单易做、效果显著的食疗佳品。材料是这样的：胡萝卜、香菇、牛蒡、白萝卜、白萝卜叶各50克，洗干净后混合放于锅中，加水1 000克，温火煮开，冷却后取汤汁服用。每次250克，每天早、晚各1次，1周即可见效。

五行蔬菜汤中的胡萝卜、香菇、牛蒡、白萝卜、白萝卜叶是5种高碱性的蔬菜，用它们熬成的汤汁能有效地将酸性体质调节成弱碱性体质，极为有效地增强人体的免疫力和抗氧化能力。五行蔬菜汤真正是营养细胞、修复细胞、更新细胞、强壮细胞的细胞营养品。

饮用五行蔬菜汤时，还可配合饮用糙米茶，糙米茶具有通大便、通小便、通血液的"三通"作用，可排除体内过剩的养分及毒素，让蔬菜汤中的营养成分发挥得淋漓尽致。糙米茶做起来很简单。取1碗糙米，用没沾过油的锅，把糙米翻炒到黄褐色为止，不要炒到爆裂，盛在碗里；在锅内放8碗水煮开后，放进炒过的糙米，马上停火，静置5分钟，然后将糙米过滤后当茶喝。二次茶的做法更简单，将8碗水煮开，放进上次过滤的糙米渣子，用小火炖5分钟，过滤后即可饮用，也可以将一次茶和二次茶混合饮用。

需要强调的是，五行蔬菜汤不是人们吃饭时喝的汤，它是一种保健饮品，不能添加任何调料，建议早餐或午餐前饮用。

生八角蜂蜜汤，止住打嗝儿很简单

【偏方一】

穴位按压法。

做法：用拇指按压内关穴，用食指按压外关穴。

【偏方二】

生八角蜂蜜汤。

材料：生八角100克，蜂蜜适量。

做法：在生八角中加入2碗水煎到剩下1碗时，再加些蜂蜜煮沸，调好服用。

【问诊记】

吃饱饭的时候打个嗝儿是很正常的，但如果连续不断地打嗝儿，自己又控制不了，就有点儿麻烦了。这种打嗝儿，医学上叫"呃逆"，一般是在受凉或进食过急、过快、过烫、过冷的情况下突然发生的，吃辛辣食物尤其容易引起。今天，我就碰上了一位。病人姓马，岁数不大，大约30岁，从进门起就不停打嗝儿。

"大夫（嗝儿），我今天（嗝儿）中午吃了点儿凉面（嗝儿），然后就这样（嗝儿）打个不停，现在（嗝儿）整个胸部都疼（嗝儿），可难受了！（嗝儿）"他一边打嗝儿，一边对我说。屋子里的病人都在笑。

我也忍不住乐了，给他倒杯热水，让他缓口气。他喝了点儿热水下去，稍微好了一点儿，不过差不多10秒钟还是会打一次嗝儿。我先给他一个应急的方案，就是按压内关穴。内关穴在小臂内侧的正中，离腕横纹2寸的位置（如将右手食指、中指、无名指三指并拢贴在小臂上，且无名指齐腕横纹，食指与小臂的交接处正中就是内关穴）。从内关穴穿过胳膊到手臂外侧的对应位置，就是外关穴。正确的按摩方法是用拇指按压内关穴，与拇指对应，用食指按压外关穴，力度以感到酸痛为限。这样按压几分钟，打嗝儿一般就会止住。他试着做了一会儿，果然止住了，高兴地站起来走了两圈，说："太神奇了！这真是太神奇了！"

待他冷静下来，我又看了一下他的舌苔，上面像是积了一层霜，我因此诊断出他可能是因胃受寒而引起了打嗝儿症状。于是，我就给他推荐了一个老偏方——生八角蜂蜜汤。

【小偏方】

生八角蜂蜜汤的做法非常简单：取生八角100克，用2碗水煎到剩下1碗时，再加些蜂蜜煮沸，调好服用。这个偏方中的八角又叫作大茴香，是止嗝儿的主料，蜂蜜则是作为调味品，中和八角的气味以便下咽。

另有一味药叫作小茴香，中药书籍明确记载它能"温中止呕"，适用于胃寒型的胃气上逆呕吐。在中医看来，打嗝儿也是胃气上逆，所以止呕的小茴香一样适用于止嗝儿。虽然大茴香和小茴香是两味药，但成分却很类似，功效也相似。前面所说的八角汤用的是随处可见的大茴香，当然，这个偏方改为小茴香汤一样可行，对因胃寒引起的打嗝儿也非常有效。

治同一种病采用不同的方法，这得因人而异，因时而异。我们平时最好多掌握几种方法。这样不仅在关键时候可以帮助自己，还能帮助周围的人，可谓一举两得。

晕车、晕船不吃药，肚脐眼上有诀窍

【偏方】

贴脐法。

材料：鲜生姜1片或鲜土豆1片。

做法：取新鲜生姜或鲜土豆1片，贴于肚脐，用伤湿止痛膏盖贴。

【问诊记】

晕车、晕船也称晕动症，是指人们在乘坐交通工具时，由于交通工具速度忽快忽慢，加之颠簸震动，因此超出了内耳平衡器官的适应能力，从而产生头晕、头痛、恶心、呕吐、虚脱甚至休克的症状，一般还会伴有面色苍白、出冷汗、心动过速或过缓等症状。有一类人，坐车就晕，坐车前必须吃晕车药，不然一路总能吐得七荤八素的，让人颇为难堪。小张就属于这类人，一开始她也服用晕车药，可是时间长了，对晕车药有了抗药性，在车上还是非常难受。小张总是尽量避免出门，迫不得已时也是骑自行车出行居多，劳累不说，路上的灰尘也让她头疼不已。这让小张真是生不如死，她不得已来到我这里诉苦，请我帮忙。

根据小张的情况，我给她推荐了一个治疗偏方。没过几天，小张又要出差了，这次她一路上都没有晕车，而且下车后神清气爽、精神抖擞，很神奇吧！

【小偏方】

预防晕车的偏方非常简单，就是每次坐车前半小时，先用温水洗干净肚脐周围的皮肤，然后取新鲜生姜1片或鲜土豆1片，贴于肚脐，用伤湿止痛膏盖贴，同时将伤湿止痛膏贴在内关穴上，用手指轻轻揉摩穴位，口中也可以再含一片鲜姜。这样提前做好准备，坐车时一般就不会再晕车了。

抑郁不算病，参茶一杯来助兴

【偏方】

人参茶。

材料：人参3克。

做法：将人参切片，用热水冲泡后饮用即可，每日饮用2～3次。

【问诊记】

抑郁症是一种常见的精神疾病，主要表现为情绪低落、兴趣降低、悲观、思维迟缓、缺乏主动性、自责、饮食睡眠差、担心自己患有各种疾病、感到全身多处不适，严重者可出现自杀念头和自杀行为。现代快节奏的生活催生了抑郁一族，似乎人人都有轻微的抑郁症。

抑郁症多发于白领阶层。工作的压力让他们不堪其苦，生活上不如意之事也常有发生，混合到一起一旦解不开，就容易引发抑郁症。刘女士就很不幸地患了抑郁症。

刘女士算是一个比较成功的女性了，有一份不错的工作和稳定的收入，儿子正在上大学，老公在一家前景不错的公司做部门经理。一般人觉得这样的家庭应该很不错，可是，殊不知，家家都有本难念的经。她的工作压力很大，现在还在担心年底的指标能否完成；老公时常出去喝酒，因此他们经常吵架斗嘴，所以她的情绪一直很低落，甚至感到很痛苦。去看了医生，她才知道，原来自己得了抑郁症。因为平时要上班，所以她没有那么多时间去做心理治疗，也不想大把大把地吃药；另一方面，她的个性比较内向，不喜欢跟陌生人谈论自己的私事。

她吞吞吐吐地问我有什么方法能帮助她，我告诉她一个很简单的偏方——喝人参茶。刘女士听了我的建议，回去以后买了一些参茶和鱼油。每天都喝点儿参茶，吃点儿鱼油，并每天傍晚在楼下散散步，过了一些日子，抑郁的症状就消失了，整个人的气色也好多了，工作也更高效了。她高兴地跟我说，现在终于可以和抑郁症说"拜拜"了。

【小偏方】

抑郁症是"心灵的感冒"，应以预防为主。预防抑郁症的方法很多，比如注意睡眠、饮食和运动。

睡眠对每个人来说都非常重要。如果你睡眠不佳、精神不振，长期处于不良的状态，就很容易出现低落情绪。失眠是低落情绪的一种很普遍的后果，它又能使人变得抑郁。在抑郁症发作期间，患者一般很难对失眠采取什么直接的对策，因为要集中精力对付抑郁症。因此在情绪较好的时候，我们就应该养成良好的睡眠习惯。

在饮食方面，喝人参茶对减轻抑郁很有帮助。人参茶的做法很简单，将人参切片，取3克左右，用热水冲泡后饮用即可，每日饮用2~3次。人参具有治疗心情烦躁、抑郁等精神症状的功能，据古代医书记载，人参能"主补五脏，安精神，定魂魄，止惊悸"。现代医学研究也证实了人参治疗抑郁的功效，并且明确了起效的成分是人参所含有的人参皂苷，其治疗抑郁症的原理与抗抑郁药里的三环类抗抑郁药相似，能够降低大脑里引起抑郁感觉的神经物质含量，从而起到治疗效果。人参皂苷对脑神经细胞有兴奋作用，对脑缺氧损伤的神经细胞有保护作用，还能促进神经细胞之间的传递，增强学习和记忆能力。人参既能抗抑郁，又提神醒脑，对像刘女士这样压力很大，又整天用脑的抑郁症患者，当然是最适合的。

除了喝人参茶，吃深海鱼油、吃鱼都可以防抑郁。据研究资料显示，鱼油对抑郁症有不错的疗效，常吃鱼的人抑郁症发病率明显低于没有吃鱼习惯的人群。每周只要吃鱼类食物或鱼油胶囊2次以上，就能减轻抑郁状态。

运动能防止抑郁症的发作，有助于增强体力。它也能较快地提高情绪，短暂地缓解抑郁。

轻松根治脚气，洗去恼人之痒

【偏方】

生姜醋盐水。

材料：生姜100克，食盐50克，陈醋100毫升。

做法：将生姜、食盐放入锅中，加入清水约2大碗，煮沸10分钟，倒入洗脚盆，待其自然冷却至脚能接受的温度，加入陈醋100毫升，浸泡患脚30分钟。

【问诊记】

炎热的夏天，在公交车上、地铁里，不知道大家有没有被脚臭熏得想跳车的经历？反过来想想，这些人也挺无奈的，毕竟谁也不想有脚臭。脚气不仅会引起脚臭，而且脚会长水泡、脱皮、奇痒难耐，会给人带来无尽的折磨。如果是年轻的美女得了脚气，就更尴尬了，估计她都不敢穿凉鞋。

一般来说，脚上散发出不好的气味，称作脚臭，而不是脚气。很多人把脚气和脚臭混为一谈，其实二者是有区别的。一般的辨别方法是，有脚气的人一般都会出现多汗、脚臭、脚痒等症状，严重的患者趾缝间会出现脱皮、红肿、水泡、裂口、溃烂等。

安小宁在大学的时候被室友传染上了脚气，从毕业后工作到结婚，时光荏苒，已经十几年了，可是脚气就像自己的影子，怎么甩都甩不掉，晚上睡到半夜甚至会被痒醒，真是苦不堪言。

前段时间，安小宁经朋友介绍来到我的诊室，她告诉我，最近一段时间，脚气害得她什么事情都没办法做好。她在夜里总是被痒醒，而且醒来后脚痒的滋味让她更是抓狂，有很多次甚至睁眼到天亮，睡眠不好让她的心情烦躁到了极点。

我告诉她，把脚气彻底治好也不是很难。她用怀疑的目光看着我，无数次的失败让她对脚气已经无可奈何了。我笑笑说："不信？我告诉你一个小偏方，你回去试试。只要你坚持，这个难题就能解决。"

安小宁带着我的小偏方回去了，1个星期后，她打电话告诉我，效果非常明显，虽然脚还是有点儿痒，但脱皮不严重的地方已经完全好了，而且脚上的皮肤变得特别细滑，与以前的那双千疮百孔的脚相比，漂亮太多了。现在，安小宁已经动员老公一起参与泡脚治疗了。

【小偏方】

人为什么会得脚气呢？想知道这个问题，我们可以先看看什么样的人最容易得脚气。其实，脚气最爱9种人：动一动就出汗的人，出汗使脚长期处于潮湿的状态，最容易招来真菌；肥胖、爱吃肉的人，肥胖者体内脂肪含量多，更易出汗，趾间潮湿易诱发糜烂型足癣；天生敏感体质的人，这类人因为抵抗力弱，所以较容易让真菌有机可乘；妊娠期的准妈妈，妊娠时足癣的发病率增高，可能与内分泌失调引起皮肤抵抗真菌能力下降有关；糖尿病患者，因缺乏胰岛素而使营养物质代谢紊乱，皮肤抵抗力降低，并发皮肤真菌感染；长期使用抗生素的人，药物引起皮肤表面正常菌群失调，从而使真菌大量繁殖引起足癣；免疫力降低的人，由于身体免疫差，导致抵抗真菌的能力减退，因此容易感染；脚部皮肤受伤的人，足部皮肤受到损伤，有可见伤口，破坏了皮肤的防御功能，易诱发足癣；不注重个人卫生的人，夏季不穿凉鞋，一年四季不换鞋，一双袜子穿一周，这类人极易感染真菌。

我给安小宁治疗脚气的小偏方很简单，就是生姜醋盐水。将生姜100克、食盐50克放入锅中，加入清水约2大碗，煮沸10分钟，倒入洗脚盆，待其自然冷却至脚能接受的温度，加入陈醋100毫升，浸泡患脚30分钟。一般来说，浸泡3~7次可见好转，但要让脚部皮肤恢复正常光滑程度，就需要1~2周。如果能够坚持1个月，脚气就能根除了。

　　要想彻底治愈脚气，除了掌握上面的小偏方以外，还要注意个人卫生和饮食习惯。在治疗脚气的同时，要每天坚持洗脚、洗袜子，把鞋子放在通风的位置，最好是在脚气治好之后不要穿以前的鞋袜，以免再次感染。平时多吃富含维生素B的食物，比如芦笋、杏仁、瘦肉、蛋、鸡肉、花生、牛奶、啤酒、动物肝脏等，还有麦片、燕麦、玉米等五谷杂粮，以及菠菜等绿叶蔬菜和大蒜。这些食物都能增强皮肤的抵抗力。

得了灰指甲，陈醋大蒜见奇效

【偏方】

陈醋大蒜法。

材料：老陈醋250克，大蒜250克。

做法：将大蒜捣碎，装入玻璃容器内（以瓶口能伸进手或脚为宜），倒入陈醋浸泡，时间为1天左右。蒜醋制好后，即可开始浸泡患有灰指甲的脚或手。每晚1次，浸泡15~20分钟。

【问诊记】

随着生活水平的提高，人们对美的追求也越来越高了，感兴趣的领域从服装、美发、美容拓展到了美甲、美手。于是，继时装模特、广告模特、车模、艇模之后，手模也登上了时尚舞台。珠宝、首饰、手表等广告商都喜欢请手模拍广告，许多演员在拍弹钢琴或者手部特写时也会找手模做替身。能成为手模的女孩，个个拥有无可挑剔的纤纤玉手，确实很养眼。

侄女有个做手模的朋友——小白，不知从什么时候开始，小白发现左手食指的指甲上出现了颜色暗淡的情况。起初，她以为是有时为了造型需要美甲而造成的颜色脱落，所以并没放在心上。然而随后不久，小白发现了中指和无名指的指甲也有变暗黄的迹象，这时才着急了，通过网上查询后得知可能是甲癣。对一个手模来说，这个结果无疑是晴天霹雳。

小白为了保住工作，一边采用指甲油遮盖的方法，一边在药店买治疗甲癣的药自己治疗。但是没过多久，她发现症状不但没有被控制住，反而更加严重了。侄女也替她着急，于是找到我，让我一定帮忙。我给小白开了个很简单的方子，材料只需老陈醋和蒜。

【小偏方】

陈醋和蒜治疗灰指甲的具体做法是：老陈醋250克，大蒜250克，将大蒜捣碎，装入玻璃容器（以瓶口能伸进手为宜）内，倒入陈醋浸泡，时间为1天左右。蒜醋制好后，即可开始浸泡患有灰指甲的手。每晚1次，浸泡15～20分钟。半个月基本可见效果，待新指甲慢慢长出，即可渐渐替代灰指甲，数月之后即可痊愈，毫无痛苦，无须用手术去除厚甲。这种方法也适合脚部的灰指甲，只需选个瓶口大点儿的容器就行了。

这个方子的治愈原理很简单，灰指甲是一种发生在人甲上的传染性疾病，是由一大类被称作病原真菌的微生物感染引起的。而陈醋具有软化指甲兼杀菌作用，佐以大蒜，杀菌效果加倍。用这个方子对付灰指甲，可以说是屡试不爽。

需要注意的是，禁用铁、铝容器。蒜醋浸泡的时候无须加热，且在浸泡的过程中，不能更换蒜或醋。蒜醋液必须漫过病甲，如果醋液少了则可加入陈醋。

让"风流眼"不再"风流"

【偏方一】

内服外用洗眼法。

材料：槐实6～12克，盐10克。

做法：取槐实，用水煎服，一天2次，一次饮500克为佳。同时，取盐溶于1 000克水中，制成淡盐水洗眼。

【偏方二】

苹果皮饮。

材料：苹果皮10克，白糖15克。

做法：将苹果皮加白糖入锅，再加入水一起煎煮，凉至常温后饮用，每天早、晚各1次。

【问诊记】

学校的运动会马上就要举行了，小凡报了200米和4×200米接力两个项目。为了在运动会中拿到好的成绩，小凡天天去操场练习跑步。最近几天风比较大，也没挡住小凡锻炼的脚步，可是一件小事却让他不得已停了下来。原来，每当小凡顶着风冲刺的时候，他就发现眼泪像打开闸的洪水一样，哗哗地充满了整个眼眶，连视线都模糊了。同学们知道了，都调侃他"风流眼"，"风流眼，风流眼，风流的人才得风流眼……"小凡很郁闷：运动会还有2周就要开始了，怎么办呢？于是，周末他来到我这里，向我求救来了。

针对小凡的情况，我给他推荐了2个偏方。他按照我的偏方坚持了1

周，再次去锻炼的时候，眼睛清爽无比，再也不流泪了，感觉视野也开阔了许多。

【小偏方】

大家都知道，我们每个人都有产生泪液的泪腺和排出泪液的泪道，在正常情况下，由泪腺分泌的泪液，一部分被蒸发掉了，一部分便通过泪道流入鼻腔内。有些人对寒冷刺激比较敏感，当眼睛受到冷空气的刺激时，泪腺分泌功能增强，便分泌出较多的泪液。同时，泪小管遇到冷风刺激，眼部的括约肌发生痉挛性收缩，这样，本来就比较细的泪小管，不能马上把过多的泪液排出去，便出现了流泪现象。实际上，这种现象是泪腺对寒冷刺激所产生的一种保护性生理反应，算不得是很严重的病症。不过在工作和生活中，这种麻烦一旦出现，就会让人很不舒服。

针对这种流泪现象，我推荐两个偏方来治疗。

第一个是内服外用洗眼法。取槐实6～12克，用水煎服，一天2次，一次饮500克为佳。同时，取10克盐溶于1 000克水中，制成淡盐水，用盐水洗眼睛，一日3次，一次约为5分钟。坚持1周左右即可痊愈。槐实即槐角，是豆科落叶乔木槐树的成熟果实。槐实、槐花是中医常用的凉血止血药，近代药理研究，槐实、槐花有降压和改善毛细血管脆性的作用。

第二个就更简单了。取苹果皮10克、白糖15克，将苹果皮加白糖入锅，再加入水一起煎煮，直到苹果皮完全舒展即成。凉至常温后饮用，每日早、晚各1次。1周即可见效。苹果皮中含有丰富的抗氧化成分及生物活性物质，吃苹果皮对健康有益。据中医文献记载，苹果皮味甘、性凉，适用于内服及煎汤。

得了红眼病？让胖大海来安慰你的双眼

【偏方一】

黑木耳白糖饮。

材料：黑木耳、白糖各适量。

做法：黑木耳切碎，拌白糖，取汁饮用。

【偏方二】

胖大海外敷。

材料：胖大海适量。

做法：胖大海泡开后，外敷眼睛。

【问诊记】

距离我们医院不远处有一所高中，每年高中开学时，高一新生都会军训。提起军训，估计很多人都有相同的感触，那就是很累。不过，军训结束以后，同学们的体质明显有所上升，而且同学之间的关系也近了，可见军训还是很有必要的。但是，军训期间的疾病防御尤为重要，这不，今年军训就出了一档子事——红眼病。

从军训第一天开始，有的同学就有眼睛红肿、流泪怕光等症状，开始没有人注意，后来红眼病开始大范围传染，几乎每个人都患上了红眼病。学校不得已暂停军训，让同学们隔离治疗。由于传染面积比较大，单纯靠发药来治疗效果不理想，因此，学校就想到了中医治疗，便找到了我。

我去了学校，走访了几个宿舍，发现同学们都是眼睛红肿，一个个双眼像桃子一样。他们对我说，感到双眼发烫、烧灼、畏光、磨痛，像进了沙子一样疼痛难忍，眼皮特别紧，眼屎多，流泪不止，早晨起床时，眼皮常被分泌物粘住，连睁开眼睛都非常困难。我安慰了一下同学们，让他们不要紧张，告诉他们其实红眼病是很常见的疾病，发病急，但是一般不会有后遗症。夏季由于气温较高，病源微生物繁殖得快，许多人都容易患上红眼病。每年夏季，红眼病都可能引起大范围流行。红眼病具有发病急骤、传染性强、传播迅速的特点，主要是接触传染，通过手、毛巾、水等传播途径，在公共场所、家庭、同事之间进行传播，通常潜伏期为24小时左右。红眼病一般在感染细菌1～2天内开始发病，然后速度极快地传染。

中医一般采用清热解毒、祛风止痒的疗法治疗红眼病，对于同学们这样大范围的病症，可根据不同的情况选用不同的方法治疗。对回家比较方便的同学，我一般推荐他们这个方子——黑木耳白糖饮。

相对来讲，住校的同学居多，如果能在不耽误学习的情况下治好红眼病，就再好不过了。我向他们推荐一个治疗的方子——胖大海外敷。

后来，我给学校免费送了一些药，并让他们以班级为单位进行治疗。3天以后，"疫情"已经得到控制；1周过后，学校就彻底清除了红眼病。这下，同学们又多了一点儿保健常识——如何防御和治疗红眼病。

【小偏方】

黑木耳白糖饮的做法很简单：先取25克黑木耳，放在清水中泡发，洗净捞出后切碎放入盆中，再加入500克白糖搅拌均匀，放置1夜后，会有汁水渗出，取汁饮用，1次即可见效，2次或者3次即可治愈。

平时我们只知道胖大海泡水喝能清火、治疗嗓子疼等，殊不知，胖大海外敷还能治疗红眼病。方法很简单：取淡黄棕色、个大、坚硬的胖大海3～4枚，用温开水泡散备用；用0.9%的生理盐水冲洗患眼后，将泡散的胖大海完全覆盖患眼上下眼睑(每只眼用1～2枚)，用纱布固定。每晚1次，每次20分钟，3～4日即可治愈。

胖大海最早记载于《本草纲目拾遗》，又名安南子、大海子、大洞果，因遇水膨大成海绵状而得名。中医认为，胖大海味甘、性凉，具有清肺热、利咽喉、解毒、润肠通便的功效。大家比较熟悉的是用胖大海治疗肺热声哑、咽喉疼痛、热结便秘以及用嗓过度等引发的声音嘶哑等症，由于它具有清热解毒作用，因此可用于治疗"风火毒"导致的红眼病。

绿豆鸡蛋花，口腔溃疡不复发

【偏方一】

金银花茶。

材料：金银花5克。

做法：将金银花放入500克水中浸泡加热，煮熟后冷却即可饮用，严重时一天可多喝几次，睡前饮用效果更好。

【偏方二】

绿豆鸡蛋花。

材料：鸡蛋、绿豆各适量。

做法：将鸡蛋打入碗内搅散，取绿豆放入陶罐内，用冷水浸泡十多分钟，再煮沸约2分钟，在绿豆未熟时，把绿豆水倒出冲鸡蛋花饮服，每天早、晚各1次。

【问诊记】

得过口腔溃疡的人都明白，这是一种让人非常痛苦的病症。吃饭时疼，喝水时疼，刷牙时疼，大笑时也疼，整个嘴巴几乎只有一个造型。无论溃疡长在口腔还是长在舌头上，动一下都会揪心地痛。我个人也吃过口腔溃疡的苦头。

记得小时候村里会有社戏，来了一个卖甘蔗的，我看着新鲜，闹着让父母给多买了几根，开心地吃个不停。可是到了晚上，我的嘴巴就开始不舒服了，总感觉口里似乎有什么不干净的，还老想吐口水，怎么漱口都无济于事。到了第二天就更厉害了，嘴角上、舌头上、口腔内，几乎都是泡泡，一动就疼，饭也没法吃。我一边哭一边闹，母亲没办法，就去揪了点儿枸杞子，回来熬成茶给我喝。可是效果奇慢，一连喝了3天，症状才减轻。从此以后，我看见甘蔗就害怕，再也没有吃过。

从医以后，我就特意留心找了几个这方面的方子，倒是也能经常派上用场。比如某一年春节，一个远房的亲戚就是因为吃东西上火了，满嘴的泡泡，疼得直摆手，一句话都不能说。我听说以后就主动给他看了看。

我让他张开嘴，发现他整个舌苔都肿了，满嘴的味道，特别难闻。为了先给他止住疼痛，我用一个以毒攻毒的方法。我让亲戚买一瓶白酒，专门找度数高的，刚好他家有一瓶陈年的56度二锅头，我便让他喝了一大口含在嘴里，顶在喉头处。烈酒刚一进口，他就忍不住蹦了起来，眼睛睁得老大，憋得一张脸都发红了。大约坚持了2分钟后，他渐渐地平静下来，吐掉口中的白酒，往地上一看，都是红红白白的脏东西。我又让他用淡盐水漱漱口，他居然能说话了，不像先前那样痛苦了。

接下来，我给他介绍了两个偏方，他照着做之后，恢复得很快，春节假期还没结束，他就痊愈了。

【小偏方】

治疗口腔溃疡，用茶水很有效果，首选的就是金银花。金银花自古被誉为清热解毒的良药，味甘、性寒，气芳香，既能宣散风热，又善清解血毒，可用于各种热性病，如身热、发疹、发斑、热毒疮痈、咽喉肿痛等，效果显著。取金银花5克，放入500克水中浸泡加热，煮熟后冷却即可饮用，严重时一天可多喝几次，睡前饮用效果更好。

此外还有一个方法：将鸡蛋打入碗内搅散，取绿豆适量放入陶罐内，用冷水浸泡十多分钟，再煮沸约2分钟，在绿豆未熟时，把绿豆水倒出冲鸡蛋花饮服，每天早、晚各1次。当天即可减轻痛楚，3天基本痊愈。

在调理期间，切记不可吃辛辣、刺激的食物，宜吃些清淡降火的水果。平时多用盐水漱口，尽量不熬夜，这样3天就能恢复了。

花椒一粒治牙疼，牙痛不再要人命

【偏方一】

味精疗法。

材料：味精1粒，棉球适量。

做法：将味精放在疼痛的牙齿上，用棉球覆盖，等待味精含化，很快就能止痛。

【偏方二】

白酒花椒漱口。

材料：花椒10克，白酒50克。

做法：取花椒倒进茶杯里，倒入半杯开水，再加盖泡上5分钟，然后倒入白酒，再盖住，等其冷却并过滤掉花椒后，喝一口含在嘴里。

【偏方三】

穴位按压法。

做法：按压合谷穴。

【问诊记】

人们常说："牙疼不是病，疼起来要人命。"这话确实不假。对面的老贾这几天不知和谁生闷气上火了，早上见到他，他的样子把我吓了一大跳，原本清瘦的脸竟然肿了大半边，眼睛红得冒火，和我打招呼，我都听不清楚他在说什么。原来他牙龈上火了，导致整个牙床疼痛，他整夜都没睡好。好不容易熬到天亮，他赶紧来找我，让我给看看。

我让他张开口，牙齿没有虫洞，这确定是牙龈炎无疑了。我打算先给他止痛，然后再进一步调理。

【小偏方】

我让护士去食堂带2粒味精过来，然后，让老贾侧躺在床上，将坏牙一侧的脸部放下面，让他张开口，用镊子夹住1粒味精放在他的牙齿上，最后用棉球覆盖，让老贾咬住棉球等待味精含化。5分钟过去了，老贾突然站了起来，摸了摸肿胀的半边脸，吐掉口中的棉球说："哎呀，太神奇了！好了，竟然不疼了！"

接下来，我又告诉了他一个偏方——白酒花椒漱口。

白酒花椒漱口的具体做法就是：取10克花椒倒进茶杯里，倒入半杯开水，加盖泡上5分钟，然后倒入50克白酒，再盖住（避免有效成分挥发，降低药效），等其冷却并过滤掉花椒后，喝一口含在嘴里。就像平时漱口一样，一会儿低头，一会儿仰头。如此这般坚持十多分钟，吐掉酒后，牙齿疼痛就会消失。这个方法主要靠的是花椒。古代就有记载，花椒能治疗牙痛，如《神农本草经》记载，花椒"味辛、温，主风邪气，温中，除寒痹，坚齿发"。除此之外，花椒还含有能消炎止痛、抑制局部炎症的成分，而且花椒里含有的挥发油对6种以上的细菌、11种以上的真菌都有较好的杀灭作用，对牙龈炎之类的感染性牙病，自然就可以起到治本的作用了。

为什么要选用白酒呢？这是因为白酒除了本身有杀菌消毒的效果外，其中含有的乙醇还能很好地溶解花椒里的有效成分，进而发挥更大的作用。

其实，牙痛主要是因为没有注意口腔卫生导致牙龈发炎而引起的。去医院里治疗，基本上也是根据抗菌、消炎、止痛的原则采取治疗措施。花椒白酒漱口这个方法正符合这个原则，所以对大多数牙痛都有效。

出门在外一时间找不到花椒白酒时，也不必着急，我给各位介绍一个应急的小窍门。我们首先找到手上的合谷穴。人体的神经是左右交叉的，所以当你左边牙痛的时候，去找右手的合谷穴，反之就找左手。合谷穴的位置在大拇指和食指间的虎口边缘2~3厘米的位置。稍微用力按压几分钟后，疼痛立刻就会减轻。

止鼻血，快用冰可乐

【偏方】

冰可乐快速疗法。

材料：冰镇可乐一瓶。

做法：含一口冰可乐，然后将冰镇可乐贴在前额2分钟。

【问诊记】

当我们流鼻血时，第一反应就是仰起头，以为这样就能很快地止住鼻血。其实不然，这样不仅不能止住血，还能让血液倒流，以至于流到咽喉处，甚至从口中流出。

前些日子，儿子心血来潮，号召我们全家一起出游，于是，全家报了个旅行团，同行的还有好多人。导游小姐带着我们一个景点一个景点地游览，可能是太累的原因，同行的一个小伙子突然开始流鼻血，他顺势仰起头，用手捏住鼻子。我看到了连忙阻止他，并让小伙子找个地方坐下来，用拇指和食指捏住他的鼻梁上部硬骨两侧的凹陷处，让儿子赶紧去旁边冷饮店买了2瓶冰镇可乐。可乐买回来之后，我用我的小偏方，很快就把小伙子的鼻血止住了。

【小偏方】

用可乐止住鼻血的做法非常简单：将冰可乐含在嘴里，不要下咽，然后将冰凉的可乐瓶贴在前额。用不了几分钟，鼻血就止住了。

为什么会这么神奇呢？因为鼻子出血很大程度上是发生在鼻子里面一个叫作利特尔区的部位。这个部位的黏膜很薄，有丰富的血管，当秋冬空气干燥的时候，薄薄的黏膜上就容易长痂。这时候如果受到刺激，痂就有可能被冲掉，并连带着损伤下面的血管而致出血。我们紧捏住鼻梁上部硬骨两侧的凹陷处，其实就是为了压迫这个位置下面的利特尔区，直接进行压迫止血。至于把冰凉的可乐瓶紧贴前额，同时含一口冰可乐，目的就是进行冷刺激。我们都知道，血管遇到寒冷，肯定会收缩，所以在这个冷刺激下，利特尔区的血管就会收缩，血就能很快止住了。

如果在秋冬干燥的季节里经常流鼻血，我们就需要采取预防措施了。有个方法也很简单，倒1碗水，浸没鼻腔进行吸气、呼气，把水吸入鼻腔即可，或者直接用手指蘸些水送进鼻腔。除了天气干燥外，反复鼻出血还可能与缺乏维生素有关，老年人鼻出血则与动脉硬化、血管变脆有关，这时候就应该有针对性地做好防治了。

盐水一冲，鼻腔轻松

【偏方】

浓盐水。

材料：盐10克。

做法：取盐，溶化在500毫升的温水中，配成2%左右的浓盐水。然后用注射器冲洗鼻腔。

【问诊记】

前些日子，我去一个姓陶的朋友家串门，刚进门就听见朋友的儿子小宝在哭。小宝使劲地揉鼻子，一边哭一边说："妈妈，鼻子难受死了，那鼻炎喷雾剂一点儿效果都没有了，现在又干又痛……"朋友一边哄着小宝，一边也难过得抹眼泪。她刚好看见我来了，两步冲了过来，说："姐啊，你看小宝这孩子得了鼻窦炎，看过好多大夫都没有用，药吃了不少，鼻炎喷雾剂都用几大盒了，开始还有点儿效果，可是现在都没什么用了。这可怎么办啊？"我低头一看，哎呀！满满几大盒子塑料瓶，桌子上还有一堆西药以及一些喷雾剂。看着小宝难受的样子，我赶紧让朋友去准备了一小勺盐。就用这些盐，我很快就缓解了小宝的不适。

朋友见状，再也不去买那些高价的药物了，专门去药店买了几个注射器，每天给小宝多冲洗几次。很快，小宝的鼻窦炎有了明显的好转，以前小宝鼻窦炎发作时特别痛苦，现在一旦有发作倾向，只需冲几下就好了。我告诉她要坚持冲洗，尽量保证鼻窦开口处的畅通，提高鼻腔纤毛的功能，增强鼻腔处的免疫力，以防鼻窦炎反复发作。

【小偏方】

用盐水来缓解鼻窦炎的不适非常简单，取10克盐，溶化在500毫升的温水中，配成2%左右的浓盐水。然后将废弃的喷雾剂瓶子洗刷干净，将盐水灌进去，按照先前使用喷雾剂的方式使用，将喷头深入鼻塞比较严重的那一侧，屏住呼吸开始将盐水喷入鼻腔，待鼻腔里的液体流出后再换另外一侧，反复清洗多次，鼻腔的炎症就会得到缓解。

其实，鼻窦就是长在鼻子旁边骨头的一些空洞，这些空洞在鼻腔里有个开口，与鼻腔相通。在正常情况下，鼻窦里的分泌物要通过这些开口进入鼻腔再排出去；但是鼻窦炎让这些开口上覆盖着很多的炎性分泌物，使鼻窦里的分泌物难以排出。使用盐水冲洗，可以帮助鼻腔将鼻涕和炎性分泌物很快地冲走，这样，鼻窦炎才能好得更快一点儿。

之所以要用2%的浓盐水，是因为这个浓度的盐水能消除水肿和炎症，并能提高鼻腔黏膜处纤毛的功能。

头发干枯易断，调补脾胃是关键

【偏方一】

手指梳头法。

材料：镜子1面。

做法：在镜子前，两手五指微曲，以十指指端从前发际起，经头顶向后发际推进，反复操作20~40次。

【偏方二】

按压头皮。

做法：两手手指自然张开，用指端从额前开始，沿头部正中按压头皮至枕后发际，然后按压头顶两侧头皮，直至整个头部。按压时，头皮有肿胀感。每次按2~3分钟。

【偏方三】

提拉头发法。

做法：两手抓满头发，轻轻地用力向上提拉，直至全部头发都提拉1次，时间2~3分钟。

【偏方四】

干洗头发。

做法：用两手手指摩擦整个头部的头发，像洗头一样，操作2~3分钟。

【偏方五】

拍打头皮。

做法：双手四指并拢，轻轻地拍打整个头部的头皮1~2分钟。

【问诊记】

几个月以前，我去南方看望一位朋友，他也是出身于中医世家。这位友人年轻有为，在那一带颇有医名，他的诊室外面总排着长长的队。我到他的诊室去看他诊病，由于人太多忙不过来，因此，这位友人就把我介绍给他的病人，说："这位是从京城来的中医夏大夫，不但人长得漂亮，医术也很厉害。大家有什么问题，可以让夏大夫帮忙看看。"

因为是友人介绍的，所以我面前不到几分钟就出现了一条长长的队伍，排在第一个的是一位20来岁的小姑娘，她说："夏大夫，我的头发不多，而且干枯得厉害，像草一样，特别容易断，以前可不是这样。我现在特别苦恼，请帮我看看吧。"

"之前有没拉过或烫过头发？"我问。很多女孩子喜欢经常改变发型，又嫌去理发店麻烦，于是自己用直发器拉伸头发。这样做很容易导致头发一拉就断，严重的还会脱发。头发主要由角蛋白组成，频繁拉伸就会导致头发角蛋白丢失，起保护作用的毛小皮翘起或成裂纹状，最终使皮质纤维断裂，导致断发、头发干枯、没有弹性。烫发、染发都会造成不可逆损伤。如果一定要用直发器拉直头发，则最多半年1次，并对头发做好保养。

"我没拉过也没烫过头发，而且我的头发在洗过后特别毛糙。我的头发黄黄的，而且还特别容易打结，最要命的是我的头顶上发量很少啊！真怕秃顶！我该怎么办呢？"

听了她的情况，我给她推荐了几个小偏方，只要平日多动手，就可以解决头发干枯易断的问题，拥有一头亮丽的秀发。她听了我的话，高高兴兴地回家去了。

后来，我听我的朋友反馈，那位患者用了我给的小偏方后，不但解决了头发干枯的问题，还有个很大的意外惊喜——之前轻微的脱发问题也一起解决了。

【小偏方】

头发是非常脆弱的，夏天如果长时间曝露在烈日下，强烈的紫外线就会把头发中的胞间质胶结物破坏掉，这样就会让毛小皮打开或剥落，使头发看起来就像是枯草一般；而且，长期睡眠不足和疲劳过度，吸烟过多，某些疾病的伤害，如贫血、低钾等，均会造成头发干枯。头发干枯可用中药内服、中药外敷、食膳疗法、推拿按摩等方法进行治疗。其中，推拿按摩就是非常简单的小偏方。

指梳头发：两手五指微曲，以十指指端从前发际起，经头顶向后发际推进，反复操作20～40次。

按压头皮：两手手指自然张开，用指端从额前开始，沿头部正中按压头皮至枕后发际，然后按压头顶两侧头皮，直至整个头部。按压时头皮有肿胀感。每次按2～3分钟。

提拉头发：两手抓满头发，轻轻地用力向上提拉，直至全部头发都提拉1次，时间2～3分钟。

干洗头发：用两手手指摩擦整个头部的头发，像洗头一样，操作2～3分钟。

拍打头皮：双手四指并拢，轻轻地拍打整个头部的头皮1～2分钟。

以上这些推拿按摩法每天早、晚各做1次，一定要长期坚持。

如果嫌按摩比较麻烦，则可以试试这个小偏方：用侧柏叶加桑根白皮，先浸后煮，常用此汁水洗头。头发变得枯黄干燥易折断，表示头发的生命已受威胁，这都归因于平日"淋水"不足，导致营养不良，再加上头发组织受到破坏，令头发的水分和蛋白质流失，要令它立刻起死回生，当然要立刻"施肥"——补充养料。侧柏叶能凉血、止血，用于生发乌发，最合适不过了。

需要提醒的是，要想永久保持一头美丽的乌发，还需要注重内在的调理。"发为血之余，血盛则发润，血亏则发枯"。中医认为"肾，其华在发"，也就是说，头发的健康和肾、脾、气血以及人的身体健康有着千丝万缕的联系。从内着手，才能从根源解救头发于水火之中。

在生活中，你会发现头发干枯、分叉的多为女孩子。中医常说"女子以血为本"，显然，气血充盈对女性来讲至关重要。失眠、精神紧张、不恰当控制饮食、生理周期不正常等现象，往往会导致气血的亏虚。当然，很多女性在产后更容易出现脱发、头发干枯分叉的现象，这更是产后气血亏虚的表现了。如何调养气血，当因人而异。总体来讲，调补脾胃是关键。中医认为，脾为后天之本，是气血产生的源泉。脾胃虚弱的人，即使补充了很多营养物质，也难以吸收利用。

在饮食调理上，可多吃海鱼。海鱼含有丰富的烟酸，可扩张毛细血管，增强微循环，使气血畅达，消除黑色素生成障碍，使头发乌黑、强韧。中医讲"黑主肾"，黑色食品对补肾是非常好的，像黑芝麻、黑豆、黑米都很好。还有板栗、海参、核桃，都可以很好地滋补肝肾、滋阴养血。还有一些养血健脾的食物，像大枣、桂圆、桑葚、枸杞和动物肝脏，都很不错。

头屑反复不用愁，白醋帮你解烦忧

【偏方】

白醋洗头法。

材料：白醋150毫升。

做法：在白醋中加温水2 000毫升，趁热洗头，每天1次，常洗。

【问诊记】

前几天，一位年轻、漂亮的患者来到我的诊室，衣着打扮很时尚，却缺少一份应有的自信。在姑娘坐下来时，我才发现，即便她穿着白色的羽绒服，肩膀上还是能看到密密麻麻的头屑。姑娘说，头屑给她带来很多烦恼，有时候，在出门约会前5分钟，看见镜中蓬乱的头发、雪花般的头屑，就觉得惨不忍睹。她用过很多种强力去屑洗发水，可是头屑问题不但没见好转，反而更厉害了。

我见到她如此发愁，就先给她讲了讲头屑产生的原因。头皮的细胞和皮肤的细胞一样有一定的新陈代谢过程。基底层细胞在增殖后，逐渐成熟往外推出，最后成为无生命的角质层脱落。自然脱屑是头皮正常生理代谢的产物，每个人都会发生，一般以小于0.02毫米的细小颗粒脱落，因此人眼是观察不到的，也不会影响我们的正常生活和工作。如果这个过程出了问题，使头皮细胞成熟过程不完全，则不成熟的细胞到达皮肤顶层，便会以肉眼可见的白色或灰色鳞屑剥落，形成头皮屑。头皮屑是由真菌感染引起的，属于皮肤疾病范畴。这种鳞屑颗粒较大，附着在头皮表层或头发上，梳头或搔抓时极易脱落到肩部衣服上。

微生物是头皮屑产生的主要原因之一，目前认为主要是卵圆形糠秕孢子菌在作祟。这是人体的正常菌群之一，寄生于人体的表皮，它以皮脂为食，可排泄出刺激性的副产品，加速细胞成长与更替。在某些因素作用下，糠秕孢子菌由腐生性酵母型转化为致病性菌丝型，此时会导致炎症反应。炎症反应发生在头皮上，便会导致头皮屑过多、瘙痒，头皮上可见到鳞屑，略带油腻性。

那么，有没有治疗头皮屑的天然方法呢？我们巧用身边的一些天然良方，就能达到去除头屑的效果。比如，用白醋洗头。

【小偏方】

拥有一头飘逸的秀发是每位爱美女孩所向往的，但有的女孩常在不经意间回眸一顾却发现满肩"落云"，密密麻麻地布满了一层讨厌的头皮屑。头屑过多虽不是大毛病，但实在令人烦恼。为了避免这样的尴尬，很多男孩、女孩只好放弃黑衣服。事实上，只要用白醋洗头，就可以轻松解决这个问题。

我之所以推荐用白醋洗头，是因为醋的主要成分是醋酸，它有很强的杀菌作用，对皮肤、头发能起到很好的保护作用。用加醋的水洗皮肤，能使皮肤吸收到十分需要的营养素，从而起到松软皮肤、增强皮肤活力的作用。

用白醋去头屑的具体方法是：取白醋150毫升，加温水2 000毫升，充分搅匀。每天用此水洗头1次，能去头屑止痒，对防止脱发也有帮助，还能减少头发分叉。

另外，每晚临睡前，可以用梳子轻轻地梳理头发，从前额往后梳，一直梳到头皮微微发热为止。这样可以促进头皮的血液循环，使头发得到更多的营养，同时也可将头皮屑梳掉。

补钙不必选钙片，饮食调节最有效

【偏方】

饮食调节。

材料：牛奶、豆制品各适量。

做法：日常饮食多选用牛奶、豆制品。

【问诊记】

一天，我接到一个电话，对方在电话里说了半天，我也没听出来是谁。后来，他自我介绍说："夏大夫，我就是半年前拄着拐去找你看病的那个人啊！"听到这句话，我一下子想到他的病症，还有开给他的那个方子。

大概是半年前的一天，这位黄先生拄着单拐，一瘸一拐地来到我这里。他面黄肌瘦，给我的第一感觉就是这人像吸毒了一样。据他自己讲，他最近一段时间全身不舒服，腰腿乏力，莫名其妙地骨头痛。坐着时，疼痛不太明显；站着时，疼痛加剧，尤其是站久了或坐久了猛一起来，简直疼得要命。白天，疼痛轻一点儿；夜间和清晨醒来时，疼痛最严重；平时弯腰、走动甚至咳嗽都会疼得不行。他浑身上下乏力，偶尔发颤酥麻，痛起来深入骨髓。我看了一下他的舌苔，切了脉，断定他应该患了骨质疏松症。

其实，大部分老年人都有这种病症，只不过轻重程度不同罢了。受到广告的影响，很多人争先恐后地购买各种补钙产品，大补特补，到最后弄得越补越缺，连身体都要垮掉了。其实，我们大可不必那么疯狂地、刻意地补钙。对大部分患者来说，通过日常饮食补钙可能效果更好。于是，我给黄先生推荐了用膳食来调理的办法。

　　黄先生原以为要开一大堆药方来抓药呢，没想到除了吃些缓解病情和疼痛的药之外，都是些家常饮食方面的材料。于是，他记下了方子，回去好好调理了些日子，这不，他就打电话报喜了。

　　【小偏方】

　　补钙首要选择的就是牛奶。250克牛奶含钙300毫克，还含有多种氨基酸、矿物质及维生素，可促进钙的消化和吸收。而且牛奶中的钙质更易被人体吸收，因此，牛奶应该作为日常补钙的主要食品。其他奶类制品，如酸奶、奶酪、奶片，都是良好的钙来源。

　　其次就是豆制品的选择，大豆是高蛋白食物，含钙量也很高。500克豆浆含钙120毫克，150克豆腐含钙就高达500毫克，其他豆制品也是补钙的良品。现在的普通豆浆机一次性就能做出来豆浆，很方便。豆制品若与肉类同烹，则味道会更可口，营养更丰富。

　　其实，补钙并没那么难，只要我们在日常饮食中多注意一下，吃一些含钙高的食物，骨质疏松的问题就会轻而易举地解决了。

吃点儿鸽子蛋，增强记忆力

【偏方】

鸽子蛋。

材料：鸽子蛋1个，莲子肉10粒。

做法：鸽子蛋打碎，莲子肉10粒砸碎，加水约2汤匙，搅匀蒸熟，早晨空腹食用。

【问诊记】

大院里的老王闲来无事，总爱在傍晚时分去小区的活动中心坐坐，找人聊聊天、打打牌什么的，这也是挺好的消遣。经常同去的几个老人，是老王比较固定的牌友。可最近老王有点儿不正常。以前，老王是一个很精明能干的人，脑袋灵光，手脚麻利，打牌时就数他赢的次数最多；可是最近不知怎么了，他不是老打错牌就是忘记出牌，非得几个老牌友提醒才知道轮到他了。刚开始大家以为老王心里存了什么难事，心不在焉的，可是一连几个星期了都是这样，甚至有一天打完牌了要回家，他竟然朝着相反的方向走去，连回家的路都记不得了。这下，大伙都急了，以为老王得了什么大病，在我去活动中心的时候，带着老王一起找我看病。

我仔细看了老王的眼睛还有口、舌，一切正常，没有什么重症的预兆，应该只是记忆力衰退，时间长了就会发展成我们常说的"老年痴呆症"。也确实，对老年人来说，这个病症是很折磨人的。患轻度"老年痴呆症"的人会经常失落物品，忘记重要的约会及许诺的事，记不住别人的姓名，学习新事物困难，看书读报后记不住其中的内容等。重度的可能就会忘记自己的姓名和年龄，不认识亲人；语言表达能力进一步退化，最终丧失语言功能；并且活动逐渐减少，逐渐丧失行走能力，甚至不能站立，只能终日卧床，大小便失禁。听到这里，老王紧张起来，生怕自己落到那步田地。我笑着对老王说："放心吧，你这只是开始的症状，没什么可担心的。我给你推荐一个方子，你回去试验一下，一段时间后肯定会改善的！"

老王记性不好，就特意找来笔和纸，让我写到纸上，小心翼翼地折好，像宝贝一样放到怀里，然后乐呵呵地回家去了。

【 小偏方 】

这个方子非常简单，只需要鸽子蛋1个，打碎，莲子肉10粒砸碎，加水约2汤匙，搅匀蒸熟，早晨空腹食用，一天1次，连吃7天，可每年或半年吃1个疗程。这个方子对提高智力和增强记忆力有特效。这个方子为什么要选用鸽子蛋呢？这是有原因的。中医药学认为，鸽子蛋味甘、咸、性平，含有大量优质蛋白质及少量脂肪，并含少量糖分以及磷脂、铁、钙、维生素A、维生素B$_1$、维生素D等营养成分，易于消化吸收，具有补肝肾、益精气、丰肌肤等多种功效。莲子也属平和之物，有清心醒脾、补脾止泻、养心安神、明目、健脾补胃、滋补元气的功效。两者用水调和后，能将静心安神的效用最大化。只是这个方子需要忌口，特别忌辛辣、刺激的食物，所以在疗程过程中不能饮酒，皮蛋、蚕豆、海带、辣椒之类的食物也尽量不要吃。

其实，这个方子不仅适用于老年人，很多年轻人工作以后，由于压力太大，因此常常感觉记忆力下降了，一些报表啊开会记录啊什么的常会忘记，这时也可以试试这个偏方。

延年益寿，试试赤脚散步

【偏方】

赤脚散步。

做法：每天花半小时，养成在公园、马路或庭院里(最好在铺着小圆石的土路上)赤脚散步的好习惯。

【问诊记】

大卢是我的大学同学，前一段时间给我打电话求救，说不知道为什么，自己的状态很差，经常失眠，还经常头疼，心理状态不好，生活乱七八糟。她的工作压力大，而且领导安排她马上去海南出差。

我告诉她，去海南出差的时候，可以抽出时间去海滩上走走，并嘱咐她千万别忘了要赤脚散步。

大卢对我的建议非常不解，问："去沙滩散步倒是可以理解，为什么要赤脚呢？"

于是，我向她详细地讲述了我的理由。她听完之后，非常信服。去了海南之后，她果然每天坚持去沙滩上赤脚走路。等她出差回来的时候，整个人的状态都非常好。为了感谢我，她还特意给我带了海南特产。

【小偏方】

我之所以要推荐赤脚走路的偏方，是因为在赤脚走路时，地面刺激足底的穴位，可以促进血液流通，相当于做足底按摩，这对帮助我们入睡有一定好处。

实验证明，赤脚在海滩上走，不光可以享受阳光和海水带来的欢乐，而且双脚与海滩上的沙粒以及海水直接接触，沙粒的按摩及海水中的各种矿物质会对脚部血液循环产生刺激，进而加强整个身体血液循环系统的功能。而海水中的碘也有助于脚部和腿部肌肉营养的补充。除此之外，由于人体的很多神经都汇集在脚心，因此沙粒和海水对脚掌的冲击、按摩还可以使人的精神得到放松，可以改善偏头痛等症状。

赤脚散步有益健康，还有一个重要的原因，那就是接地气。人们到了海滩，脱了鞋袜走一走，特别高兴。为什么？因为接了地气。

有一句俗话："光脚不怕穿鞋的。"其实，这句话的真正含义是，爱光脚的人寿命长。

从医学的角度来讲，有些疾病的症状具有明显的周期性。比如，一个患躁狂抑郁症的病人，会非常准确地3天大闹1次，又莫名其妙地安静了。又如，一个癌症病人，会非常准确地5天发1次低烧，又非常轻易地退烧了。再如，一个周期性瘫痪病人，会非常准确地7天瘫软1次，又糊里糊涂地站了起来。这是怎么回事呢？

其实，古人早已注意到了这个周期性，刘纯在《短命条辩》里说："病家不接地气，故阴阳不通。是之阳气自行消长，而症候随之消长。嘱病家每日赤足走路，半时辰即可。"这个周期性是生物电的充电与放电的过程。也就是说，每天光脚走路1小时，就可以慢慢地消除这个周期性的症状。

根据中医经络学说的观点，五脏六腑在脚上都有相应的循行路线。每天花半小时，养成在公园、马路或庭院里(最好在铺着小圆石的土路上)赤脚散步的好习惯，可疏肝健脾、增强食欲、行气利胆、防治便秘，还能温肾固表、预防感冒、治疗小儿遗尿症，并能减少习惯性痛经。长期坚持赤脚散步，可使肾气充足、精力充沛、耳聪目明，预防早衰。

赤脚可以加强脚弓肌肉，帮助支撑身体，让你走得更加笔直。最重要的是，赤脚散步能够养生、延缓衰老，何乐而不为呢？

手足麻痹，常吃木耳蜂蜜

【偏方】

木耳蜂蜜。

材料：黑木耳50克，蜂蜜50克，红糖25克。

做法：将木耳洗净放碗内，蜂蜜、红糖拌于其中，放锅内蒸熟食用，分3日服完。

【问诊记】

"夏大夫您好！"深秋乍寒还暖时节，我正在欣赏窗外枯黄的梧桐树叶纷纷飘落的美景，一声甜美的女声把我唤回现实中。

"我是柳林，最近几天，我经常感到手脚无力，麻麻木木的，没有感觉。有时候偶尔有点儿刺痛，一般过几分钟自己又缓和过来了。您帮我看看是怎么回事。"

柳林在办公室从事文秘工作，经过一番了解，我判断她得的是手足麻痹症。

手足麻痹症，就是通俗所说的手脚麻木，是人们日常生活中常常会出现的症状，如怀孕、不正确睡姿、如厕蹲久了均可引发，一般会在短时间内消除，不会有什么大问题。但是，如果经常出现手脚麻痹，或者长时间麻痹无法缓解，就得注意了。

一般来说，麻痹由以下原因造成：颈椎和腰椎有病灶，如腰椎间盘突出压迫神经；血热、阴阳失调、肝火旺等。中医认为，大拇指麻痹，则肺有病灶；食指、小指麻痹，则大小肠有病灶；无名指、中指麻痹，则心脏有病灶；脚大拇趾内侧麻痹，则脾有病灶；脚大拇趾上侧麻痹，则肝有病灶；脚二趾麻痹，则胃有病灶；小趾麻痹，则胆有病灶；脚后跟麻痹，则膀胱有病灶。

手足麻痹与肢体的供血不足有关，有可能是高血压症状的一种，还可能是颈椎病、腕管综合征等骨科疾病引起的。反复发作的一侧手臂、手指麻木，同时伴有颈肩部的酸痛、僵硬等症状，很可能是由颈椎病引起的；而出现手指麻木或刺痛、夜间加剧、温度高时疼痛加重、活动或甩手后可减轻、寒冷季节患指发凉、手指活动不灵敏、拇指外展肌力差等，则可能是腕管综合征。

手足麻痹症患者在日常生活中要注意防寒保暖，避免严寒刺激，特别是寒潮袭来、气温骤降时要注意及时添加衣服；在饮食上，应当多吃一些热量高、营养丰富的食物，如瘦肉、鸡、鱼、乳类及豆制品，少吃油腻食物，禁忌烟酒；坚持体育锻炼，提高耐寒能力；适当控制情绪，谨防过度疲劳。

"你这么年轻，气色也很好，我看是由肌肉紧张造成的。"我微笑着告诉她，"在工作时，你要注意椅子和桌子的高度，把椅子的高度调至双手能自然地靠着桌子的高度，应避免手脚直接受风凉。此外，我还有个小偏方非常适合你的情况，你回家要坚持使用，材料很简单，就是木耳和蜂蜜。"

过了一段时间，我在大街上遇到柳林，她兴奋地告诉我，不到1个星期，手足麻痹症就痊愈了。

【小偏方】

木耳蜂蜜的小偏方非常简单：取黑木耳50克、蜂蜜50克、红糖25克；将木耳洗净放碗内，蜂蜜、红糖拌于其中，放到锅内蒸熟食用；分3日服完。这个偏方可补气、补血、活血化瘀，对防治手足麻痹有奇效。

黑木耳被营养学家誉为"素中之荤"和"素中之王"，每100克黑木耳中含铁185毫克，比绿叶蔬菜中含铁量最高的菠菜高出20倍，比动物性食品中含铁量最高的猪肝还高出约7倍，它还含有多种有益氨基酸和微量元素，因此是一种非常好的天然补血食品。

《本草纲目》记载："蜂蜜，入药之功有五，清热也，补中也，解毒也，润燥也，止痛也。生则性凉，故能清热；熟则性温，故能补中；甘而平和，故能解毒；柔而濡泽，故能润燥；缓可去急，故能止心腹肌肉疮疡之痛。"经常食用蜂蜜能迅速补充体力，消除疲劳，增强对疾病的抵抗力。

眼睛疲劳常按摩

【偏方一】

按摩法。

做法：摩擦双手直至发热，用手掌盖住眼圈，不要压迫双眼，盖住即可，每天20分钟。

【偏方二】

猪肝羹。

材料：猪肝100克，鸡蛋2个，豆豉、葱白、食盐、味精适量。

做法：猪肝洗净，切成片，放在锅中加水适量，小火煮至猪肝熟，加入豆豉、葱白，再打入鸡蛋，加入食盐、味精等调味。

【问诊记】

朋友小康的孩子强强学习成绩一直很好，可是由于经常长时间看书，因此视力直线下降，学习也不如之前好了，这急坏了小康。他给我打电话，告诉我关于强强的情况。我了解到强强之前并无眼科疾病史，又问了基本情况之后，让他第二天带着强强来医院找我。

第二天强强来到我这里时，精神状态不太好，看起来比较疲劳。在门外，距离我5米远时，他的视线和我的视线没有交集。他坐下之后，我对他的眼睛进行了一番检查，发现他并未患眼科疾病，只是用眼过度导致的近视和眼疲劳。我和强强聊起了学习和生活，知道他平时阅读时间很长，并且长时间视线集中在书本、手机、电脑上，正是这些导致了他的用眼过度，由近视产生了眼疲劳，好在他的近视情况并不严重。

中医学认为，劳心伤神、脾胃虚弱、肝肾亏虚导致精血乏源，不能上充于目，加之用眼过度，可致使目络瘀阻，目窍失于精血濡养。根据强强的近视程度，我告诉他，平时看书时感觉眼睛不舒服的时候，可以将双手摩擦至发热，将手覆盖在眼睛上，但不要压迫双眼，这样可以有效地缓解眼睛疲劳。

另外，我还告诉小康，平日里可以多给孩子做一些猪肝羹来吃，同样可以有效地缓解眼部疲劳。小康高高兴兴地带着孩子回家，不久后便邀请我去他家吃饭，说是强强的意思，他想要好好谢谢我，自从用了我教给他的办法之后，现在他的眼睛再也不难受了，精神状态也好多了，学习成绩也上去了。

【小偏方】

许多朋友问我：有什么好方法可以缓解眼睛疲劳，保护好我们的眼睛呢？

眼疲劳是一种眼科常见病，它所引起的眼干、眼涩、眼酸胀、视物模糊甚至视力下降直接影响着人们的工作和生活。白领们就是眼疲劳的主要人群，因为他们整天盯着电脑屏幕，眨眼次数减少，眼泪分泌相应减少，同时，电脑荧屏强烈刺激眼睛。不加注意的话，眼疲劳可能还会引发各种眼病。

眼睛疲倦的原因一般与眼泪的分泌有关，这要引起我们的重视，加倍保护眼睛。

缓解眼疲劳的方法有很多，综合而言，就是要放松和补充营养。最佳的方式是让眼睛休息，打电话时不妨闭上眼睛休息一下。还可用手热敷眼部以减轻眼部疲劳，具体做法为：摩擦双手直至发热，然后闭上双眼，用手掌盖住眼圈，不要压迫双眼，盖住即可，深缓地呼吸，并想象黑暗，每天这样做20分钟。

还有几个按摩妙招可帮助你缓解眼疲劳，大家不妨试试。

按压眼球法：闭着眼睛，用食指、中指、无名指的指端轻轻地按压眼球，也可以旋转轻挤按穴位揉。不可持续太久或用力揉压，20秒钟左右就停止。

按压额头法：双手的各3根手指从额头中央，向左右太阳穴的方向转动搓揉，再用力按压太阳穴，可用指尖施力。如此，眼底部会有舒服的感觉。重复做3~5次。

按压眉间法：拇指腹部贴在眉毛根部下方凹处，轻轻地按压或转动。重复做3次。眼睛看远处，眼球依次朝右、上、左、下的方向转动，头部不可晃动。除此以外，用力地眨眼、闭眼，也能消除眼睛疲劳。

这些方法都能消除眼疲劳，让眼充分休息，刺激容易老化的眼睛肌肉，恢复活力。

经常出现眼疲劳的人可以多吃点儿猪肝羹，做法很简单：猪肝100克，鸡蛋2个，豆豉、葱白、食盐、味精适量；猪肝洗净，切成片；将猪肝放在锅中，加入适量的水，用小火将猪肝煮熟，加入豆豉、葱白，再打入鸡蛋，加入食盐、味精等调味。猪肝中铁质丰富，还含有丰富的维生素A，能保护眼睛，维持正常视力，防止眼睛干涩和疲劳。

每天早餐吃鸡蛋牛奶羹，也具有缓解眼疲劳的功效。取鸡蛋1~2个，牛奶1杯。将鸡蛋打碎，搅匀。待牛奶（奶粉冲拌也可）煮沸后，倒入鸡蛋，滚起即收火。鸡蛋和牛奶皆是营养佳品，含有丰富的蛋白质、脂肪、无机盐和维生素，这些物质可增强睫状肌的力量和巩膜的坚韧性。

另外，茶叶含有丰富的胡萝卜素，能在人体内转化为维生素A，维生素A对经常接触电脑的人有保健作用，因此，常喝绿茶或铁观音等，不但能减少电脑辐射对人体的伤害，还能预防干眼症。

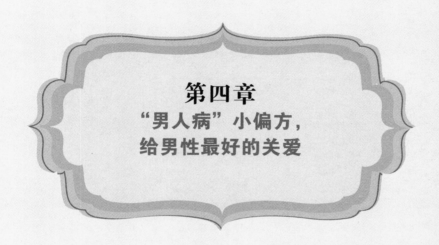

第四章
"男人病"小偏方，
给男性最好的关爱

阳痿不举，就用杞叶羊肾汤

【偏方一】

杞叶羊肾汤。

材料：枸杞鲜叶250克，生姜3片，羊肾1对，葱白15茎，食醋适量。

做法：将羊肾剖开，去筋膜，洗干净，切成片，再和其他4味一起煮汤服用。每日1剂，佐膳食用，可以常吃。

【偏方二】

大虾烹韭菜。

材料：鲜虾250克，鲜嫩韭菜100克，醋适量，植物油、黄酒、酱油、生姜丝各少许。

做法：将大虾洗干净后，剥取虾仁；韭菜洗干净后，切成小段；先用热油锅煸炒虾仁，然后加入调味品，稍微烹饪一下就可以了；将韭菜煸炒至嫩熟，烩入虾仁即成。每天1次，可经常食用。

【问诊记】

我面前坐着一个身材魁梧、健壮的中年人，他惴惴不安地低垂着头，搅动着手指头，显得非常紧张与窘迫，过了好几分钟也不说找我看什么病。在我耐心地开导下，他终于涨红了脸，对我说："最近我明显感觉自己性欲不强烈了。以前与妻子在房事上，一次至少可以坚持30分钟，而最近一段时间，由于工作压力大、应酬多，因此我很少与妻子在一起了。有时候妻子想要，可是我没有反应，就是很难硬起来，偶尔挺起来了，几分钟就匆忙结束了。我有将近15年的手淫史，从青春期就开始了，不知道跟这有没关系。最近妻子总是抱怨我，怀疑我在外面有女人了，让我觉得很痛苦。我也吃过一些药，可是没有什么效果，反而越来越不行了，所以今天来请您帮我诊断一下。"

其实他的苦衷，是现代社会众多男人的难言之隐。于是，我先简要地给他讲了阳痿不举的类别与病因。

阳痿不举主要有3大类。首先就是功能性阳痿，又称心理性阳痿，它往往表现为平时或晨间有勃起现象，在性生活时不能勃起，或阴茎勃起后准备进行性生活时马上疲软。一般来院就诊的患者中90%为本类型，可能因为这类患者一般年龄较轻，治疗心情最为迫切。第二类就是器质性阳痿，由某种器质性因素所致，往往表现为任何时候阴茎都不能勃起，过去认为占阳痿者的10%～15%，近来随着检查手段的进步，本类型所占的比例也不断增高。但由于这一类患者年龄往往偏高，就诊迫切性不是很强，所以在门诊病人中所占比例相当低。还有就是混合性阳痿，以上两种因素同时存在，器质性的原因不是很严重，同时又存在心理性因素。

我看病人听得有点儿糊涂，于是进一步为他解释清楚。功能性阳痿形成的原因可以概括为几个原因，包括发育过程中所受的错误性教育（这个问题在中国表现得尤为突出）；儿童时期性方面受到挫伤；首次性交失败，这样就常常联想到过去长期的手淫、梦遗；婚后夫妻关系不和谐；女方缺乏足够的性吸引力等。

根据他的表述，我给他开了2个食疗偏方：第一个是杞叶羊肾汤，第二个是大虾烹韭菜。

【小偏方】

祖国医学认为，青壮年相火偏旺、恣情纵欲或严重手淫，导致阴精耗损；老年人肾阳不足、命门火衰、精气虚弱，以致阳事痿软；思虑损伤心神、郁怒伤肝、惊恐伤肾，都可能导致阳痿。为了防止出现阳痿，我推荐了这2个简单的食疗偏方。

杞叶羊肾汤的原料是枸杞鲜叶250克、生姜3片、羊肾1对、葱白15茎、食醋适量。将羊肾剖开，去筋膜，洗干净，切成片，再和其他4味一起煮汤服用。每日1剂，佐膳食用，可以常吃。

大虾烹韭菜是具有补虚助阳功效的偏方，对于阳痿的辅助治疗效果非常好。原料：鲜虾250克，鲜嫩韭菜100克，醋适量，植物油、黄酒、酱油、生姜丝各少许。制法：将大虾洗干净后，剥取虾仁；韭菜洗干净后，切成小段；先用热油锅煸炒虾仁，然后加入调味品，稍微烹饪一下就可以了；将韭菜煸炒至嫩熟，烩入虾仁即成。每天1次，适宜经常食用。

远离前列腺炎，泥鳅作用大

【偏方一】

生地黄粥。

材料：蜂蜜50克，生地黄、车前草各30克，粳米10克。

做法：先将生地黄、车前草洗干净，粳米淘干净。生地黄放到锅内，加适量清水煎熬1小时，去渣留汁。用生地黄汁和适量的清水煎车前草、粳米，到快要熬成粥的时候加入蜂蜜，再煮成稀粥即成。每天早晚各服1次。此方适用于急性前列腺炎。

【偏方二】

泥鳅炖豆腐。

材料：泥鳅500克，豆腐250克，食盐、葱、姜、黄酒、味精、生粉各适量。

做法：将泥鳅去腮、内脏，洗净，放入锅内，加食盐、葱、姜、黄酒、清水适量。用武火烧沸后，转用文火炖到泥鳅熟时，加入豆腐，再加水、生粉调味，再炖到鱼熟烂即可。每天服1次。

【问诊记】

张老板疲惫不堪地推开我诊室的大门，坐在椅子上，不停地用面巾纸擦额头的虚汗。

"你这是怎么了，老张？"我微笑着问他。

"快别说了，尿道疼痛惹的祸啊！"张老板苦笑着对我说，"前一段时间要接一个大项目，天天陪对方的负责人去骑马、喝酒、唱歌，有时候与老婆的房事也被打断。大约1个月前，我小便特别频繁，小便的时候，尿道又疼又痒。当时，我也没有特别在意，随便买了点儿消炎药吃了，谁知道不但没有好转，反而越来越严重了。最近几天，我感觉睾丸、阴茎、肛门周围、小腹、臀部、腰等部位都疼得厉害，连房事都不能做了。自己难受得要命，老婆也抱怨不休。"

根据他的描述，我基本可以断定他患了慢性前列腺炎。近年来，前列腺疾病的发病率迅速上升，每年新增病例100万以上，而且发病年龄趋于年轻化，青壮年发病率高达25%~40%。前列腺炎会影响前列腺的正常生理功能，使其分泌功能发生障碍，产生带菌精液，进而影响精子的活力，造成生育能力降低，约有30%的男性不育是由前列腺炎造成的。不过这并不是什么不可治愈的大病，我有两个小偏方，对治愈慢性和急性前列腺炎有奇效。前一段时间，有个患者患了急性前列腺炎，我给他开了一个食用生地黄粥的偏方，效果非常好，我就也告诉了张老板。张老板做了检查之后，确诊为慢性前列腺炎，我又给了他一个泥鳅炖豆腐的偏方。

张老板使用了我的泥鳅炖豆腐小偏方，又坚持每天热水坐浴，没多久，他的病情就减轻不少。希望他可以坚持下去。

【小偏方】

生地黄粥的材料为蜂蜜50克，生地黄、车前草各30克，粳米10克。先将生地黄、车前草洗干净，粳米淘洗干净；生地黄放到锅内，加适量清水煎熬1小时，去渣留汁；用生地黄汁和适量的清水煎车前草、粳米，到快要熬成粥的时候加入蜂蜜，再煮成稀粥即成。每天早晚各服1次。

方子中提到的生地黄又叫干地黄，味甘、苦，性寒，具有清热凉血、养阴生津的功效，是清热凉血药。而车前草性寒、味甘，具有清热明目、清肺化痰、利湿清热兼能凉血止血的功效。蜂蜜是养生佳品，对胃肠功能有调节作用，可以使胃酸分泌正常；另外，蜂蜜中含有的多种酶和矿物质，共同发生作用后，可以提高人体免疫力。这就是生地黄粥对防治急性前列腺炎有神奇效果的奥秘所在。

泥鳅炖豆腐的材料为泥鳅500克，豆腐250克，食盐、葱、姜、黄酒、味精、生粉各适量。将泥鳅去腮、内脏，洗净，放入锅内，加食盐、葱、姜、黄酒、清水适量。用武火烧沸后，转用文火炖到泥鳅成熟时，加入豆腐，再加水、生粉调味，再炖到鱼熟烂即可。每天服1次。

我推荐这个食疗偏方的主要原因在于，泥鳅具有补中益气、滋阴止渴、清热祛湿的功效。泥鳅含优质蛋白质、脂肪、维生素A、维生素B_1、烟酸、铁、磷、钙等，其味甘，性平，对调节性功能有较好的作用。另外，泥鳅中含一种特殊蛋白质，有促进精子形成的效用。成年男子常吃泥鳅可滋补强身。方子中的豆腐是餐桌上最常见的菜肴之一，豆腐味甘，性微寒，用以补虚，能补脾益胃、清热润燥、利小便、解毒。

还有一个在日常生活中最简单的方法，对防治前列腺炎有很好的辅助效果，我建议患者朋友试试。这就是坐浴法。将38℃的水倒入盆内（约半盆即可），每次坐10~30分钟，水温降低时再添加适量的热水，使水保持在38℃左右，每天1~2次，10天为1个疗程。

补肾壮阳吃什么

【偏方一】

合理饮食。

材料：韭菜、泥鳅等各适量。

做法：常吃韭菜、泥鳅、牡蛎、羊肉、大葱、蜂蜜等食物。

【偏方二】

烩木耳夹心虾。

材料：黑木耳200克，虾仁100克，鲜汤200克，鸡肉茸50克，芝麻30克，黄酒25克，鲜西红柿50克，生姜汁15克，菠菜叶50克，精制植物油1 000克，葱花、干淀粉、精盐、味精各适量。

做法：将虾仁上浆后，过油滑开；水发黑木耳漂洗干净，用刀剁成茸，放入碗中，加精盐、味精、芝麻、鸡肉茸、干淀粉和鲜汤，搅拌均匀，捏成约10克重的丸子，每个丸子包入1粒虾仁；鲜西红柿切成块；炒锅上火，放油烧至七成热，将丸子一个个下锅，略炸一下捞出，放入漏勺沥油；炒锅上火，放油烧热，下葱花、西红柿块煸炒几下，再烹入黄酒、生姜汁，放入鲜汤、精盐、味精，加入丸子烧开，略熠入味，下菠菜叶，用湿淀粉勾芡，推匀，盛入盘中即成。

【问诊记】

"夏大夫，我家先生才33岁，怎么感觉已经不行了呢？"小汪眼巴巴地望着我，闷闷不乐地说，"他最近工作提不起精神，经常犯困，注意力不集中，还丢三落四的，究竟是怎么回事呢？"

经过仔细地了解之后，我觉得小汪的先生是肾虚，平时多吃些补肾壮阳的食品，应该很快就能恢复正常。我给小汪推荐了一个滋阴壮阳、补益肝肾的食疗方——烩木耳夹心虾。

看到小汪将信将疑的神情，我向她解释了这个食疗方的功用。

最后，我告诉小汪，很多食物都有补肾壮阳的功效，平时合理饮食，补肾壮阳其实一点都不难。

【小偏方】

韭菜：韭菜是一种生长力旺盛的常见蔬菜，不仅质嫩味鲜，而且营养很丰富。《本草纲目》说，韭菜补肝及命门，治小便频繁、遗尿等。韭菜因温补肝肾、助阳固精的作用突出，故在药典上有"起阳草"之名。

泥鳅：泥鳅含优质蛋白质、脂肪、维生素A、维生素B_1、烟酸、铁、磷、钙等。其味甘，性平，有补中益气、养肾生精的功效，对调节性功能有较好的作用。泥鳅中含一种特殊蛋白质，有促进精子形成的作用。男性常吃泥鳅可滋补强身。

牡蛎：牡蛎含有丰富的锌元素，还含有铁、磷、钙、优质蛋白质以及多种维生素。其味咸，性微寒，有滋阴润阳、补肾生精的功效。男性常吃牡蛎可提高性功能及精子的质量。牡蛎对男性虚劳乏损、肾虚阳痿等有较好的效果。

羊肉：羊肉是冬季的进补佳品。《本草从新》说，羊肉能"补虚劳，益气力，壮阳道，开胃健力"。将羊肉煮熟，吃肉喝汤，可治男性五劳七伤及肾虚阳痿等，并有温中去寒、温补气血等功效。羊肾更有生精益血、壮阳补肾的功效，适用于肾虚者食用。

大葱：据说巴尔干半岛的一些民族的青年男女婚礼仪式上会出现葱，表示希望新人健康快乐。现代医学研究表明，葱的营养十分丰富，它所含的各种植物激素及维生素能使人体激素分泌正常，良性地刺激性欲，从而起到壮阳的作用。

蜂蜜：蜂蜜中含有一种和人体垂体激素相仿的植物激素，具有明显的活跃性腺的生物活性，并且蜂蜜中的糖分对精液的形成十分有益。因此，体弱、年高和性功能有所减退的人坚持服用蜂蜜制品会有不错的效果。

我再给大家推荐一个食谱。

烩木耳夹心虾的做法稍微有点儿复杂：取水发黑木耳200克，虾仁100克，鲜汤200克，鸡肉茸50克，芝麻30克，黄酒25克，鲜西红柿50克，生姜汁15克，菠菜叶50克，精制植物油1 000克，葱花、干淀粉、精盐、味精各适量。

先将虾仁上浆后，过油滑开；水发黑木耳漂洗干净，挤去水，用刀剁成茸，放入碗中，加精盐、味精、芝麻、鸡肉茸、干淀粉和鲜汤，搅拌均匀，抓捏在手心，捏成约10克重的丸子，每个丸子包入1粒虾仁；鲜西红柿切成块；炒锅上火，放油烧至七成热，将丸子一个个下锅，略炸一下捞出，放入漏勺沥油；炒锅上火，放油烧热，下葱花、西红柿块煸炒几下，再烹入黄酒、生姜汁，放入鲜汤、精盐、味精，加入丸子烧开，略熘入味，下菠菜叶，用湿淀粉勾芡，推匀，盛入盘中即成。

黑木耳具有益气强身、滋肾养胃、活血等功能；虾肉有补肾壮阳、养血固精、化瘀解毒、益气滋阳、开胃化痰等功效。凡是久病体虚、气短乏力、食欲不振的人，都可将虾作为滋补食品；普通人常吃虾也可强身健体。

怎么预防压力大引起的性功能下降

【偏方一】

枸杞子绿茶。

材料：枸杞子15克，绿茶3克。

做法：将枸杞子与绿茶放入杯中，用沸水冲泡，趁热频繁饮用。

【偏方二】

海参粥。

材料：海参适量，粳米100克。

做法：先将海参浸透，剖洗干净，切成片后煮烂，同米煮为稀粥。可以随意服食。

【问诊记】

朋友晓琳打电话给我，幽怨地说："老公对我越来越冷淡了，几个星期都不碰我一下，每次三五分钟就草草了事。问急了，他总是说工作压力太大，实在是力不从心，没有性趣。你能给开点儿药调理一下吗？"

我仔细地询问了一下情况，对晓琳说："现代社会竞争激烈，工作与生活的压力都很大，根据我多年从医经验来分析，你老公应该是患有因压力引起的性功能下降。你要多体谅他，从生活上好好地照料他。我告诉你2个偏方，你记好了，给他好好地调理一下就可以改善的。除了食疗，你还要多关心体谅对方，在生活中多一些交流与沟通，尽可能保持充足的睡眠，改善性生活环境，营造一个温馨、舒适、安宁的环境……

多一些这种小细节，对缓解'爱无力、性无力'有很好的作用。"

晓琳听了我的话，果然付诸行动了。过了不久，她专门请我吃饭。看到她的样子，我就知道我的偏方见效了。

【小偏方】

其他和晓琳的老公病情相同的患者，都可以每天坚持喝枸杞子绿茶。取枸杞子15克、绿茶3克，将枸杞子与绿茶放入杯中，用沸水冲泡，趁热频繁饮用。

前文已经提到枸杞子对人们养生方面的作用。在这里，我再次强调一下，枸杞子经常被用于治疗肝肾虚损、精血不足、腰膝酸软、头昏耳鸣、遗精、不孕等病症，效果很好。

绿茶是我国的"国饮"。绿茶中含有机化合物450多种、无机矿物质15种以上，这些成分大部分都具有保健、防病的功效。而且绿茶中的这些天然成分，对防衰老、防癌、抗癌、杀菌、消炎等均有特殊的效果，尤其是绿茶中的茶多酚具有很强的抗氧化性和生理活性，是人体自由基的清除剂。日本的奥田拓勇进行过试验，结果证实茶多酚的抗衰老效果要比维生素E强18倍。经常饮用枸杞子绿茶，可以益肝明目，补肾润肺，对防治性欲减退有很好的疗效。

此类病人还应该经常喝点儿海参粥。做法很简单：取海参适量、粳米100克，先将海参浸透，剖洗干净，切成片后煮烂，同米煮为稀粥。海参粥可以随意服食。

海参也称"海人参"，营养价值很高，每100克水发海参中含蛋白质14.9克、脂肪0.9克、碳水化合物0.4克、钙357毫克、磷12毫克、铁2.4毫克以及维生素B_1、维生素B_2、烟酸等。海参含胆固醇极低，是一种典型的高蛋白、低脂肪、低胆固醇食物，加上其肉质细嫩、易于消化，非常适合老年人、儿童以及体质虚弱的人食用。《随息居饮食谱》记载，海参能"滋阴补血，健阳润燥，调经，养胎，利产"。由此可见，海参有滋补肝肾、强精壮阳的作用。

海参粥对预防工作压力与生活压力大而导致的性功能下降、性冷淡是很有益处的；同时，对体质虚弱、性机能减退、遗精、小便频繁等有很好的防治作用。

最后，我再给大家推荐几款"燃情"食谱。

豆蔻葱汁：将芹菜、青葱切成细丝，与酸奶混合，并加些豆蔻末和适量的盐，充分搅拌后冷藏片刻，取出食用。葱被看作是爱情和性欲的化身，能刺激性欲。研究表明，葱中的酶及各种维生素可以使人体激素分泌正常，从而壮阳、补阴。

韭菜炒羊肝：韭菜150克洗净切成段，羊肝200克洗净切成片，取适量生姜、葱，切成片，锅烧热后注入菜油烧沸，放入羊肝翻炒，待羊肝变色，即下韭菜、葱、姜和精盐，再翻炒片刻即可。韭菜，又名起阳草，是肾虚阳痿、梦泄的辅助食疗佳品，对男性勃起障碍等疾病有很好的疗效。

琥珀核桃：核桃仁300克洗净，沥干。锅内加少量清水，放入白糖，熬到糖汁浓稠时，放入核桃肉拌炒，使糖汁包裹在核桃肉上；然后将这些裹满糖汁的核桃用滚油炸至金黄色即可。

此外，小麦、芝麻、葵花籽、杏仁、花生、松子仁等也对增强性功能有帮助。

前列腺增生怎么办

【偏方一】

利尿黄瓜汤。

材料：黄瓜1根，竹节草10克，味精、盐、香油适量。

做法：先用水煎竹节草，去渣取汁，再煮沸后加入黄瓜片，加入调料，待温食用。

【偏方二】

大蒜栀子方。

材料：独头蒜1个，栀子3枚，盐少许。

做法：将它们放在一起捣烂，摊在纸上，贴脐部。每天1次，10天为1疗程。

【问诊记】

"不知道为什么，我最近夜尿的次数特别多，撒尿的时候特别费力，尿有时候一滴一滴的，有时候成细小的几条线，经常洒落到地板上。有几天夜里，刚刚撒完尿躺到床上，不久又有尿意，到了洗手间又撒不出来，搞得我整晚都不能睡个安生觉。"万先生懊恼地来找我帮他想想办法。

其实万先生是患了前列腺增生症，尿频、尿急、排尿困难都是前列腺增生早期的表现。明显的症状还有：排尿次数增多；排尿慢，要等待好久才能排出，逐渐严重后，会排尿困难；尿流变细或排尿中断，尿意不尽；尿不能成线而为点滴状。

我建议他试试利尿黄瓜汤，再用大蒜栀子方辅助治疗，效果会更好。

【小偏方】

利尿黄瓜汤用料为黄瓜1根，竹节草10克，味精、盐、香油适量。先用水煎竹节草，去渣取汁，再煮沸后加入黄瓜片，加入调料，待温食用。竹节草，性寒，味苦，具有利尿通淋、破血通经的功效，对由肾气不足、气滞血瘀、热毒郁结导致的前列腺增生有很好的治疗效果。

大蒜栀子方：取独头蒜1个、栀子3枚、盐少许，将它们放在一起捣烂，摊在纸上，贴脐部。每天1次，10天为1疗程。据《本草拾遗》记载，大蒜"去水恶瘴气，除风湿，破冷气，烂痃癖，伏邪恶；宣通温补，无以加之；疗疮癣"。而栀子味苦，性寒，具有泻火除烦、清热利湿、凉血解毒、消肿止痛的功效。

前列腺增生的人，应该注意增强自我保健意识，保持乐观的情绪，坚持体育锻炼，减少局部血液瘀滞，防止受寒，预防感冒和上呼吸道感染等。患者还应注意以下几点：不要憋尿，憋尿会造成膀胱过度充盈，使膀胱逼尿肌张力减弱，排尿就会困难，因此，一定要做到有尿就排；不要过度劳累，过度劳累会耗伤中气，中气不足会造成排尿无力；性生活不宜过度频繁；不宜久坐和长时间骑自行车，以免前列腺部血流不畅；另外，一定要忌酒，少吃辛辣、肥甘的食物，少喝咖啡，少喝橘汁等酸性强的饮料。

在日常生活中，前列腺增生的人可以多吃新鲜水果、蔬菜、粗粮及大豆制品，多吃蜂蜜以利于保持大便通畅，每天吃一些南瓜子、葵花子等种子类食物。绿豆煮烂熬成粥，放凉后任意食用，对膀胱有热、排尿涩痛的人尤为适用。平时喝水以凉开水为佳，少喝浓茶。千万不能因尿频而减少饮水量，多饮水可稀释尿液，防止引起泌尿系感染及形成膀胱结石。所以，除了夜间适当地减少饮水，以免睡后膀胱过度充盈之外，白天应多喝水。

防治前列腺增生的偏方还有很多，在这里，我再向读者朋友推荐2个方便实用的食疗偏方，祝愿患者朋友早日告别前列腺增生。

肉桂红糖粥。用料：肉桂5克，车前草30克，粳米50克，红糖适量。制法：先用水煎肉桂、车前草，去渣取汁，再加入粳米，煮熟后加适量红糖，空腹服。此粥有温阳利水的功效。

参芪冬瓜汤。用料：党参15克，黄芪20克，冬瓜50克，味精、香油、盐适量。制法：将党参、黄芪放在砂锅里，加水煎15分钟，去渣留汁，趁热加入冬瓜，熟后再加调料即成，佐餐用。此汤有健脾益气、升阳利尿的功效。

口臭没人缘，黄连来牵线

【偏方一】

开水泡黄连。

材料：黄连5克，白糖20克。

做法：取黄连，用开水（约100毫升）浸泡，加白糖搅匀，以抵消黄连的苦味，早、晚各饮1次。

【偏方二】

白萝卜汁。

材料：白萝卜适量。

做法：将新鲜的白萝卜切成丝或切成片，放入榨汁机榨汁，然后加开水调和后饮用。一般每天喝2次，每次喝100毫升左右。

【问诊记】

口臭是一件让人很丢面子的事情，在恋爱中，这种病几乎是爱情"杀手"，试想：你能接受一个有口臭的男（女）朋友吗？

小宋就倒霉地患上了这种恶症。他一天至少刷3次牙，几乎用遍了各种牙膏，可是依然不见效果。因为这事，小伙子谈了好几个女朋友都吹了，小宋心里特别难受。同龄人结婚的结婚，有的小孩子都几岁了。这可急坏了小宋，再治不好口臭，估计小宋的恋爱永远都会有阴影存在。小宋得知我知晓很多小偏方，特来向我讨教有没有治疗口臭的小窍门。

经过检查，我发现小宋的舌苔很黄，他还时不时地觉得胃部有热感，加上工作压力大，人经常处于高度紧张状态，饮食没有规律，消化功能也不好。

很多人的口臭是与胃部有幽门螺杆菌感染有关，这种菌会在胃部分解因肠胃功能不好而滞留的大量食物，产生大量的氨气。当在胃内聚积到一定浓度时，氨气就会通过食管经口腔呼出，闻起来就是满嘴臭味了。

在中医学上，这个病的治疗原则是理气、降火。所以我给小宋开出一个开水泡黄连的方子，还让他采取一个辅助药方，那就是喝白萝卜汁。

小宋按我给的方子服用了2周，发现口气明显清新了很多，然后继续服用。大约1个月以后，别人和他面对面也几乎闻不到他口里的气味了。这下，小宋增强了自信心，恋爱也顺利多了，据说他在追一个漂亮的女同事，差不多成功了！

【小偏方】

开水泡黄连的具体方法是：每日取黄连5克，用开水（约100毫升）浸泡，加白糖20克搅匀，以抵消黄连的苦味，早、晚各饮1次。如果不喜欢加糖，则可以在每天泡茶时放入黄连5克一同饮用。黄连是中药里清胃火的"主力军"，清胃热、泻胃火的功效很强，对治疗胃热性口臭尤为合适。黄连这味中药对幽门螺杆菌有较好的杀灭、抑制作用，每天喝一喝，一般2个星期至1个月就能把幽门螺杆菌杀灭，并可去病根。

白萝卜汁制作很简单：把新鲜的白萝卜切成丝或切成片，放入榨汁机榨汁，然后加开水调和后饮用。一般每天喝2次，每次喝100毫升左右。白萝卜汁主要起理气、顺气的作用。白萝卜对于促进肠胃蠕动有明显的效果，甚至可以与多潘立酮之类的肠胃动力药相媲美，而且白萝卜属凉性，治疗胃热十分对症。

在中医看来，口臭叫作气滞、胃热，长期精神紧张叫作肝郁，而肝的功能本来就是主身体的气机通达，所以肝郁会导致气滞。另一方面，肝属木，脾胃属土，木是克土的，所以肝郁后就会侵犯脾胃，导致脾胃不调，脾胃气滞。另外，脾胃消化功能不好，腐食就会化火，而且气滞本身也会滞久而化火，胃热就这样形成了。胃热熏蒸胃里的腐食，腐臭之气上犯于口，人自然就会有口臭了。

脱发严重，快找生姜

【偏方】

生姜末。

材料：生姜皮（焙干）、人参各30克，生姜适量。

做法：将生姜皮、人参研为细末，将生姜切断，蘸药末在落发处涂抹，隔日1次。

【问诊记】

生活幸福的老金有一件事一直放不下，那就是小儿子的终身大事。老金的小儿子长得还不错，就是过早脱发，看起来很显老相。小儿子选女朋友很是挑剔，如今人已30多岁了还是形单影只的。

据老金说，他的家族不存在脱发的遗传问题，而且小儿子不抽烟也不嗜酒，所以小儿子的脱发让他百思不得其解：孩子怎么会莫名其妙地脱发呢？老金说，孩子的脱发比较明显，从前额两侧开始，有逐渐向头顶蔓延的趋势。

我告诉老金，脱发是一种疾病，每种疾病的症状表现都有一个诊断标准，我们正常人从出生开始头部就长有头发，一直到成年，一般可生长100万根毛发。在正常情况下，每人每日可脱落60～80根头发，梳头和洗头时常出现较多脱发，这是因为已处于休止期尚未脱落的毛发受牵拉而脱落。如果一个人每天脱落的毛发超过100根，从而引起头发稀疏，就是一种病态了，称为脱发。

引起脱发的原因有很多，除了遗传因素外，随着社会的发展和人们生活、工作和学习节奏的加快，人们承受的心理压力日益加重，脱发的发病率也越来越高。在生活中，男人往往承受更大的精神压力，而精神紧张、忧郁、恐惧或严重失眠等均能使神经功能紊乱，毛细血管持续处于收缩状态，毛囊得不到充足的血液供应，而头皮位于人体的最上端，因而头发最易脱落。精神因素还会影响头发的生长周期，长时间的视力疲劳、精神压力过大、精神过度紧张、急躁或忧虑、熬夜等，均可导致头发生长周期缩短，产生脱发现象，导致早秃，常见的如产后脱发、重病后脱发、考试后脱发以及一些担负重大责任的单位负责人或商人的脱发。老金的孩子事业心很强，年纪轻轻就已经是公司的副总了，平时工作很忙，可想而知，担负的压力也很大。

我给老金的孩子开了一个非常简单的方子，主要用到生姜皮和人参。这个偏方主要是针对精神因素导致的脱发，对老金家的孩子也很有针对性。

老金拿着方子火急火燎地就要走，我拦住老金，告诉他，除了认真地按照我方子上写的去做之外，还要注意健康的饮食和规律的生活，改善生活习惯，注意有规律地作息，尽量避免熬夜，因为提高睡眠质量会非常有助于改善脱发状况。只有做到这些，才能发挥人体内在调理的作用，令新生的头发更黑、更有生命力！

【小偏方】

我给老金的方子非常简单：生姜皮（焙干）、人参各30克，研为细末，将生姜切断，蘸药末在落发处涂抹，隔日1次。

另外，油性发质的人很容易脱发，而头皮脂腺分泌过多，是形成油性发质的根本原因。倘若再加上头皮清洁不彻底，油脂令毛囊阻塞，便会大大增加脱发的概率。因此，掌握正确的洗头方法是改善油性发质的不二法门。在洗头发时，将洗发水直接倒在头皮上，会造成局部浓度过高，不易洗净，久而久之还会损害头皮。正确的方法是用指腹轻轻按摩，遇上较脏或较痒的部位则稍加用力。由于热水的溶解力较强，因此许多人都喜欢用很热的水冲洗头发，却忽视了热水对头皮造成的伤害。如果担心洗发水残留，则不妨用温水多冲洗几次。油性头发宜隔天清洗，如果需要每天洗发，则应选择性质温和的洗发水。

千万不要吃出脂肪肝

【偏方一】

绿茶枸杞茶。

材料：宁夏枸杞、绿茶各适量。

做法：选用个大、味甜的正宗宁夏枸杞子和绿茶泡水，坚持长期饮用。

【偏方二】

菠菜鸡蛋汤。

材料：菠菜200克，鸡蛋2个。

做法：将菠菜洗净，放锅内煸炒，加水适量，煮沸后，打入鸡蛋，加盐、味精调味，佐餐食用。

【问诊记】

时代进步了，人们的生活水平在不断地提高，日子越过越安逸了，伴随而来的是，肥胖人群急剧增加，我们的肝脏也不堪重负，各种肝脏疾病逐渐显现，尤其是脂肪肝，成了很多肥胖人士与应酬频繁的大忙人的心头之痛。

大刘是某广告公司的公关部经理，每天都有忙不完的交际应酬，几年市场驰骋，车子越换越好，身体也一天更比一天胖。最近，他感觉吃什么都不香，面对一桌子美味佳肴却一点儿胃口都没有，时常觉得浑身乏力，偶尔还恶心，想呕吐，喝了好多藿香正气液，吃了不少多潘立酮，还是不见成效。折腾了1个多星期，他的气色越来越差，人明显消瘦了一大圈。

其实，大刘是患了脂肪肝。大量酒精进入体内，主要在肝脏分解代谢。由于酒精对肝细胞有较强的直接毒害作用，因此长期饮酒及酗酒的人，体内脂肪酸最易堆积于肝脏，造成酒精性脂肪肝。肥胖症患者也是脂肪肝的高发人群，通过肝组织活检资料发现，约有50%的肥胖症患者有合并脂肪肝。

除了嗜酒、肥胖的人以外，还有一些人容易患脂肪肝。首先，营养过剩，尤其是偏食荤菜、甜食的人，吃太多的高脂、高糖食物，使肝脏负担增大，干扰了对脂肪的代谢，使平衡状态发生紊乱，造成营养过剩性脂肪肝。

其次，有些活动过少的中老年人，由于生理机能减退，因此内脏功能退化，代谢功能下降。如果活动及体育锻炼减少，体内脂肪转化为能量就会相应地减少，过剩的脂肪容易堆积在肝脏而形成脂肪肝。

另外，营养不良的人也是脂肪肝的高发人群。人为节食、长时间饥饿、神经性厌食、肠道病变引起吸收不良、热能供应不足、蛋白质供应低下等情况，都会导致脂肪增加，大量脂肪酸从脂肪组织释出进入肝脏，使肝内脂肪蓄积而造成营养不良性脂肪肝。

脂肪肝的防治其实并不困难，我有2个小偏方，很多患者都反映效果非常好。

【 小偏方 】

常饮绿茶枸杞茶，脂肪肝防治功效大。选用个大、味甜的正宗宁夏枸杞子和绿茶泡水，坚持长期饮用。枸杞子具有滋肾润肺、抗肿瘤、保肝、治虚安神、延年益寿等作用，是很好的滋补品。而绿茶含有机化合物450多种、无机矿物质15种以上，对防衰老、防癌、杀菌、消炎等均有很好功效。

多吃菠菜鸡蛋汤，脂肪肝消失去无踪。用料为菠菜200克、鸡蛋2个。将菠菜洗净，放锅内煸炒，加水适量，煮沸后，打入鸡蛋，加盐、味精调味，佐餐食用。

为了有效地防治脂肪肝，在日常生活中，我们应养成良好的生活习惯，保持合理的膳食结构。每日三餐要调配合理，做到粗细搭配、营养均衡。每天坚持体育锻炼，如慢跑、打乒乓球等，从小运动量开始，循序渐进，逐步达到适当的运动量，以加强体内脂肪的消耗。还要戒烟、戒酒，即使戒不了，也要尽可能少喝酒、少吸烟。其实，只要保持平和的心态，且生活健康规律，脂肪肝自然就会离你远去。

千杯不倒，我有绝招

【偏方】

葛花蜂蜜茶。

材料：葛花10克，蜂蜜适量。

做法：取葛花用温水浸泡，再加入蜂蜜，配成葛花蜂蜜茶，饮酒时适量饮用。

【问诊记】

中国的酒文化源远流长，古人云："无酒不成席。"又有"酒逢知己千杯少"等名言。无论多么高雅的场合，都少不了酒的存在，古今中外，概莫能外！

中医认为，酒性热，《神农本草经》记载："大寒凝海，唯酒不冰。"虽然如此，但饮酒还是应该适量，这样才不至于损害健康。

男人都好面子，特别是在酒场上，你一杯我一杯，好像谁能喝谁是英雄，谁喝趴下了谁是狗熊似的，真的把酒场当战场了。但他们似乎忘了，最后受罪的还是自己，徐先生就是这类人的代表。

徐先生是一家公司的市场部经理，负责对外联系客户，喝酒应酬是必不可少的事情，幸好徐先生酒量不错，说不上千杯不醉，倒也能独当一面。可是好汉架不住人多，碰见客户多的时候，他就会独木难支，有时还会醉酒误事。酒场上谈好的生意，却因为一醉而耽误了，这对徐先生来说是一种损失。因此，他千方百计地想找到一个快速解酒的良方，不知听了何人的介绍，于是就寻到我这里来了。

考虑到徐先生的工作，我给他推荐了一个喝茶的方子——葛花蜂蜜茶。

徐先生听了我的建议，在每次陪客户的时候都预先喝上几口葛花蜂蜜茶，在喝酒过程中也不时地拿出来喝几口。这个方法他屡试不爽，他说不仅自己的酒量大增，而且还不容易醉倒。客户们都称他为"酒神"，许多生意自然而然地就谈成了。他为公司挣得了利润，也让自己的腰包丰满了起来。

【小偏方】

葛花蜂蜜茶制作简单，服用也很简单：取葛花10克，用温水浸泡，再加入蜂蜜，配成葛花蜂蜜茶，饮酒时适量饮用。这个偏方不但能解酒，而且能预防醉酒。

葛花向来就是一味解酒的特效中药材。民间曾有"千杯不醉葛藤花"的说法。"葛藤花"就是葛花。我国古代医书都称它能"解酒醒脾"，如《名医别录》就认为，"葛花气味甘、平，无毒，主治：消酒。"现在市面上销售的大部分解酒茶都含有葛花成分，有的甚至直接叫葛花解酒茶。葛花能减少肠道和胃对酒精的吸收，而且能加强肝脏里乙醇脱氢酶的活性，以加快酒精在肝脏里分解代谢的速度。蜂蜜含有大量的果糖，可以加速乙醇代谢，迅速地分解代谢体内的酒精。很多喝得烂醉的患者被送去医院后都会被吊上一瓶果糖液。因为大量饮酒可能导致酒精性低血糖症，而喝蜂蜜补充糖分就很对症。如果买不到葛花这味药，则可以用葛根来代替，它含有类似的解酒成分。

除了使用葛花蜂蜜茶这个偏方之外，如果能注意以下细节，醉酒就更不会发生了。1.喝酒前大量喝水，再吃1勺食盐就更好了，这样可以起到利尿的作用，多排出酒精的代谢产物。2.吃菜的时候点些辛辣的菜，吃得满头大汗最好，这样可以让酒精从汗液中排出。四川人喜欢在吃火锅时喝啤酒，而且喝十几瓶都不醉，除了个人酒量的原因外，与他们吃火锅时大量出汗排出酒精也有关系。不过，这2个方法只能起辅助作用，因为酒喝进肚子里后只有10%左右的酒能通过尿或汗排出，其余90%都在肝脏里代谢分解，所以酒还是少喝为妙。

饮食小妙方，让无法戒烟的男人护好肺

【偏方】

杏仁雪梨山药糊。

材料：北杏仁10克，雪梨1个，淮山米粉、白糖适量。

做法：先将北杏仁用开水浸泡，去衣，洗净；雪梨去皮，洗净，切成块状；然后把杏仁、雪梨块放入搅拌机内，搅拌成泥状。用清水适量，把杏梨泥、淮山米粉、白糖调成糊状，倒入沸水锅内（沸水约100毫升）加热，不断搅拌，煮熟即可。随量食用。

【问诊记】

"我家老张是大货车司机，经常熬夜跑长途，不喝酒，就爱吸烟，是个有20年烟龄的老烟民了。一让他戒烟，他就发脾气，说要他戒烟，还不如要了他的命。你听，这是什么话？"刘大姐一见到我，就喋喋不休地数落她老公长期吸烟带给她的烦恼，"以前还好一点儿，就是偶尔咳嗽几声，吐点儿浓痰，这几天不知道怎么回事，每天早晨起床就是捂着胸口干呕，脸涨得通红，吐出又臭又黏的浓痰，痰中还带有血丝。他经常说胸闷气紧，就像是老哮喘病一样。请你想个法子给治治吧！看他难受的样子，我的心里可难受了。"

我告诉刘大姐，吸烟危害健康是众所周知的事实，然而，由于烟民的身体对香烟中的尼古丁产生生理依赖，也对吸烟行为的习惯产生了依赖，并对吸烟的感觉产生了心理依赖，因此，可以彻底戒烟的烟民少之又少。于是，如何让爱吸烟的男人通过科学的膳食保护好他们的肺，就显得尤为重要。

在多年的行医过程中，我遇到过很多因长期吸烟而引起肺部疾病的患者，他们用了我给他们提供的"杏仁雪梨山药糊"食疗偏方，都取得

了明显的效果。

【小偏方】

这个偏方的制作方法相当简单：取北杏仁10克，雪梨1个，淮山米粉、白糖适量；先将北杏仁用开水浸泡，去衣，洗净；雪梨去皮，洗净，切成块状；然后把杏仁、雪梨块放入搅拌机内，搅拌成泥状；用清水适量，把杏梨泥、淮山米粉、白糖调成糊状，倒入沸水锅内（沸水约100毫升）加热，不断搅拌，煮熟即可。此方可随量食用。

杏仁分为甜杏仁和苦杏仁两种。我国南方产的杏仁属于甜杏仁（又叫南杏仁），味道微甜、细腻，多用于食用，具有润肺、止咳、滑肠等功效，对干咳无痰、肺虚久咳等症有一定的缓解作用。北方产的杏仁则属于苦杏仁（又叫北杏仁），带苦味，多作药用，具有润肺、平喘的功效，对由伤风感冒引起的多痰、咳嗽、气喘等症状疗效显著。因此，杏仁雪梨山药糊是护肺食疗佳品。

当然，经常吃一样食品，可能会日久生厌。根据中医"燥则润之"的原则，百合粥、银耳粥、山药粥都是护肝养肺的食疗佳品。

百合粥：取百合50克、大米或糯米100克，淘洗干净，加水用小火煨煮。等百合与米熟烂时，加糖适量即可食用。百合有清心、润肺、宁神的作用，对由呼吸道感染引起的心悸、烦躁和失眠颇有好处。

银耳粥：银耳10克，泡发后加入淘净的大米100~150克同煮，煮至米烂，加适量蜂蜜搅匀即可。银耳味甘性平，具有滋阴润肺、养胃生津的功效，适用于治疗虚劳干咳、少痰和痰中带血丝、口燥咽干、失眠多梦等症。

山药粥：山药、大米各100克。山药洗净切成块，大米淘净，一起煮粥，一天2次分食。山药粥有健脾胃、益肺补肾的功效，凡身体虚弱、烦躁失眠的人都可食用。

另外，笑口常开是最便宜且有效的养肺方法。中医有"常笑宣肺"一说。而现代医学也有研究证明，笑对人体是非常好的一种"运动"，不同程度的笑对呼吸器官、胸腔、腹部、内脏、肌肉等器官有良好的作用。大笑能使肺扩张，使人不自觉地进行深呼吸，清理呼吸道，吸收更多的氧气。

腰带越长寿命越短，秘方消除"啤酒肚"

【偏方一】

仰卧起坐。

材料：瑜伽垫。

做法：传统的仰卧起坐姿势。仰卧，屈膝90°，双脚平放于地面。两臂伸直放在身旁，手心向下。注意在动作全过程中，保持手臂与地面平行，双脚不离开地面。用5秒钟时间以缓慢的动作向上坐起，直至完全坐直，停顿1秒，然后用5秒钟还原。

【偏方二】

空中蹬车。

材料：瑜伽垫。

做法：仰卧，下背部紧贴地面，双手放在头后，将腿抬起，缓慢做蹬自行车的动作。呼气时抬起上身，用右肘关节触碰左膝，保持该姿势2秒钟，还原；再用左肘关节触碰右膝，同样保持2秒钟，然后慢慢地回到开始的姿势。

【问诊记】

现代人物质生活富足，娱乐方式多样：白天坐办公室，上下班开车，就连上下楼也是坐电梯；晚上还有应酬，自然少不了大鱼大肉和烟酒。每天摄入过多的营养，又缺乏运动消耗这些营养，长期如此，必将导致大腹便便，影响健康。

小王就是这样，他的事业做得有声有色，有自己的公司，平常生活也很忙，白天处理公司的事，晚上请客吃饭谈生意。几年下来，他的身体胖了一圈，特别是肚子大了许多。刚开始，小王并不在意，觉得胖点儿是身体壮的表现。可让小王万万没想到的是，身体健康开始亮起了红灯。高血脂、高血糖、高血压接踵而至，并且还伴有心绞痛、阳痿等症状。小王这才后悔不已，挣到了钱，却丢掉了健康。如今，小王已经找来职业经理人打理生意，自己则在家安心休养，首要目标就是减掉肚子。

为了在保证健康的前提下把大肚子减下去，小王特意来医院找我看病。

一般来说，腹部肥胖的人都是不爱运动的人。于是，我给小王设计了2个简单的动作，增加他的日常活动量。

【小偏方】

首先是传统的仰卧起坐。仰卧，屈膝90°，双脚平放于地面。两臂伸直放在身旁，手心向下。注意：在动作全过程中，保持手臂与地面平行，双脚不离开地面。用5秒钟时间以缓慢的动作向上坐起，直至完全坐直，停顿1秒，然后用5秒钟还原。

需要提醒的是，在完成这个动作时，以不借助惯性完成10次以上为合格。不能完成10次或者起身到30°时便无法继续完成动作的，就表示腹肌严重老化。

其次是躺在薄垫子上做空中蹬车。仰卧，下背部紧贴地面，双手放在头后，将腿抬起，缓慢做蹬自行车的动作。呼气时抬起上身，用右肘关节触碰左膝，保持该姿势2秒钟，还原；再用左肘关节触碰右膝，同样保持2秒钟，然后慢慢地回到开始的姿势。

要想消除"啤酒肚"，光靠上面的运动不够，还需要从多方面共同努力，比如平时吃饭吃七分饱，每天至少运动30分钟，改善睡眠状况等。办公室一族是"啤酒肚"的高发人群，所以这类人在工作时可以少乘电梯，步行上楼。凡能站着完成的事，最好站着完成，如等人、打电话、看报等。站立时稍踮脚尖，使身体处于比较紧张的状态。应少在外面吃饭，饭馆的饭往往比家里做的饭含有更多的能量和脂肪。少饮酒，特别是啤酒，因为酒精能量较高，容易让脂肪存储在肚子上。

男士发胖多从肚子开始，在早期，这种微小的变化只有自己能观察到，但到了后来，就算穿宽松的外套也挡不住了。医学调查发现，一个人的腰围如果过大，不仅不美观，而且暗藏健康隐患。大腰围的人过早死亡的风险是普通人的2倍；腰部囤积的脂肪组织的分泌物会诱发某些慢性病，尤其是心血管病和癌症。所以说，"腰带越长，寿命越短"。

从中医的角度来讲，青少年的"啤酒肚"往往是营养过剩引起的；对中年人而言，睡眠质量问题也是引起"啤酒肚"的重要原因。随着年龄的增长，男性深睡眠阶段随之减少，睡眠质量差，会影响内分泌，会使人体内的脂肪组织增加并聚积于腹部，而且年纪越大，这种影响就越明显。

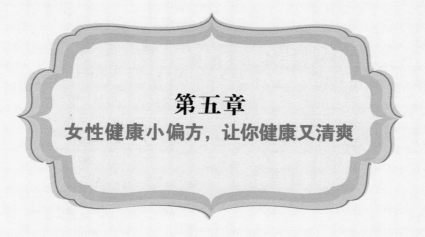

第五章
女性健康小偏方，让你健康又清爽

把痛经"痛痛快快"地解决

【偏方一】

益母草煮鸡蛋。

材料：鸡蛋2个，益母草30克，元胡15克。

做法：将鸡蛋、益母草和元胡放入砂锅中，加入适量清水同煮，鸡蛋熟后去壳再煮片刻，去药渣，吃蛋喝汤。

【偏方二】

猪肝炒姜丝。

材料：猪肝、姜丝、香油各适量。

做法：挑选颜色较浅的猪肝，切成小方块，姜丝少许备用；锅内放入香油，加热后放入姜丝、猪肝，将猪肝炒至外表变色出锅；锅内加水煮开，放入猪肝煮至熟透即可。

【问诊记】

芳芳是一位年轻漂亮的女孩，这天，她来到我这里，愁眉苦脸地说："夏大夫，我每次例假来的前一天，都会恶心、呕吐，有时候还会腹泻、头晕、头痛，感觉全身疲乏无力。例假来的第一天还会肚子疼得厉害，有时候疼得都要虚脱了。听说这是痛经，会不会以后没有办法怀孕啊？"

痛经是妇科的常见病和多发病，病因多，病机复杂，反复性大，治疗棘手，多发生于未婚女青年，在月经初期的少女中更为普遍。表现为经期及前后，小腹或腰部疼痛，严重者可伴随恶心呕吐、冷汗淋漓、手足厥冷甚至昏厥，给工作及生活带来影响。痛经大多开始于月经来潮或在阴道出血前的某个时段，持续时间不等，短者半小时至1小时，长者12～24小时，偶有2～3天疼痛才减轻或消失的。

痛经与不孕的关系十分密切。大量临床资料表明，不孕症中伴有痛经者占56%，并且发现痛经一旦消除，患者也随即受孕。由此可见，痛经与不孕的关系确实非常密切，同时也证明古人所谓"种子先调经，经调孕自成"的观点正确。

全球有80%的女人每月被痛经困扰，而且其中超过50%找不出原因，也无法根治。我们女性能掌握一些治疗和缓解痛经的小偏方，算得上是对自己最贴心的关爱了。

针对芳芳的情况，我向她介绍了2个小偏方：益母草煮鸡蛋和猪肝炒姜丝。

过了1个多月，芳芳又来到我这里，她的气色好多了，喜笑颜开地说："夏大夫，我坚持吃了1星期的益母草煮鸡蛋，这次例假前不再痛了，真是太感谢您了！"

【小偏方】

第一个偏方：益母草煮鸡蛋。取鸡蛋2个，益母草30克，元胡15克（一般中药店都有卖），放入砂锅中加入适量清水同煮，鸡蛋熟后去壳再煮片刻，去药渣，吃蛋喝汤。经前1～2天开始服，每日1剂，连服5～7天，一般就可以痊愈。

益母草煮鸡蛋为什么对防治痛经有这么神奇的功效呢？这是因为鸡蛋具有滋阴养血的作用；益母草是历代医家用来治疗妇科疾病之要药，可松弛子宫痉挛状态，缓解炎症；元胡具有行气活血、散瘀止痛的作用。三者合用可起到行气、养血、活血、去瘀、止痛的作用，所以说它是痛经患者的食疗佳品。

除了吃益母草煮鸡蛋外，气滞血瘀型痛经患者平日还应多吃一些具有疏肝理气、活血调经作用的食物，如白萝卜、柑橘、佛手、茴香等都是不错的选择。

第二个偏方：猪肝炒姜丝。挑选颜色较浅的猪肝，切成小方块，姜丝少许备用；锅内放入香油，加热后放入姜丝、猪肝，将猪肝炒至外表变色出锅；锅内加水煮开，放入猪肝煮至熟透即可。注意：不需要加盐和味精，除了姜丝、香油和水，别的什么都不要放。

猪肝中含有丰富的维生素A，具有维持正常生长和生殖机能的作用；还能补充维生素B_2，帮助机体对一些有毒成分进行解毒；猪肝中还具有一般肉类食品不含的维生素C和微量元素硒，能增强人体的免疫能力，抗氧化，防衰老，并能抑制肿瘤细胞的产生；猪肝中铁质丰富，是补血最常用的食物，食用猪肝可改善贫血病人造血系统的生理功能。生姜性温味辛，有散寒发汗、化痰止咳、和胃、止呕等多种功效。美国和丹麦的科学家通过试验证实，生姜可缓解晕车时的头痛、眩晕、恶心、呕吐等症状，有效率达90%左右，且药效能持续4小时以上。所以，猪肝炒姜丝对防治痛经有非常好的疗效。

防治痛经的方法很多，平时要注意饮食均衡，虽然健康的饮食无法消除经痛，但对改善身体健康状况很有帮助。避免食用过甜或过咸的垃圾食物，它们会使你胀气及行动迟缓。适当地补充钙、钾及镁矿物质，也能帮助缓解经痛。经期要少喝咖啡、茶、可乐，少吃巧克力，因为这些食品和饮品中所含的咖啡因会使你神经紧张，促成月经期间的不适。建议多喝点儿生姜水和红糖水。如果在月经期间容易出现水肿，就要少饮或者不饮酒，因为酒精将加重经痛。保持身体暖和可以加速血液循环，松弛肌肉，尤其是要注意痉挛及充血的骨盆部位。也可在腹部放置热敷垫或热水瓶，一次数分钟。如果有条件，则在温水缸里加入1杯海盐及1杯碳酸氢钠，泡20分钟，这样有助于松弛肌肉及缓和经痛。在月经来临前夕，走路或从事其他适度的运动，将使你在月经期间较舒服。

月经突然袭击，怎么办才好

【偏方】

韭菜炒羊肝。

材料：韭菜100克，羊肝150克。

做法：将韭菜切成段，羊肝切成片，一起放入铁锅里急炒，加调料佐餐。于经前连服1周。

【问诊记】

"'大姨妈'突然提前来了，我一点儿准备都没有，差一点儿就在公司出丑了！" "今天糗大了，'大姨妈'突然来了，差一点儿把椅子搞脏了。"我经常可以听到闺密之间说这些私房话。

从中医的角度来讲，正常女性的月经周期为28天左右，如果月经来潮周期总是提前7天以上，甚至1个月内2次来潮，则称为"月经先期"，也称"月经提前"或"经早"。月经提前是月经不调的症状之一。

莉莉是我的一个患者，在外企任部门主管一职，平时工作压力很大，但还算能应付得过来，只是，她有痛经的毛病，每个月的那几天总是无法安心地工作。前几天，莉莉垂头丧气地找到我，说自己快崩溃了，平时工作任务繁重，还碰上这次例假提前，她措手不及，在同事面前倍感难堪。莉莉说，她每次月经都要晚3~4天，月经周期大概为33~35天，可上个月17日来的，这个月5日就来了，例假虽然提前十多天，但量多，颜色很暗很深，乳房和小腹有胀痛感。

仔细诊断之后，我发现莉莉的经期提前是气虚引起的，此种原因引起的经期提前主要表现为：经血量或多或少，颜色或红或紫，或夹有瘀血块，乳房、胸胁、小腹胀痛，心烦易怒，口苦咽干，苔薄黄。我给莉莉开了一个非常简单但效果显著的方子——韭菜炒羊肝。

【小偏方】

中医认为，月经能否正常来潮，与肝、脾、肾以及冲任二脉关系最大。而月经提前，主要与以下两个因素关系最为密切。

第一个是气虚。《景岳全书·妇人规》说："若脉证无火，而经早不及期者，乃心脾气虚，不能固摄而然。"饮食失节或劳累过度的人最易损伤脾气。脾是血的"管理者"，"管理者"孱弱，"被管理者"难免乘机"兴风作浪"，导致月经提前来潮。

第二个是血热。身体阳气盛，或过量食用辛辣食物和补品，或情志抑郁，或久病失血较多，都容易导致血热。血得热则枉行，流速也加快，以致经期提前。《丹溪心法》说："经水不及期而来者，血热也。"血热又有实热、虚热、肝郁化热之别。

对于莉莉这种由气虚引起的经期提前，食用韭菜炒羊肝的效果很明显，做法也很简单：取韭菜100克切成段，羊肝150克切成片，一起放入铁锅里急炒，加调料佐餐，在经前连服1周。

血热型月经提前的患者，饮食宜清淡，苦瓜、西瓜、黄瓜等最适宜常吃，最好不吃辛辣刺激性食品、温燥性香料（如胡椒、八角）以及羊肉、狗肉等。肝郁化热型患者，还要特别注意保持平和乐观的心态，尽量避免生气动怒。

月经提前的女性平时要保持心情舒畅、情绪稳定；经期要注意饮食调理，经前期和经期忌食生冷寒凉之品，以免寒凝血瘀而使痛经加重。月经量多者不宜食用辛辣香燥之物，以免热迫血行，出血更甚。月经前期和经期不宜参加太重的劳动和太激烈的活动；经期应注意保暖；平时要防止房劳过度，经期绝对禁止性生活。

除了莉莉那种气虚引起的月经提前之外，还有实热型血热和虚热型血热引起的月经提前。我这里也有小偏方，有相应症状的人可以试试。

实热型经期提前主要表现为：月经提前，量多，颜色深红或紫红，质黏稠，心胸烦闷，面红口干，尿黄便秘，舌红苔黄。

治疗的方子是：取干芹菜500克，加水1 000毫升，煎取500毫升汁液，可常服，疗效显著。

虚热型经期提前主要表现为：经期提前，量少，颜色红，质黏稠，手足心热，两颊潮红，舌红少苔。

治疗方子是冬地膏。取天冬、麦冬、生地各250克，水煎去渣，加蜜适量收膏，每次服10毫升，每天3次，经前3～5天开始服用。

另外，气虚型的经期提前，主要表现为：经期提前，量多，颜色淡，质稀薄，心悸气短，精神疲倦，小腹有空坠感，舌淡苔薄。

治疗方子是：取黑豆30克，黄芪15克，党参、莲子各10克，加水适量，煎20分钟，再加红糖30克调服，经前每天1剂，连服5～7天。

月经姗姗来迟，就喝山楂红糖水

【偏方】

山楂红糖水。

材料：鲜山楂1000克，红糖250克。

做法：带核鲜山楂洗净后加入适量水，文火熬煮至山楂烂熟，加入红糖，再熬煮10分钟，等其成为稀糊状即可。经前3～5天开始服用，每日早、晚各食山楂泥30毫升，直至经后3天停止服用，此为1个疗程，连服3个疗程即可见效。

【问诊记】

朋友小王苦恼地对我说，她的月经越来越没有规律，经常姗姗来迟，她想知道有什么好办法可以让经期如期而至。

月经是女性的好朋友，是正常的生理现象，也是反映女子健康状况的一个标志。女性月经周期一般为28～30天，提前或延后7天左右仍属正常范围，周期长短因人而异。但是如果超出7天还没有来月经，即为月经推迟。月经推迟往往是女性常见的现象，偶尔发生，当然不必介意；倘若经常如此，就应该检查病因了，因为月经推迟往往是疾病的先兆，应该引起重视。

找对病根好治病，治疗月经推迟首先应该找出原因。怀孕会造成月经推迟。如果怀孕了，到了月经该来的日子，往往不能来潮，而且出现小便次数增多、食欲改变、呕吐、恶心等。早孕试纸、血清检查、B超检查均可以很快地确定是否妊娠。除了怀孕，月经推迟还有以下几个原因。

　　首先是内分泌异常导致的月经推迟。临床最常见的是多囊卵巢综合征，如果有肥胖、多毛、痤疮、不孕等症状，就应该检查一下内分泌。一旦发现异常，应该尽快治疗。卵巢功能早衰也会导致月经推迟。有一些患者，特别是在35岁左右出现月经推迟，而且常常有面色潮红、烦躁不安、心慌失眠等症状，应该检查内分泌六项，看看卵泡刺激素、黄体生成素、雌激素是不是有问题，如果属于卵巢功能的问题，这些检查结果就会反映出来。一旦发现异常，应该尽快进行治疗。

　　第二，精神因素导致的月经推迟。如果突然出现精神过度紧张、悲愤、忧伤、气恼等异常情绪，则月经往往会推迟。在这样的情况下，人往往会乳房胀疼、心烦意乱、郁闷不舒。这种情况一般不需要治疗，但有时月经一直推迟，可以服用中药进行调理。

　　第三，服用某些药物导致的月经推迟，例如服用各种避孕药、多潘立酮等胃动力药。服用这些药物之前，月经周期往往正常；服用之后，月经推迟。如果服用时间很短，则月经常常在停止服用之后恢复正常，假如服用时间过长，往往需要药物调理。

　　第四，慢性疾病导致月经推迟。一些慢性消耗性疾病，常常因营养缺乏而导致月经推迟，常见的有慢性肝炎、肺结核、肿瘤、甲状腺功能减退、严重的缺铁性贫血、再生障碍性贫血等。上述疾病，常常有明显的症状，一般能够发现异常，不容易误诊。

　　最后一个原因就是过度减肥导致月经推迟。生活中，好多女性为了控制体重，服用一些减肥药物或者过度节食，发生月经推迟。这种情况，如果持续时间短，则可以自然恢复正常的月经周期；持续减肥时间比较长的人，往往需要药物调理才能恢复。

　　知道了月经姗姗来迟的原因，就好办了。根据小王的情形，我向她推荐了一个非常简单的方子——山楂红糖水。后来，小王告诉我，她月经已经恢复正常了，而且痛经的毛病也很奇怪地消失了。我告诉小王，山楂对痛经的确有很好的疗效。

【小偏方】

山楂红糖水的做法非常简单：取带核鲜山楂1 000克，洗净后加入适量水，文火熬煮至山楂烂熟，加入红糖250克，再熬煮10分钟，等其成为稀糊状即可。经前3～5天开始服用，每日早、晚各食山楂泥30毫升，直至经后3天停止服用，此为1个疗程，连服3个疗程即可见效。

"女子不可百日无糖"，指的就是红糖。1 000克红糖里含钙900毫克、铁100毫克，而钙、铁又是人体必需的矿物质与微量元素。山楂具有消积化滞、收敛止痢、活血化瘀等功效。山楂红糖水是既简单又有效的防治妇女经期错乱的偏方。

提到山楂，人们首先想到它能助消化。其实，山楂除了能消食外，还有很多功效。山楂中含有一种叫牡荆素的化合物，具有抗癌的作用。消化道癌症的高危人群应经常吃山楂，已经患有癌症的患者，如果出现消化不良，也可用山楂、大米一起煮粥食用，这样既可助消化，又可起到辅助抗癌的作用。

可见，生活中最常见的食物往往是我们求生、求长寿的最好礼物，关键是我们要有一颗善于发现的心。

经期情绪烦躁，送你一杯玫瑰花茶

【偏方一】

玫瑰花茶。

材料：玫瑰花15克。

做法：取1个透明的玻璃杯，放入玫瑰花，加入开水，浸泡5分钟后即可代茶随意饮用。

【偏方二】

泡矿物澡。

材料：海盐和碳酸氢钠各适量。

做法：在温水中加入1杯海盐及2杯碳酸氢钠。泡20分钟，会使你放松全身的肌肉。

【问诊记】

朋友约我喝下午茶，我高高兴兴地去赴约，结果从见到朋友的第一眼，我就知道她不开心。她告诉我，她这段时间接连犯了好几个错误，受到领导批评；办事也总丢三落四，重要的事情说过之后又忘了，而且别人同她说话时，她也会经常容易走神。

我问她："你最近的睡眠状况好吗？"她告诉我说："不知道为什么，最近一段时间，我总是感觉心神不宁，而且反应也比过去慢了很多，又喜欢胡思乱想，尤其是到了夜里，每次躺在床上就会特别精神，说什么也无法入睡。"她的一番话证实了我的猜测，我立刻叫来了服务员，让服务员给我的朋友准备一杯玫瑰花茶。很快，带着香气的玫瑰花茶就被服务员送了上来，朋友闻了闻后，脸上立刻浮现出愉悦的表情，她觉得玫瑰花的味道沁人心脾。我让她边喝边聊。

我又问她："是不是快要来月经了？"她想了想，说："好像还有十来天才来月经，我这种情况与月经有关系吗？"很多人都会觉得这种情况与月经无关，可实际上，这种情况是"经前综合征"。压力大、缺乏锻炼、生活节奏快的女性很容易出现这样的问题。解决这类问题最好的办法是调整生活方式，让自己的精神放松，不要一直处于紧张状态。

我叮嘱她这段时间要一直坚持喝玫瑰花茶。她按照我的叮嘱每天都坚持喝2~3杯，结果半个月之后，她的精神状态明显调整过来了。她告诉我，她最近心情特别好，工作起来也特别顺，多亏了玫瑰花茶。

【小偏方】

女性在每次经期的前10天左右开始情绪低落，烦躁，反应迟钝，晚上睡不着，白天又没有精神；总是很饿，吃饱了又恶心想吐，有时候吐出来了又会接着很饿。这样子大约持续10天，直到经期结束，真的是很折磨人。最惨的是总会做出莫名其妙的事情，会很冲动地做出错误的决定，喜欢胡思乱想，就想不开心的事情，弄得自己很烦躁。我把这些症状称为经前期综合征。经前期综合征是育龄妇女一般都会碰到的普遍现象，调整日常生活节奏、加强体育锻炼、改善营养、减少对环境的应激反应等方法都可以减轻症状。

另外，经前期综合征也可以通过一系列生活方式的调整和简单的药物治疗，获得缓解。玫瑰花茶饮和泡矿物澡的偏方，对缓解与防治经前期综合征就有非常好的效果。

玫瑰花茶饮：取1个透明的玻璃杯，放入15克玫瑰花，加入开水，浸泡5分钟后即可代茶随意饮用。泡矿物澡：在温水中加入1杯海盐及2杯碳酸氢钠，泡20分钟，会使你放松全身的肌肉。

中医认为，玫瑰花味甘微苦、性温，最明显的功效就是理气解郁、活血散瘀和调经止痛。此外，玫瑰花的药性非常温和，能够温养人的心肝血脉，舒发体内郁气，起到镇静、安抚、抗抑郁的功效。女性在月经前或月经期间常会有些情绪上的烦躁，喝点儿玫瑰花茶可以起到调节作用。在工作和生活压力越来越大的今天，即使不是月经期，女性也可以多喝点儿玫瑰花茶，以安抚和稳定情绪。

对女性来说，喝点儿玫瑰花茶，还可以让自己的脸色像花瓣一样红润起来。这是因为玫瑰花有很强的行气活血、化瘀、调和脏腑的作用。我们平时所说的脸色不好或脸上长斑、月经失调、痛经等症状，都和气血运行失常而瘀滞于子宫或面部有关。一旦气血运行正常了，人自然就会面色红润，身体健康。要想达到这种效果，最好每天坚持取玫瑰花15克泡水喝，气虚者可加入大枣3～5枚或西洋参9克；肾虚者可加入枸杞子15克。

泡玫瑰花茶的时候，可以根据个人的口味，放入冰糖或蜂蜜，以减少玫瑰花的涩味，加强功效。需要提醒的是，玫瑰花最好不要与茶叶泡在一起喝。因为茶叶中有大量鞣酸，会影响玫瑰花舒肝解郁的功效。此外，由于玫瑰花活血散瘀的作用比较强，因此月经量过多的人在经期最好不要饮用。

远离经水过多的苦恼

【偏方】

黄芪粳米粥。

材料：黄芪30克，粳米100克。

做法：先用水煎黄芪，去渣，然后下米煮粥，空腹食用。

【问诊记】

患者小敏满脸痛苦地问我："不知道为什么，这几次我的月经量特别多，颜色还很淡，小腹坠坠的，感觉很不舒服，而且经期也延长了，每次例假的时候都感觉浑身没力气，非常疲劳，没精神。您说我这是得了什么病呢？有没有调理的办法呢？"

多年来，在行医的过程中，我不时会碰到女性朋友向我咨询同样的问题。现代女性由于受到工作和家庭的双重压力，因而生活不规律，从而导致月经不调。月经不调的症状有很多，比如月经周期不规律、月经量少或者经水过多等。

经水过多有两个明显的症状：气虚与血热。气虚时，经血淡红、清稀，小腹有空坠、轻微疼痛的感觉。血热时，经血呈鲜红或深红色，经血稠黏或者伴有小血块，心烦、口渴、尿黄、便结，患者面色发黄没有光泽，身体倦怠困乏。

月经量多是月经不调的症状，引起月经不调的原因很多，比如，妇科炎症、内分泌失调，卵巢病变等；但有很多人在月经量多时，会出现月经有血块的现象，有些女性朋友不能理解，产生了不必要的心理压力。

其实经水过多并不是什么大病，只要我们平时注意身体保健，多吃含蛋白质丰富的食物以及蔬菜和水果，增加营养，做到劳逸结合，不参加重体力劳动和剧烈运动，保持良好的睡眠习惯，保持轻松愉悦的心情，同时做一些能促进新陈代谢的有氧运动；即使出现了月经不调，经水过多，也不要在思想上产生不必要的压力；再辅以偏方食疗，经水过多就会乖乖地离你而去。

我给小敏开的方子是一个简单、实用的食疗偏方——黄芪粳米粥，这个方子适用于气虚引起的月经量过多。

【小偏方】

对于女性而言，补气血几乎是一生的功课。要想气血足，补脾是重中之重，而黄芪就是补脾最好的中草药之一。中医认为，黄芪具有补气固表、利水退肿、排毒生肌等功效，迄今已有两千多年的历史了。

研究表明，黄芪能全面地提高人体免疫力，促进人体代谢，调节血糖，降低血脂，还可提升身体中抗氧化物质——超氧化物歧化酶（SOD）的水平，有较好的抗衰老作用，因此非常适合女性朋友。因此，经水过多的女性朋友，食用黄芪粳米粥再合适不过了。取黄芪30克，粳米100克，先用水煎黄芪，去渣，然后下米煮粥，空腹食用。

而对于肾阳亏虚而导致经水过多的患者，枸杞炖羊肉是个非常理想的食疗偏方。原料：羊腿肉1 000克，枸杞50克，调料适量。制法：羊肉整块用开水煮透，放在冷水中将血沫洗净，切块；锅中油烧热的时候，放入羊肉和几片姜，倒入少许料酒，翻炒后倒入枸杞子、清汤（2 000毫升左右）、食盐、葱，烧开，去浮沫，文火慢炖1~1.5小时，等羊肉熟烂后，去葱、姜，加入味精。吃肉喝汤。

为什么枸杞炖羊肉对防治肾阳亏虚导致经水过多的患者有神奇的效果呢？

枸杞子和羊肉都是很好的药材。枸杞子具有滋肾润肺的功效，对肝肾阴亏、血虚萎黄、虚痨精亏、腰膝酸软、头晕目眩等有显著效果。中医学认为，羊肉补血温经，用于产后血虚经寒所致的腹冷痛。而且羊肉的蛋白质含量较多，脂肪含量较少，维生素B_1、维生素B_2、维生素B_6以及铁、锌、硒的含量颇为丰富。

外阴瘙痒、白带异常，私处问题轻松解决

【偏方】

白果鸡蛋。

材料：白果肉4粒，鸡蛋1个。

做法：将白果去皮、心，在鸡蛋小头打1个洞，将白果肉塞入，用湿纸糊好洞口，煮熟鸡蛋即可食用。每天早起吃1个，连服5～10天，病程长者可服20天。

【问诊记】

在医院工作这么多年，我遇到的妇科病患者数不胜数。记得有一位女孩子来找我看病，她认为得了妇科疾病是难以启齿的事情，所以在描述病情时比较紧张，言语模糊，表述也不清晰。为了让她放松，我给她讲了讲过去我曾治疗的几个案例。她渐渐地意识到，妇科疾病不是什么难以启齿的病症，只有在患病之后，跟医生认真地描述自己的身体状况，让医生了解病情，才能够方便医生诊治。

她告诉我说："夏天天气热时，别人出门热出一身汗，而我每次出门之后，回来总得换内裤，出汗的同时，私密处的分泌物让内裤上特别黏腻，虽然没有异味，但很不舒服。虽然我也用了洗液清洗，但很快症状又回来了。"听完描述后，我对她说："分泌物增多只是妇科疾病的一个诱因，在这个阶段注意清洁和预防，便能及早预防疾病的发生。"

很多女性在出现分泌物过多时，往往都会采用洗液来清洗私处，这种方法并不正确。现在市面上很多洗液在使用后，都会打破女性身体内正常的酸碱平衡，反而使女性更容易患上妇科病。针对她的症状，我建

议她用白果鸡蛋的偏方预防。

【小偏方】

相信很多女性都不怎么喜欢夏天，因为夏天天气闷热，人体的汗液增多，私密处的分泌物也随之增多，黏腻、湿热、潮闷，感觉非常不舒服，有的甚至伴有异味，令人烦躁不安，严重影响自己的心情。尤其是办公室女性，空调房与外界温差较大，一冷一热，对身体造成一定刺激，私密处也会因此受到影响，引起白带增多，甚至会影响月经期的健康。

白带是女性阴道分泌的黏液状物质，犹如白色透明的鸡蛋清，无味、无刺激性，和月经一样，是女性正常的生理表现。但是，如果白带出现异常，女性朋友就要对此有足够的重视，及时防治。

白带异常具体有哪些表现呢？具体来说，主要有以下几条。

第一，如果白带像糨糊一样浓稠，量多，常浸染内裤，就可能是慢性子宫炎的症状。

第二，白带量多，状如豆渣，呈絮状，常伴有阴道奇痒，这可能是阴道有霉菌感染或糖尿病引起的。

第三，白带清澈如水，常湿透内裤，有一股臭味，这大多是输卵管肿瘤的征兆。

第四，白带呈泡沫状，量多，伴有外阴和阴道瘙痒，如果做阴道白带涂片检验，则可查到活动的滴虫，这是因为洗盆浴、池浴或坐浴时浴水不洁等原因感染上滴虫所致。

第五，白带呈黄色或绿色时，如果还经常伴有周身无力、低热等症状，则说明很可能是得了急性阴道炎或宫颈炎，化脓表明有细菌感染。

那么，如何解决夏日的私处问题，做个健康、清爽的魅力女人呢？

有些女性为了快速缓解外阴不适而使用洗剂，但发现洗过之后症状很快又回来了，甚至还会引发更多的不适。还有的女性认为这是妇科炎症，会选择口服消炎药，但口服药通过吸收作用到阴道局部的过程太长，所以症状不会很快得到缓解，而且伤胃。其实，采用这些方法都是没有必要的。

霉菌在正常女性的阴道内就有。菌群失衡，就可能引发霉菌性阴道炎，尤其是月经前后，阴道酸碱度发生变化，霉菌好酸性，所以通常在患病时，要用碱性洗液清洗。霉菌性阴道炎非常顽固，但是有一个小偏方能非常有效地解决这个大麻烦。

取白果肉4粒，鸡蛋1个。将白果去皮、心，在鸡蛋小头打1个洞，将白果肉塞入，用湿纸糊好洞口，煮熟鸡蛋即可食用。每天早起吃1个，连服5~10天，病程长者可服20天。

这个偏方对脾虚带下，由饮食不节、过于疲劳、思虑过度所致的白带异常效果特别好。

还有个对防治妇女脾虚便秘、带下具有神奇效果的偏方，那就是凉拌豇豆。用料：鲜嫩豇豆500克，白糖20克，麻油、食醋、食盐各适量。制法：将鲜豇豆洗净，切成3厘米长的段，入沸水中焯一下，捞出沥干水，加入白糖、麻油、食醋、食盐，拌匀即可。

对防治外阴瘙痒最有益处的食疗小偏方莫过于牛奶荷包蛋了。用料：鸡蛋2个，苹果半个，白糖20克，牛奶150毫升。制法：将鸡蛋液磕入沸水锅内煮熟，捞出放置碗内；将苹果去皮、核，切成小丁，与白糖、牛奶同放入锅中煮沸，倒入盛有荷包蛋的碗中即成。每日早、晚各服1次。

另外，绿豆海带粳米粥也对防治阴部瘙痒有明显的效果。用料：绿豆、海带各30克，白糖适量，粳米100克。制法：先将海带洗净切碎，绿豆浸泡半天，粳米淘洗干净，一起下锅熬成稀粥，在快要熟的时候，加入白糖就可以了。每天早、晚服用1次，连续食用7~10天。由于绿豆海带粳米粥具有清热解毒、利水泄热的功效，因此，长期服用效果更加理想。

防治女性私处问题，做个健康、清爽的魅力女人，关键还是在于平时保持良好、健康的性爱习惯与个人卫生习惯。

这样做能保护子宫，调经又美容

【偏方】

马鞭草蒸猪肝。

材料：马鞭草30克，猪肝1具。

做法：将马鞭草洗净，切成小段，猪肝切成片，混匀后放碟子里，隔水蒸熟服食。每天1次。

【问诊记】

侄女的朋友小凡是一家著名外企的白领，有着令人羡慕的职位及薪水。我与她见过几次面，从没看到她的脸上露出过笑容。在侄女的建议下，小凡向我讲述了她的难言之隐……

小凡在两年前新婚蜜月时，不慎有了"蜜月宝宝"，因为刚刚结婚，她没有打算这么快就要宝宝，而且，在心理上，她尚未准备好做妈妈。和老公商量之后，她去做了人流。不幸的是术后她患上了急性宫颈炎，当时，她只觉腰酸、下腹坠痛且分泌物明显增多，本以为这是术后的正常反应，没有到医院诊治，只是到药店买了一些消炎药。现在，每次性生活后，她就会出现少量的阴道流血，经量增多，还伴有腰酸背痛，经诊断，她患上了中度宫颈糜烂。医生告诉小凡，只要输液15天，宫颈糜烂就能回到轻度了。为了能治好，小凡就同意了。可是输液之后，再到医院检查还是中度，小凡有点儿丧气了。后来，她还想了好多其他的办法，可还是不见有什么效果，从此，小凡的脸上再未露出过笑容。

宫颈糜烂长期以来一直困扰着很多女性。从字面看，人们常把它理解为宫颈出现了糜烂的现象。实际上，宫颈糜烂不是一种独立的疾病，而是慢性宫颈炎的一种表现形式。当宫颈受感染时，宫颈外口的鳞状上皮被宫颈管的柱状上皮所替代，由于覆盖面的新生上皮非常薄，可以看到下方的血管和红色组织，看上去就像糜烂一样，因此叫宫颈糜烂，而实际上这并不是真正的糜烂。宫颈糜烂虽然不是病，如果症状轻，则不会对身体有大的影响，但也不容忽视，以免越来越严重。

我给小凡推荐了一个食疗方，让她吃吃看，那就是马鞭草蒸猪肝。

我最后提醒小凡，为了预防复发，最好夫妻同时治疗。

1个多月后，小凡给我打电话说，她的宫颈糜烂的毛病已经彻底治好了，而且顺带着把她阴道痒的毛病一起治好了。

子宫，是女性幸福的摇篮，是女性孕育生命的摇篮，是女人的第六脏器，如果我们呵护得好，不但能够调经，还可以美容养颜。

【小偏方】

马鞭草蒸猪肝食疗法的具体操作是：买一些鲜马鞭草(干品30克)和1具猪肝，将马鞭草洗净切成小段，猪肝切成片，混匀后放碟子里，隔水蒸熟服食。每天1次。

在古代欧洲，马鞭草被视为珍贵的神圣之草，在宗教庆祝的仪式中被赋予和平的象征。医学研究发现，马鞭草具有很好的消炎止痛作用。实践证明，这个方子非常有效，也没有任何副作用，但是治疗期间夫妻俩尽量少同房。

在日常生活中，要做到保护子宫，可以从以下几个方面入手：

首先是饮食调养。经常吃些补气、暖身的食物，如枣、核桃、花生，以弥补先天的不足。不用考虑上火，宫寒体质本属于火气不足，所以不易出现火大体热的症状。

其次是健走。这项运动适合性格内向、沉稳的人，她们运动过多容易产生疲劳。体质寒的人，尤其需要通过运动来改善。步行，特别是在石头路上走，不仅能刺激足底的穴位，而且可以调畅气血、改善血液循环，使全身变温。

再次，尽量别在办公室午休。因为趴在桌上，后腰无意中就会露出来，并且睡眠时毛孔松懈，容易被寒邪所侵。

最后，一旦偶有受寒，例如湿发出门、淋雨，一定要给自己煎1碗驱寒汤。

头痛真要命，健康其实很简单

【偏方】

冰片白萝卜。

材料：新鲜白萝卜适量，冰片少许。

做法：先将萝卜捣烂用清洁的白布包住，拧出汁十余滴，加冰片少许，研磨均匀即成。用新棉花（最好用消过毒的脱脂棉）浸汁塞入鼻孔内，左侧痛塞右鼻孔，右侧痛塞左鼻孔。

【问诊记】

头痛是一种常见病。中医认为，头部经络为诸阳经交会之处，凡五脏精华之血、六腑清阳之气，都上会于此。六淫外侵，七情内伤，升降失调，郁于清窍，清阳不运，都会导致头痛。

小孟是一家电子商贸公司的业务主管，每天长时间一动不动地盯住电脑显示屏，关注市场行情变化，业绩压力非常大，睡眠严重不足。最近一段时间，她经常感到骤然头痛，而且疼痛难忍，有时候就像针刺一样。她头痛时经常冒虚汗、眩晕心慌、面色苍白，有时还会感到小腹胀痛、四肢麻木，不敢站立。她心里非常害怕，担心自己得了什么恶性肿瘤，于是请了半天假，来请我给她做个诊断。

经常听到坐办公室的白领们抱怨头痛，"一想问题就头痛""痛得整晚都睡不好"……生活在当代的女性，由于工作繁忙，工作和生活压力很大，因此经常发生紧张性头痛。这种头痛多数起病于30岁前后，患者以女性朋友居多，头痛的程度不是特别剧烈，往往感觉胀痛或者束紧感，就像孙悟空戴上紧箍咒一样。这类疼痛，部位多数在前额或是两侧的太阳穴，有部分患者反映，在头部出现疼痛的同时，常常伴有颈部的不适。

紧张性头痛发作时间一般要持续几小时到1天不等，大多是由于忧郁或者焦虑，头、面、颈、肩等部位的肌肉持久性痉挛、血管收缩而产生的疼痛，并牵涉或者扩散至头部所致，属于功能性头痛。

其实，头痛本身就是身体的一种保护机制。在工作过度繁重、压力超过自身能承受的范围、注意力高度集中等情况下，身体就处于透支状态，所以需要休息，需要调节，需要放松。

上面说到的紧张性头痛是一种最常见的头痛类型。根据我的判断，小孟患的是偏头痛，与紧张性头痛有所区别。

偏头痛约数分钟至1小时出现一侧头部一跳一跳的疼痛，并逐渐加剧，直到出现恶心、呕吐后，感觉才会有所好转。在头痛发生前或发作时，可伴有神经、精神功能障碍。据研究显示，偏头痛患者比平常人更容易发生大脑局部损伤，进而引发卒中。偏头痛的次数越多，大脑受损伤的区域会越大。

"小孟，你不用有什么心理负担。"我安慰她说，"你只是患了偏头痛。我这里就有一个治偏头痛的偏方，已经帮助了很多偏头痛患者。用料很简单，只需要白萝卜和冰片。"

【小偏方】

先将萝卜捣烂，用清洁的白布包住，拧出十余滴汁，加一些冰片，研匀即成。用新棉花（最好用消过毒的脱脂棉）浸汁塞入鼻孔内，左侧痛塞右鼻孔，右侧痛塞左鼻孔。生白萝卜汁，每次滴鼻孔2滴（两鼻孔都滴），一日2次，连用4~5天，可根除。注意不要吃花椒、胡椒。这个偏方对鼻炎也有良好的疗效。

采用以下方法，也可以缓解偏头痛。

用手指揉动太阳穴可以减轻偏头痛，每天清晨醒来后和晚上临睡前，用双手中指按太阳穴转圈揉动，先顺时针揉动7~8圈，再逆时针揉动7~8圈，反复几次，长期坚持。梳摩痛点能起到缓解疼痛的作用，将双手的10个指尖放在头部最痛的地方，像梳头那样进行轻度的快速梳摩，每次梳摩重复100次，每天早、中、晚各做1遍。偏头痛发作时，可将双手浸没于热水中，水温以手入水后能忍受的极限为宜，坚持浸泡半小时左右，便可使手部血管扩张、脑部血液相应减少，从而使偏头痛逐渐减轻。

放松心情和身体，在工作时打开窗户让室内空气流通，每隔一段时间就闭上眼睛放松一下，或者到室外做些简易的舒展运动，听听悠扬的轻音乐，这些对防治偏头痛都有很好的辅助作用。

颈、肩部酸痛，不是什么大问题

【偏方一】

全盘腿法。

材料：瑜伽垫。

做法：右脚搭在左腿上，左脚搭在右腿上，两腿是交叉的，后背挺直，肩部放松。右手放在左手下，手指交叠。然后吸气，缓缓舒气。

【偏方二】

半盘腿法。

材料：瑜伽垫。

做法：姿势、呼吸法与全盘腿法时相同，但两腿并不交叉，一只脚搭在另一侧大腿上即可。

【问诊记】

"我母亲多年来在一家大公司从事财务工作，最近可能是工作太忙的缘故，早上起床时，总说颈肩部酸疼僵硬，吃饭或做事的时候也会感到脖子僵直疼痛，转动不灵，颈部和肩部又酸又胀。我母亲是得了什么病？有没有好的方法根治啊？"小李是个孝顺的孩子，一大早就到我这里为她母亲咨询。

其实80%的颈肩酸痛是源自颈椎的问题，单纯的肌肉肌膜损害比率反而较低。颈椎粘连或退行性变化，再加上因意外伤害而产生的急性脊髓炎反应，是造成颈肩酸痛的主因。因此，当疼痛发生时，应该先对疼痛的部位（相关的骨骼、肌肉、神经）是否有潜在病灶做个详细的评估。

听了小李的描述，我大概可以判断她母亲的情况应该属于现代职业女性常见的职业病，主要是因为平时运动少以及巨大的工作压力导致肌肉紧张、血气运行差，肌肉毛细血管形成瘀血。在感到肌肉酸痛、紧张时，最好每天睡觉前洗个澡，令患处温热。避免长时间采用同一姿势，不要让肩膀受凉，可做适当的运动及肩部按摩。她母亲的情况，不需要打针吃药，只要每天坚持打坐30分钟就可以自然康复的。我给她介绍了几个简单的方法，让她回去教母亲做做。

【小偏方】

首先是全盘腿法：右脚搭在左腿上，左脚搭在右腿上，两腿是交叉的，后背挺直，肩部放松；右手放在左手下，手指交叠；然后吸气，缓缓舒气。还有一种半盘腿法。姿势、呼吸法与全盘腿法时相同，但两腿并不交叉，一只脚搭在另一侧大腿上即可。当右脚搭在左腿上时，左脚掌心应贴于右腿里侧，并努力不使右膝盖翘起。因为打坐时脊椎能够得到伸展，保持最自然的状态；上下方向伸腰伸背，会使脊椎骨上的脊柱起立肌、扩背肌和腹肌等抗重力肌处于均衡的紧张状态；所以，打坐这种静止运动对肩颈酸痛有很好的改善作用。

我让小李转告她母亲，要避免枕高枕头睡觉的不良习惯，高枕头使头部前屈，有加速颈椎退变的可能。平时坚持做康复操，具体做法是：两脚分开与肩同宽，两臂自然下垂，全身放松，两眼平视，均匀呼吸，站坐均可；十指交叉贴于后颈部，左右来回摩擦100次；头先向左后向右转动，幅度宜大，以自觉酸胀为好，做30次左右。康复操可改善颈部的血液循环，松解粘连和痉挛的软组织，对防治颈肩酸痛有很好的辅助作用。

对于颈肩酸痛，平时的预防非常重要。不要干太繁重的工作；平时加强颈肩部肌肉的锻炼；在工作之余，做做头和上肢的前屈、后伸及旋转运动，既可缓解疲劳，又能使肌肉发达、韧度增强，从而有利于颈段脊柱的稳定性，增强颈肩顺应颈部突然变化的能力。

每天5分钟，肩部赘肉消失了

【偏方一】

放松疗法。

做法：放松胸肌和肩肌（上斜方肌）。

【偏方二】

坐姿疗法。

做法：锻炼斜方肌中下束和菱形肌，动作是坐姿划船。

【问诊记】

在表哥家做客的这几天，侄女每天都有很多个"为什么"和"怎么办"，有的是为自己问的，有的是为朋友打听的，侄女就是个善良、热心的孩子。

侄女说，她有几个朋友，虽然脸蛋很漂亮，可是肩部赘肉很多，即便穿了很漂亮的衣服也显不出气质。现代的服装设计，总是能通过各种各样的方式展现女性的美肩。像小背心、吊带衫、晚礼服这样的露肩装，恰到好处地展露洁净如雪的香肩，会让女人变得更加优雅、性感。肩部赘肉较多的女孩子只能对漂亮的吊带衫、晚礼服等露肩装望洋兴叹了。

其实，完美的女人都是塑造出来的。想要打造性感的双肩也不是多难的事情。你只需要按照我说的去做，1个月内你就可以穿上无袖的性感服装了！

消除肩部赘肉的方法有2种：一是放松胸肌和肩肌（上斜方肌）；二

是锻炼斜方肌中下束和菱形肌，动作是坐姿划船。

【小偏方】

我们可以通过以下运动方式来帮助消除肩部赘肉。

首先是哑铃操。哑铃操的侧举动作可以锻炼肩部三角肌，消除多余肥肉，使肩膀呈现漂亮的曲线。双腿合并站立，上半身微微前倾，双手握哑铃，自然下垂。呼气，手肘微弯，双手向上抬起，抬至与肩同高。吸气时将双手放下。每次做3组。

需要注意的是，哑铃的重量不要太沉，选择6磅的（一对）即可，否则你会变成肌肉女！

其次是膝肘俯卧撑。俯卧撑不是男人的专利，对女士美肩也能起到不错的效果。

俯卧，手臂在身体两侧伸直，用手肘和膝盖共同支撑，身体慢慢向上抬，再慢慢放下。每组重复15次。

第三是漱洗耸肩操。即便是刷牙的时候，你也可以顺便为美丽双肩做点儿事情。

刷牙的时候，双腿分开与肩同宽。踮起脚后跟，臀部收紧，双肩耸起，再放下，仿佛屏息去摘高处的东西，然后再放下脚跟，轻轻摆动几下肩部，使肌肉放松。

第四是浴缸美肩操。沐浴时，适当运动，调整呼吸，不仅可以帮助收缩肩部的肌肉，还可以解乏。

沐浴时，放水没过小腿的2/3。坐在浴缸里，呼气时伸直双腿，吸气时将一条腿抬起，同时上身前倾，用力举起手臂，去够抬起腿的膝盖、小腿和脚，维持7~8秒钟。双腿轮流重复，帮助收紧肩部肌肉。

别让腰痛破坏了你迷人的风景区

【偏方一】

车前子葱白饮。

材料：车前叶连根7棵，葱白连须7棵，大枣7枚。

做法：水煎或者泡酒常服。

【偏方二】

运动疗法。

材料：运动鞋1双。

做法：倒行。

【问诊记】

女性的腰部是健康的敏感区。中医说"女为阴体，易受寒湿"，女性的腰部生来就比男性脆弱。女人的腰开始变粗、僵硬，甚至由各种原因引发腰疼时，便是女人生命力衰退的开始。

娜娜是个新潮的职业女性，平时喜欢穿各种露脐装、低腰裤，一日三餐基本就吃盒饭、西式快餐、烧烤、火锅，最近她时常感到整个腰部酸软无力。阴雨天腰部冷痛、酸胀，睡觉时翻身都痛苦。她非常担心病情加重会影响以后生育，就忧心忡忡地要我给她看看。

对于女人来说，做了妈妈人生才完整，女人的腰担负着保卫女人生殖系统的神圣职责，因此一定要慎重地对待腰部健康问题。

很多片面追求时尚的女性，夏天露脐，冬天穿短外套、低腰裤，其实这样很容易导致寒湿性腰痛。这类腰痛主要由腰部受风寒侵袭引起的，腰部偏上部位经常疼痛，阴雨天疼痛得尤其厉害，劳累或房事后加重。还有湿热型腰痛，表现为口苦烦热，小便短赤、伴有灼热感，气候湿热时更加疼痛。腰肌劳损或扭伤引起局部瘀血以及气血运行不畅，会导致血瘀性腰痛，这种腰痛也比较常见，表现为局部刺痛和针扎样痛。最常见的是肾阳虚引起的腰痛，表现为腰部冷痛、腰膝酸软无力、面色苍白、心烦口干、喜暖怕冷、手脚冰凉。女性每月月经失血过多，同时孕育、生产都会损伤肾气，生育过孩子以及反复人工流产的女性比较容易出现此类腰痛。

娜娜是典型的肾阳虚引起的腰痛，伴有寒湿性腰痛。我给她开了个最简单的偏方——车前子葱白饮。

【小偏方】

车前子葱白饮的材料和做法非常简单：车前叶连根7棵，葱白连须7棵，大枣7枚，水煎或者泡酒常服。只要坚持服用，肯定有明显的效果。

其实，像娜娜这种白领丽人，腰痛的发病率并不比体力劳动者低，造成这一情况的原因是多方面的，除了和生活习惯有关，还与工作环境密切相关。比如，椅子不合适或椅子与办公桌的高度不协调、坐姿不良等，都会使腰椎改变正常的生理屈度，腰肌负荷不对称，腰骶关节活动不协调，时间久了，必然导致腰肌劳损或腰骶关节劳损。而且对于办公室白领来说，平时缺少腰背肌锻炼。

上述情况除了造成腰肌劳损外，还可能引发腰椎间盘突出，因此办公室人员更应该采取措施防范。办公室人员应选择合适的办公桌椅，一般以有靠背并带扶手的椅子为佳，以便起到支撑作用，还可以在办公桌下面放1个可以搁脚的小凳。

除此之外，倒走一直被认为是最有效的预防腰痛的方式。倒走可以有效地矫正腰（腰椎前凸）的不正确姿势，减小骨盆前倾和腰椎前凸，同时还能锻炼自身肌肉，使慢性腰痛得到有效的缓解和治疗。很多人就此摆脱了腰痛的困扰，我也常常向我的患者推荐这个法子，因坚持倒走而摆脱腰痛的例子不胜枚举。

对于职场女性来说，腰痛好转之后，还可以穿一种前高后低的鞋——负跟鞋。穿它和倒走的原理相同，毕竟倒走存在很多安全隐患，穿上前高后低的负跟鞋，正常向前行走也具有倒走的作用，这样一来，日常散步也具有倒走锻炼的康复作用。相对于以往短时间的倒走锻炼，效果当然大大增加。负跟鞋不但对慢性腰痛有利，而且是有益无害的健康鞋，穿着舒适，在国外被称为"地球鞋"，形容有在沙滩上赤足行走的感觉，得到了广泛喜爱。

菊花枸杞茶，告别黑眼圈

【偏方一】

菊花枸杞茶。

材料：菊花、枸杞各适量。

做法：将菊花和枸杞放入杯中，冲入热开水，浸泡5分钟后饮用。

【偏方二】

按摩法。

做法：首先，用大拇指推按攒竹穴（眉头之间稍浅的凹陷的部分），重复10次；随后，用中指或食指轻轻地推揉丝竹空（眉尾部分稍稍凹陷的部位），也重复10次；最后，用中指按住太阳穴，轻轻地向脸部中央推揉。

【问诊记】

朋友带着孩子来我家做客，吃过午饭休息的时候，小朋友不知从哪里找来一本脑筋急转弯的书，出题考我。其中有一个很有趣的问题："大熊猫是我国的国宝，吃穿住从来都不用自己操心，可是熊猫有一个心愿一辈子都无法实现，你知道它的心愿是什么吗？"我猜了半天都没有猜对，小朋友笑嘻嘻地告诉我答案："是照一张彩色照片。"爆笑之余，我突然想到了一个问题，就是人们常说的"熊猫眼"。

朋友孙宁工作是两班倒，前半月是白班，后半月是夜班。时间长了倒调整不过来了，白天睡不着，夜里也失眠。2个月下来，原本白白净净的女子，竟然天天顶着黑眼圈去上班。我每次看到她都不敢笑，孙宁自己也很无奈。前些日子，她来我家玩，顺便让我给她出个主意，调理一下她的黑眼圈。

像孙宁这样的情况，我觉得还是通过喝茶和按摩的方法治疗，效果会比较明显。

我怕孙宁找不准穴位，还专门拿来一个模型给她解说，让她亲自操作了几下。1个月以后，孙宁不仅"熊猫眼"没有了，连气色都好了很多。有"熊猫眼"的女性不妨都试试，一起对"熊猫眼"说拜拜吧！

【小偏方】

喝茶是很有讲究的，在中医学上，喝茶应该归入食膳类。我给孙宁开的这个茶，名字叫菊花枸杞茶。顾名思义，主材料就是菊花和枸杞子。取秋日晾晒干的小菊花10克、枸杞子5克，将二者放入杯中冲入500克热水浸泡。等5分钟，可看到菊花已经完全绽放开，枸杞子也饱满了，此时就可饮用了。一次1包，一日多次。这个方子既可解暑，也能清毒降火，安静心神，对电脑一族特别好用。菊花可明目清肝；枸杞含丰富的维生素B、维生素C、钙、铁等成分，具有补肝、益肾、明目等作用。电脑一族，可以每天泡1壶，长期饮用对于眼睛有滋润的效果。

对上夜班的朋友来说，喝茶和按摩结合起来是最好不过的。长时间坐在办公椅上是很难受的，偶尔的身体运动会让精神放松，这个时候做做按摩，既能缓解疲劳，又能对眼睛进行保养，肯定会很受大家喜爱的。下面，我就说一下具体做法。这个按摩分3部分。首先，用大拇指按住攒竹穴（眉头之间稍浅的凹陷的部分），将两边穴位向一起推，重复10次；随后，用中指或者食指慢慢地、轻轻地将丝竹空（眉尾部分稍稍凹陷的部位）向内侧推揉，也重复10次；最后，用中指按住太阳穴（眉梢和外眼线连线处向外1厘米处）轻轻地向脸部中央推揉。还可在眼周围皮肤上涂上眼部按摩霜或眼部营养霜，用无名指按压眼尾处、球后（眼眶下缘外四分之一与内四分之三交界处）、四白（眼眶下缘正中直下一横指处）、眼明（内眦角稍上方凹陷处）、鱼腰（眉正中）、迎香（鼻翼外侧），每个穴位按压1秒后放松，连续做几次。将中指放在上眼睑，无名指放在下眼睑，轻轻地由内眦向外眦轻拉按摩，连续几次；再用食指、中指和无名指指尖轻弹眼周1圈。

想彻底根除黑眼圈，就必须首先了解黑眼圈的成因，以便对症下药。黑眼圈是因眼眶部位的眼皮颜色较暗而呈现的外观。它的形成与眼皮本身的色素多寡、眼皮内的血管血流颜色以及光线投射方向等因素有关。由于眼睑皮肤是全身皮肤中最薄的，因此皮肤的色素或皮肤下的血流颜色，都容易呈现在眼皮表面。此外，光线在投射时，会在突出物的背凹处呈现阴影，这样就形成了所谓的"熊猫眼"。

其实，"熊猫眼"在很大程度上和我们不良的作息习惯有关。经常熬夜、过分疲劳、情绪不稳定等都会导致黑眼圈。

学会敷眼，跟眼袋说拜拜

【偏方一】

马蹄莲藕渣敷眼。

材料：马蹄、莲藕适量。

做法：将马蹄、莲藕洗净，刮皮后切碎，放入榨汁机，加2杯水搅拌，滤去汁留渣，然后敷眼10分钟。

【偏方二】

土豆片敷眼。

材料：土豆适量。

做法：将土豆片敷在眼上，等约5分钟，再用清水洗净。

【问诊记】

常言道："男人爱潇洒，女人爱漂亮。"所有女人都想让自己青春永驻，怎奈何岁月不饶人，随着年龄的增长、人体机能的衰退，细胞慢慢老化，女人不再丰润。许多年龄偏大的女性都会大量使用化妆品，以求容颜美丽。李女士也属于化妆一族，化妆品能改善肤色，使皮肤变白，但是对于眼袋却无可奈何。

李女士今年37岁了，可是第一次见到她的人，都感觉她像47岁。据她说，她的同事也都这么认为，更有甚者，有一次坐车，旁边一个中年人竟然称呼她大姐，李女士又生气又尴尬。为什么呢？罪魁祸首就是她那两个大大的眼袋。李女士工作比较辛苦，加夜班是常有的事，时间长了，黑眼圈和眼袋都找上了她，这可把李女士折磨坏了，吃了许多药，也做过手术，可就是不见好转。后来，她听朋友说我这里经常有人来讨方子，就直接求助到我这里了。

我看了看李女士的眼圈，浮肿得很厉害，眼袋长度大约4厘米，下拉近2厘米，乍一看，就好像两个眼睛下面各长了一块肉一样。看着李女士愁眉苦脸的样子，我安慰了她几句，并开出2个方子供她选择：一个是马蹄莲藕渣敷眼，一个是土豆片敷眼。

李女士听我说了这些，很难相信这么简单的材料能调节好她的眼袋。在我的一再劝说下，她半信半疑地回家了。结果可想而知，1个月后，她就感觉眼睛好多了，不沉不坠了，眼袋也明显缩小了。只要她坚持继续敷用，就一定可以收到很不错的效果。

【小偏方】
马蹄、莲藕是我们常见的蔬菜，每次买菜时可以多买些。首先洗净马蹄、莲藕，刮皮后切碎，将材料放入榨汁机，再加2杯水搅拌，滤去汁留渣。然后敷眼10分钟。

马蹄，又称荸荠，有清热解毒、利尿通便、化湿除痰、消食胀之功。莲藕的药用价值相当高，可开胃清热、滋补养性、预防内出血，是妇女儿童、体弱多病者的滋补佳珍。

第二个方子就更简单了，用的就是我们厨房里的土豆。做法也很简单：首先将土豆皮刮干净，然后清洗，切成薄片；躺卧，将土豆片敷在眼上，等约5分钟，再用清水洗净。这个方子的原理是很明了的。

土豆很有营养，是抗衰老的食物。它含有丰富的维生素及大量的优质纤维素，还含有微量元素、氨基酸、蛋白质、脂肪和优质淀粉等营养元素。经常吃土豆的人身体更健康，老得慢。另外，土豆也是呵护肌肤、保养容颜的极佳选择。新鲜土豆汁液直接涂在脸上，增白效果十分明显，有很好的呵护肌肤、保养容颜的功效。我们的皮肤容易在炎热的夏天被晒伤、晒黑，土豆汁对清除色斑的效果也很明显，并且没有副作用。

秋冬季节面皮紧绷，该补水了

【偏方一】

杏仁西红柿面膜。

材料：杏仁粉20克，西红柿1个。

做法：把西红柿榨汁与杏仁粉调和均匀，涂在脸上，干燥后洗净。

【偏方二】

香蕉牛奶面膜。

材料：香蕉1根，牛奶、面粉适量。

做法：把香蕉捣碎，加入牛奶、面粉拌成糊状，均匀地涂在脸上，20分钟后用清水洗净。

【问诊记】

你见过这种人吗？一眼看上去，三四十岁的样子，问她年龄，她如果说明年40岁，你肯定会相信，她要是说今年28岁，你也勉强能接受。其实这个人就是28岁。问题出在哪里？面部的肌肤状态给她减了分。这种情况在生活中其实非常常见，比如我邻居家的那个姑娘。

刚入秋，邻家的姑娘忧心忡忡地跑来找我，其实她也没什么大问题，只是跑来询问我，有没有什么偏方能改善她面部缺水的问题。最近，她被肌肤缺水折磨得苦不堪言，皮肤干燥、脱皮、发黄、黯淡、无光泽，甚至出现了与她年龄不符的皮肤松弛现象。糟糕的皮肤状况让她看上去至少老了10岁，更把她的自信与年轻人的活力驱赶得无影无踪。我赶紧给她推荐了几个简单实用又经济实惠的偏方。

邻居家的姑娘记下了我给的偏方，欢欢喜喜地回家试用去了。过了2周后，我再见到她，她开心地对我说，我提供的面膜效果很好。的确如此，如今的她，自信里透着美丽，皮肤看上去不再晦暗无光，缺水脱皮现象也得到了很大的缓解，比先前的状态好了许多。她说她还要继续用。我想，真正的好医生不仅仅是治病的，还是治命的，给患者的养生保健建议能让身体更健康，甚至能改变性格或命运。这是我作为一名中医始终坚持的信念。

【小偏方】

当肌肤缺水时，角质细胞无法获得充分润泽，肌肤便会缺乏光泽，干燥的角质层让肌肤的肤纹更明显，如果继续缺水，就会产生细纹。想要解决这个问题，可是试试下面这几个偏方。

第一个偏方：杏仁西红柿面膜。取杏仁粉20克、西红柿1个，把西红柿榨汁与杏仁粉调和均匀，涂在脸上，干燥后洗净。这款面膜有很好的保湿效果，还能去黑头粉刺。从中医上讲，杏仁有补肺润燥的功效，而肺主皮毛，所以杏仁有很好的美肤效果。甜杏仁含有维生素B_{17}、维生素A、维生素B_1、维生素B_2、维生素C和脂肪、蛋白质，以及铁、钙、磷等多种微量元素。这些营养成分对改善皮肤缺水有很好的效果。

虽说杏仁西红柿面膜适用于任何肤质，但如果你是敏感肤质，就不要轻易尝试了，万一过敏了就得不偿失了。不过敏感肤质的人也别着急，我这里还有一个非常安全的方法，可以放心使用。

香蕉牛奶面膜。取香蕉1根，牛奶、面粉适量；把香蕉捣碎，加入牛奶、面粉拌成糊状，均匀涂在脸上，20分钟后用清水洗净。这款面膜姑娘们就放心使用吧，它适用于任何肤质，是一款"脾气"好得不得了的面膜。还有一个锦上添花的方法，就是在面膜中加入西红柿汁或胡萝卜汁，在滋润保湿的同时，还可以去除死皮，减少油光，可谓是一举多得。

不论你是哪种肤质，补水保湿都是女性要做的头等大事，平时多搜集一些天然无害的面膜偏方，为滋养皮肤多花一分心思，最终你会获得十分的收益。

简单醋盐水，青春痘一扫而光

【偏方】

醋盐水。

材料：半杯水，1平勺盐，小半勺白醋，化妆棉。

做法：将水、盐、白醋，均匀搅拌，用化妆棉蘸取，涂抹在长痘痘的地方，早、晚各1次。这种祛痘水最好在1天内用完。

【问诊记】

从医多年，我经常会遇到一些患者朋友好奇地问我：大夫，为什么有人那么容易起痘痘呢？你还别说，他们这一问，还真把我问住了。倒不是我没法回答，而是长痘的原因很多，跟年龄、性别、心情、身体状况、天气等都有关，想要简单说明白确实不容易。

最近一段时间，由于天气变热，因此很多人脸上的小痘痘又开始疯长了。长痘痘不算什么严重的病，却带给患者无限的烦恼。前几天，有位母亲带着十几岁的女儿来找我，从进屋开始的好长一段时间，孩子都不抬头，也不说话。母亲说，这段时间，因为孩子脸上的痘痘越来越严重，所以孩子很痛苦，放学后就把自己关在家里，周末也不愿意出去见人了！

母亲说，前一段时间，女儿跟着自己去美容院做了一次皮肤清洁，把下巴上的痘痘给挑掉了，第二天痘痘的确平了，可后来没几天，下巴以及两颊上的痘痘又疯长起来，越来越多。孩子还买了一个在广告里吹得神乎其神的祛痘产品，擦拭了半个月，脸都变形了，痘痘也没消。孩子又听人说可能是吃辣的上火了，于是在饮食方面杜绝辛辣和油腻，估计是因为吃素，孩子的体形比以前好了，可是痘痘却没见少。

母亲更相信中医，听说我看皮肤病效果不错，就拉着孩子来了。

我看了看孩子，很清秀、很漂亮，脸上的痘痘肯定让她心理负担不小。我笑着对孩子说："长了痘痘以后，千万不要挤。痘痘是皮脂腺毛囊管壁角化并堵塞毛孔造成的皮脂排出不畅，从而引起毛囊皮脂腺的炎症，最忌讳用手挤压。我给你一个小偏方，材料和做法都非常简单，你用了，保管能把痘痘压下去。"

【小偏方】

小偏方的材料很简单，主要有：化妆棉，白醋，盐，还有半杯水。水一定是白开水或者纯净水，千万别用自来水。具体做法就是：取半杯水、1平勺盐、小半勺白醋，搅拌均匀，用化妆棉蘸取，涂抹在长痘痘的地方，早晚各1次。这种祛痘水最好在1天内用完。

厨房其实就是个"天然药箱"，比如说，急性局限性皮炎瘙痒，用盐水洗涤或涂搽可以止痒；煮熟的卷心菜和煮沸的菜汁可以缓解因食物中毒引起的轻微腹泻和恶心；每天早晨喝1杯淡盐水，能防止和治疗溃疡，还能防止和治疗便秘；皮肤烫伤时，用麻油涂1层，可以迅速止痛，还能防止创面感染等。所以说，日常生活中的蔬菜、零食、调味品，都是家中"绿色医药箱"中的"绿色药物"，治疗日常的一些小病小痛效果出奇的好。

长了"成人痘"，从身体内部找原因

【偏方】

苦瓜炒绿豆。

材料：生菜300克，苦瓜100克，绿豆30克，小萝卜150克，香油、盐各适量。

做法：在做之前把绿豆用水泡1个晚上，再煮软，煮好后去水，再焖大约15分钟；再把苦瓜、生菜、萝卜切成块放入锅中；然后放适量香油、盐即可。

【问诊记】

"夏大夫，快救救我！从前一阵子开始，我额头上都是大颗的痘痘。每年夏天都会这样，可是今年我觉得自己已经很注意了，但是好像越来越严重，真不知道该怎么办了。"这是我的一位患者小米向我发出的求救信息。小米今年32岁，是外企高管。

我们都知道20岁左右的人起痘，多数是因为身体处在旺盛的发育期，体内激素变化导致油脂分泌过多。但是，如果过了青春期还起痘，就应该是由内分泌不调和脾胃虚弱等引起的。按照中医的理论，脾胃虚弱，进入我们胃里的食物就很难全部消化吸收，转化成我们身体所需要的气血。不能转化的部分就形成了"痰湿"，"痰湿"会随着血液运行，最后到达面部，从皮肤里拱出来，就是我们看到的痘痘。

养脾其实很简单，但简单的事需要长期坚持才有作用！要吃好，睡好，心态好，运动好！注意吃这件事情，一定不能吃得过饱，因为营养过剩，会导致脾的工作量加大。还有，如果难消化的食物在体内会凝滞成湿气，人体里湿气大，就会消耗元气来分解它，元气可是人生命的根本，元气的损耗就会使人体生出很多疑难杂症，很难解决。

要想更有效地祛痘，首先要弄清楚发痘的具体原因。发痘痘的部位不同、症状不同，采取的治疗对策也不一样。

通常我们脸上起痘可以分为9种不同的情况。额头长痘痘，表现为压力大、脾气差、造成心火和血液循环有问题，要养成良好的生活习惯，保证充足的睡眠，放松心情，多喝水。双眉间长痘痘，表现为胸闷、心悸、心律不齐，一般发生在工作超负荷的女性身上。此时，应该注意不要做太过激烈的运动，避免烟、酒、辛辣食品。鼻头长痘痘，表现为胃火过盛、消化系统异常，应少吃冰冷的食物。鼻翼部位长痘痘，大多与卵巢机能或生殖系统有关，注意不要过度纵欲或禁欲，多到户外呼吸新鲜空气。右边脸颊长痘痘，与肺功能失常有关，注意保养呼吸道，尽量避免杧果、芋头、海鲜等易过敏的食物。左边脸颊长痘痘，是因为肝功能不顺畅、有热毒，需要注意作息正常，保持心情愉快，该吹冷空气就吹，不要让身体处在闷热的环境中。唇周边长了痘痘，通常是因为便秘导致体内毒素累积，或是使用含氟过量的牙膏，应多吃高纤维的蔬菜、水果，调整饮食习惯。下巴长痘痘，是因为内分泌失调，要少吃冰冷的东西。太阳穴附近出现小粉刺，显示你的饮食中包含了过多的加工食品，造成胆囊阻塞，需要进行体内大扫除。

小米的痘痘发在额头上，额头长痘痘表现为压力大、脾气差、造成心火和血液循环有问题。我给小米开了个方子，并告诉她，平时要养成良好的生活习惯，保证充足的睡眠，放松心情，多喝水。因为良好的生活方式是预防一切疾病的根本。

【小偏方】

我给小米的偏方很简单：配方只有300克生菜、100克苦瓜、30克绿豆、150克小萝卜、香油、盐各适量。在做之前，把绿豆用水泡1个晚上，再煮软，煮好后去水，再焖大约15分钟；再把苦瓜、生菜、萝卜切成块放入锅中；然后再放适量香油、盐即可。

大家都知道绿豆是生活中的保健佳品。《本草求真》记载："绿豆味甘性寒，据书备极称善，有言能厚肠胃、润皮肤、和五脏及资脾胃，按此虽用参、芪、归、术，不是过也。第所言能厚、能润、能和、能资者，缘因毒邪内炽，凡脏腑经络皮肤脾胃，无一不受毒扰，服此性善解毒，故凡一切无不用此奏效。"纵观各家本草，对绿豆清热、祛暑、解毒、利水等药用功效都极为推崇。配方中的苦瓜，味甘性平，养血滋肝，润脾补肾，是极好的食材。

面色暗黄，补气血是关键

【偏方】

木耳红枣粥。

材料：红枣30克，黑木耳20克，大米100克。

做法：把浸泡好的黑木耳、去核的红枣和米一起煮粥，早、晚服食。

【问诊记】

王静是一个瘦小的女孩子，25周岁，脸色总是青黄青黄的，而她的妈妈由于身体虚弱，因此以前经常吃药……大包小包的中药，使整个家都充满了中药的味道。王静的妈妈经常因自己脸色蜡黄而自卑，老是埋怨自己，也常抱怨自己的女儿脸色发黄，不像别人家的孩子脸色红润润的。女儿想帮妈妈，让妈妈有点儿自信，同时也想改善一下自己的脸色，所以，在女儿的坚持下，母女两个一起来我这里求助。

对很多女孩子来讲，肤色蜡黄虽然不会对身体造成不适的感觉，但总会让周围的人觉得这个人很憔悴，似乎真的是人老珠黄了。女孩子很介意"黄脸婆"这个词，因为它代表着衰老。年纪越大的女性，越会显现"黄脸婆"的外观。要想不做"黄脸婆"，应该怎么做呢？

人体的内在脏腑如果气血不足，则必然要表现在外在的皮肤、颜面之上。气虚了，就会面色无华、精神差、疲乏无力。血虚了，就会皮肤枯槁、面色苍白或萎黄、指甲不光滑。所以女性面白无华、皮肤差很多都是由气血不足导致的。

血与气是人体生命活动的物质基础，与人体的身体健康、精神状态有着非常密切的关系：气旺血充，人的精神思维活动才会正常，血气充盛，人体才会有充沛的精力、活跃的思维、矫健的身躯、良好的记忆力和敏捷的应变力，才能够光彩照人。

气血是人体五脏六腑、四肢重要的营养成分，也是人的精神状态的基础，血运行在脉中，营养人体内外。在中医学中，气属阳，主动，有推动、温煦、营养、固摄、调节的作用。血液的运行被认为是心气的作用，也可以说是心阳的作用。血属阴，主静，性凉，血的运行是靠气的推动和温煦作用而来的，同时为了保持血液按一定的脉道运行，不至于逸出脉外，又需要气的固摄作用。气的来源又需要血的营养。血属阴，气属阳，血的宁静与气的推动、固摄之间形成了一个阴阳的协调平衡，这样就保证了血气的正常运行。

所以说血离不开气，气离不开血，只有气血充盈，容颜才能如花般滋润和美丽。

"气血充盈"这4个字，指气血不但要充足，还要能流动起来，流动的气血便能产生活力和美。中医认为："所以得全性命者，气与血也。血气者，乃人身之根本乎！"就是说，气血是人的根本。中医又有"气为血之帅，血为气之母"之说。"气为血之帅"是指气能生血、气能行血、气能摄血。气旺则血充，气虚则血少；气行则血行，气滞则血瘀。仅有血而无气的推动，则血凝不行，而成瘀血；仅有气而无血的运载，气就无所依靠，就会涣散不收。

所以，气血要充盈，更要流动起来。

那么，要想达到活血净肤、益气补血的目的，有一个方子很适合，非常简单而且很生活化。

【小偏方】

这个方子的具体做法是：取30克红枣、20克黑木耳、100克大米，把浸泡好的黑木耳、去核的红枣和米一起煮粥，早、晚服食。

配方中的材料都是家常食物，我们都知道，"民以食为天"，最家常的食物都是大自然赐予我们最好的求生求寿的礼物。五谷是植物的种子，每一颗小小的种子，都可以生长出大大的植物，并且能够繁衍不绝，所以，每一颗种子都有着极大的"生机"。我们人体需要蛋白质、维生素还有很多的微量元素等，用中医的说法，所有这些东西可以用一个词概括，那就是"生机"。食物有生机，它就能养人。种子的生机是最大的，我们一顿饭，要吃掉无数的种子，生机自然也就有了。所以，最大的功效通常就来自最家常的食物。

另外，运动能使气血通畅、血液流通。因此，运动是使气血流动起来的最好方法，散步、健身、游泳等都是很好的运动。不过，运动贵在坚持。我推荐给大家一种快走健身法，方法简单，健身效果良好。选择一块圆形的场地，先朝前快步走3圈，再倒退着走3圈，体力好的人可多走几圈。

毛孔粗大，试试冷、热水洗脸

【偏方一】

洗脸法。

做法：用冷、热水交替洗脸。

【偏方二】

按摩法。

做法：先搓热手掌，用手掌以画圆圈的方式按摩两颊，反复做10次；用指腹从下巴、鼻子到额头，以画螺旋的方式轻轻地按摩，做3次；用指腹从下巴开始轻轻地推向两颊边，做3次；用指腹从眼头向眼尾方向轻轻地向外滑，做3次。

【问诊记】

我在医院值了一夜的班，早上洗脸的时候，恰巧被一个同事撞见。同事很好奇我洗脸为什么要用两个脸盆。我让同事将手放在脸盆里试试看。同事听了我的话之后更加好奇，他分别将手放在两个脸盆中后，立刻笑着对我说："两个脸盆里的水温不同。您这是要做什么呢？"我也笑着对他说："我每次洗脸时，都会先用热水洗第一遍，之后再用冷水洗第二遍，这样可以让我的皮肤变得更好。"我说完这一席话之后，就见同事看我的眼神更加迷茫了，我立刻向他解释了原理。

其实，用冷、热水交替洗脸可以有效地收缩毛孔。当脸部接触热水后，脸部的毛孔会因为高温而张开，毛孔中的污垢很容易被清洗出来，脸部肌肤清洁得更加干净。但是要注意，热水温度不宜太高，比手部温度稍高一些即可。用热水洗完脸之后，脸部毛孔依旧处于张开的状态，这个时候再用冷水敷脸，毛孔受到冷水刺激，一下子就会收缩起来，这样一来就不会因为毛孔张开，皮肤受到二次"污染"。

除了用冷水敷脸之外，还可以采用冷毛巾敷脸，效果同样非常不错。当脸部毛孔收缩后，人们通常会感觉脸部肌肤比较紧绷，这个时候可以使用一些爽肤水或者平衡水来缓解脸部肌肤紧绷的状态。经常用这种方法来洗脸，我们就再也不用为毛孔粗大的问题犯愁了。

【小偏方】

毛孔粗大是油性皮肤的女孩子最头疼的问题之一。油性皮肤由于油脂分泌过旺，因此很容易造成水油不平衡。毛孔一旦堵塞，毛孔就会变大，就容易形成痘痘。很多人爱挤痘痘，一旦伤到真皮，很容易造成毛孔粗大。爱抽烟的女性也容易毛孔粗大，当她们享受喷云吐雾的飘飘然时，香烟让你血管收缩、血液循环变慢，养分无法被顺利地送到皮肤细胞，毛孔就容易变大。

毛孔粗大了之后，要怎么做才能收缩毛孔呢？对收缩毛孔很有效的一个方法是用冷、热水交替洗脸。

热水的水温应该在40摄氏度左右，洗时先用手试，一般比手温稍高即可。热水的作用是通过高温打开毛孔，让毛孔里的尘垢更容易排出来。热水洗过后，就应该改用冷水敷脸了。洗时可选择用冷毛巾或者放在冰箱里的面膜敷脸。无论哪一种方法，都能够很好地滋润和收缩毛孔。"冰镇"之后，保养的步骤并没有做完。这时候，当然是要舒缓一下完全清洁好的皮肤，化妆水或者爽肤水、平衡水都可以。先拍"T"区再拍全脸，直到全部吸收，之后还要再擦一点儿乳液和眼部精华液。

还有一个收缩毛孔的方法也是我经常向患者推荐的，而且效果很不错，那就是按摩法。具体步骤如下：先搓热手掌，用手掌以画圆圈的方式按摩两颊，反复做10次；用指腹从下巴、鼻子到额头，以画螺旋的方式轻轻地按摩，做3次；用指腹从下巴开始轻轻地推向两颊边，做3次；

用指腹从眼头向眼尾方向轻轻地向外滑，做3次。

痘痘痊愈之后，如果想收缩毛孔，则可以尝试定期去角质。但是如果皮肤依然有炎症，就绝对不能用这个方法。在洗脸的时候滴几滴柠檬汁，效果也不错。

脸上长了黄褐斑怎么办

【偏方一】

绿豆百合粥。

材料：绿豆、赤小豆、百合各15克。

做法：将绿豆、赤小豆、百合洗净，用适量清水浸泡半小时，用大火煮滚后，改以小火煮到豆熟，依个人喜好，加盐或糖调味皆可。

【偏方二】

外部修复法。

材料：维生素E胶囊、柠檬水、维生素C各适量。

做法：涂维生素C、维生素E或者柠檬水。

【问诊记】

近些年，我出诊的体会是，中国女孩最怕长斑。

找我看病的患者中，有不折不扣的城市精英，有在家的全职太太，也有挣扎在社会底层的蓝领。前些天，我的诊室里来了一位女性患者，她是1983年生人，在一家文化公司上班，皮肤还算好，比较细滑。她坐下后还没说几句话就开始抱怨了："我脸上的斑是因为用电脑的缘故吗？我来现在这家公司之前脸上并没有斑，以前工作不怎么用电脑，来这里后每天都是对着电脑，这2年的时间，我脸上颧骨这一片长了很多斑，办公室里冬夏都是中央空调，皮肤也很干。"

很多女性在25岁以后，身体状况开始出现下滑，好好的皮肤突然出现了黄褐斑，其实这都是由内分泌失调引起的。随着烈日酷暑的到来，人体的新陈代谢就会加快，体内水分和营养就会大量流失，再加上燥热难眠，女性内分泌失调就更容易发生。面临这样的问题，我们只好调节身体的生理机能使之平衡，长出来的斑才会得到缓解。

正确的祛斑方法是给皮肤补水，不能让皮肤太干，要通过持续的、长时间的水代谢，逐渐地运走沉积的黑色素。这个补水，不仅是补皮肤外部的水，身体的补水、排毒也非常重要。人体皮肤构造复杂，一旦斑点形成，就要通过长期代谢清除，这样才能让肌肤细胞获得新生。这里要特别强调一下水代谢的概念。借助水代谢来解决各类皮肤问题，是因为水代谢是人体自然的代谢，身体的一切垃圾都是通过这个代谢排出体外的。所以，女人补水是非常重要的。

除了补水，还要多排气。斑冒出的原因有血虚、血瘀、气不顺等。人身体中会产生很多废气，这些废气如果沉积在体内，没有顺利地排出去，就会在身体中或脸上表现出来。要想气顺，有两个器官最重要：一是肝，二是肺。肝主气升，肺主气降。肺又与大肠互为表里，肠道里的废气就要通过屁放出去。很多女人都有便秘的问题，便秘的人屁很少，气息不能出来，肝气怎能顺达？斑点问题自然就消除不了。吃萝卜、红薯能淡斑，道理很简单：能放屁。放屁多，废气找到通道，排出体外，体内的杂质越来越少，脸上自然越来越干净了。

【小偏方】

对于黄褐斑的认识及治疗，很多女孩子只重视外部的处理，而忽视内部调理。有一个很简单而且效果明显的方子：绿豆、赤小豆、百合各15克，洗净，用适量清水浸泡半小时，大火煮滚后，改以小火煮到豆熟，依个人喜好，加盐或糖调味皆可。

赤小豆含脂肪、蛋白质、淀粉、钙、磷、铁、维生素B_1、维生素B_2、植物皂素等，能利水消肿、解毒排脓、清热祛湿、通利血脉。绿豆含脂肪、蛋白质、淀粉、钙、磷、铁、维生素A、维生素B_1、维生素B_2、磷脂等，有清热解毒、利尿消肿、去面斑等功效。百合则含有人体所需的营养物质，如脂肪、淀粉、蛋白质和多种维生素，能润养肺经、清心安神、补充气血津液，可以润肤、养肤、美肤。三者都有润肤除斑的效果。

祛斑还应该特别注意防晒，防止日光直射面部，因为皱纹和斑点大部分都是光老化引起的。应该时刻注意防晒，帽子、遮阳伞、防晒护肤品这些防晒的好帮手要随时使用。值得提醒的是，如果不是长时间暴露在阳光下，就不需要使用防晒系数（SPF）很高的防晒品，一般SPF15的就足够了。使用SPF30以上的防晒品应2～3小时后清洗掉，因为太高指数的产品对皮肤也有刺激作用。

外部修复方面，最为有效的方法是促进皮肤进行代谢、抗氧化。

涂维生素C、维生素E或者柠檬水是比较理想的方法。柠檬和草莓、菠萝等都是酸性果蔬，虽然含有具有美白功效的维生素C，其中的鞣酸、果酸、植物蛋白酶等成分还能够帮助剥脱角质，但这类果蔬酸性非常强，敏感性皮肤的人不能将它直接贴于皮肤表面，否则会对肌肤造成很大刺激，出现干疼、发红的情况。同时，柠檬属于光敏性果蔬，由于其中含有光敏性物质，因此敷完后遇到阳光，有可能会发生日光过敏反应，导致光敏性皮炎，引起局部红肿、丘疹、水疱等反应。所以，使用柠檬水时一定要特别谨慎。一般我们用新鲜的柠檬泡水，一次面膜也就泡2～3片柠檬，太多会对皮肤有刺激作用。

眉睫稀疏有妙方

【偏方一】

擦茶叶水。

材料：茶叶水、蜂蜜各适量。

做法：取一点儿隔夜的茶水，往茶水里加几滴蜂蜜，均匀地涂抹在睫毛或者眉毛上。

【偏方二】

涂抹鱼肝油。

材料：鱼肝油、棉棒各适量。

做法：用干净的棉棒蘸已成液体状的鱼肝油涂抹在眉毛上，再用棉花棒蘸适量的鱼肝油涂抹在睫毛根部，每天2次左右即可。

【问诊记】

拥有美丽的眉毛绝对是一种美的资本，如果再有一排又长又密的睫毛，在美目流盼的瞬间，忽闪出灵动，这样的风情谁能抗拒？

我们医院其他科室的护士小马是个爱美的女孩子，平时出门，化妆是必备的。她每次逛街都会带回各式各样的化妆品。可是小马有个习惯，无论是上班也好，旅游也好，总是喜欢戴一顶遮阳帽，盖住前额部位，而且留着长长的齐刘海。开始的时候，我还以为她是为了皮肤不被晒黑而专门配备的呢，后来有一次她来我这里时说到了这个事，我才知道原来问题出在她的眉毛上。

小马天生毛发比较稀疏，特别是眉毛和睫毛非常稀疏，寥寥无几。每次画眉都要好久，但是天气越来越热，汗水总是将刚画上去的眉粉给冲下来，偶尔还掉进眼睛里面。这让小马痛苦得不得了。当听说我有些偏方能够解决她的苦恼时，她便缠着我给她支个招儿。我看了一下她的皮肤和发质，感觉下面两个偏方比较适合她：擦茶叶水和涂抹鱼肝油。

小马听了还不相信：自己发愁了那么长时间的问题这么简单就能解决吗？我让她回去照着方子坚持2周先看一下效果。

2周后的一天，小马蹦蹦跳跳地来了，边走边说："哎呀，夏大夫的方子还真好使，我就每天擦几下，就感觉眉毛上痒痒的，没几天就发现有新的眉毛长出来了，太好了！"

【小偏方】

擦茶叶水是一个比较简单的办法，也很实用。材料很简单，就是一杯茶叶水。每天晚上泡一杯绿茶喝，留一些茶水，第二天早上用眉刷蘸茶水均匀地涂在眉毛上，反复涂刷10次（一定要有耐心）。坚持1个星期，效果很明显，长期使用更可使爱美的女性拥有浓密而有形的双眉！

涂抹鱼肝油的做法也很简单：用干净的棉棒蘸液体状的鱼肝油涂抹在眉毛上，再用棉花棒蘸适量的鱼肝油涂抹在睫毛根部，每天2次左右即可。我们大家都知道，睫毛与眉毛的健康生长，其实与头发是一样的，都需要补充足够的营养，只要有足够的营养，睫毛或眉毛就可以在短期内较快地生长。

为什么选用鱼肝油呢？这是有一定医学道理的。一方面，鱼肝油中含有维生素A和维生素D。维生素A的主要功能是维持机体正常生长、生殖及抗感染、免疫的功能，促进上皮的分化，帮助维护皮肤和黏膜的健康，帮助机体组织的生长发育和复原。另一方面，鱼肝油的价格比较便宜，一瓶100粒的普通鱼肝油只需几元钱，按每日消耗4粒计算，一瓶可用1个月，而每天的花费平均下来基本可以忽略不计。再者，鱼肝油见效较快，在坚持使用1个月后，睫毛变粗且有明显的增长感和卷曲感，新增长的长度可达到3～4毫米，睫毛整体明显变得浓密，就连下睫毛也变得很长。而眉毛也有了浓密的感觉，整体眉型优美、无杂乱感，都可以不用化眉妆了。

头发开叉打结，抹点儿芝麻油

【偏方】

抹芝麻油。

材料：芝麻油适量。

做法：将发梢轻微弄湿，抹上滋润的芝麻油，再包上热毛巾捂20分钟左右，给头发吃一顿"营养大餐"，然后按照一般的洗发程序将头发清洗干净，每周1次。

【问诊记】

昨天，有位患者给我打电话，说："夏大夫，你上次跟我说的那个偏方，效果不明显，能再给我推荐其他的偏方吗？我是那个头发老分叉的女士。"这位患者的电话让我想起了一些病人，他们经常满怀憧憬地对我说："大夫，您放心，我从现在开始锻炼了。我办了××健身房的卡，每天晚上都去，家里还买了跑步机。"看那神情，似乎这么一锻炼，他们就会永远跟疾病说再见了。

对于这样的病人，我总是一笑置之。因为我发现一个有趣的现象：多数办了健身卡发誓要锻炼的人，真正锻炼的次数、锻炼的质量，反而不如在公园坚持免费锻炼的人。选择什么样的健康方式要自己去权衡，更需要不懈地坚持。

在电话里，我问患者："你在坚持用我给你的偏方吗？"

"用了，只是开始没多大效果，后来就没有坚持下去。"患者有点儿底气不足了。

"不要间断，要坚持，这种内外结合的调理，需要坚持一段时间才能看到效果，而且只要能坚持下来，就会对你的健康起到很大的帮助！"我安慰并鼓励她。

这位患者半个月前来我处就诊，说是以前满头的乌发忽然分叉了，而且有越来越严重的趋势。

那么，好好的头发为什么会分叉呢？原来，头发之所以看来光泽亮丽，是因为分泌光润头发的皮脂腺多半与毛囊生在一起，经常将分泌的皮脂经导管排入毛囊内，油脂再沿着毛干到达头皮，有滋润和保护头发的作用。当头发太长或健康状况不佳时，油脂分泌就会发生失调或不能送达发干末梢，头发便容易分叉，这样分叉的发梢可能发展为干枯脆弱的头发，一旦形成恶性循环，头发就会像秋天的树叶一样容易脱落。

【小偏方】

当时，我给了患者一个方子——抹芝麻油。发梢分叉时，首先要让头发吸收充足的养分，可以将发梢轻微弄湿，抹上滋润的芝麻油，再包上热毛巾捂20分钟左右，给头发吃一顿"营养大餐"，然后按照一般的洗发程序将头发清洗干净，这样每周1次，连续几次后，毛糙的发梢就会变得柔顺。芝麻油中含有大量的维生素E，有助于头皮内的血液循环，对头发起滋润作用，加速头皮吸收营养物质的速度。

和身体其他部位一样，头发需要大量营养才能保持润泽健康，因此我们要多吃一些富含蛋白质、维生素A、铁、锌、钙等头发生长所必需的营养物质的食物，如牛奶、酸奶、蛋类、瘦肉、鱼类、动物肝脏、豆制品及新鲜蔬菜、水果，还有海带、黑芝麻、蜂蜜等。一定要记住一句话：维持健康而均衡的饮食习惯才是最重要的。

不想节食不想运动怎么减肥

【偏方一】

苹果+黑醋。

材料：苹果1个，黑醋15毫升。

做法：将苹果用水洗净后去核切成片，和开水一起放入果汁机中打成汁，倒入杯子中再加入黑醋，混合搅拌。

【偏方二】

西红柿+黑醋。

材料：西红柿1个，黑醋15毫升。

做法：将西红柿和开水一起放入果汁机中打成汁，倒入杯子中，再加入黑醋，混合搅拌。

【问诊记】

每次去表哥家，表哥的女儿都喜欢黏着我。这次听说我要去，她一早就给我打电话，催问我什么时候到，她准备跟爸爸一起来接我，电话里侄女再次展开了甜言蜜语撒娇大法："姑妈是我最最喜欢的人，在我内心深处，姑妈是杰出女性的最佳代表，漂亮而且极具智慧。姑妈，我永远都爱你！"我知道，侄女准是又有什么问题想咨询我了。

刚见面，还没寒暄几句，侄女就开始跟我抱怨了："姑妈，您有没有觉得我最近胖太多了？去年的好多衣服都穿不进去了。"侄女是胖了不少，不过远远算不上肥胖，现在的女孩子都爱美，尤其是对身材，长几斤肉就开始恐慌。

侄女最近还在为用什么方法减肥而烦恼，几个月前就喊出"我要减肥"的口号，而且她还亲自制订了中药减肥计划，经过几个月的努力，也不大见成效。侄女说她这几个月每天都跟打仗一样。

"你侄女最近喜欢上一个男孩子，对自己要求更高了，都下大本钱了，以前看到中药就跑得远远的，现在都自己去抓中药吃了。"表哥用略带嘲讽的口气说。

"采用吃中药减肥的办法吗？"我问。

侄女有点儿失落地说："嗯，我听姑妈的话，不去市场买减肥产品吃，我也试过节食的，可是不见效果。平时，我又不爱运动，虽然运动减肥法是最科学、最健康的减肥法，但并不是每个人都可以适应那么大的运动量。我也试过好多方法，但无论怎样，我的体重都有增无减，朋友还开玩笑说我的减肥法成效很明显，从55千克减到了60千克。前段时间，有个朋友给我一个药方，我吃了效果还是不太明显。"

"想减肥，还要健康，其实没那么麻烦，我告诉你一个小偏方，减肥效果非常好，也是最近非常流行的减肥方法。"

"我就知道姑妈一定有惊喜给我，是什么好法子，姑妈快告诉我。"侄女激动得要跳起来了。

于是，我告诉了侄女一个黑醋减肥法。

【小偏方】

黑醋减肥法的材料和方法都非常简单：一个是苹果加黑醋，苹果1个，用水洗净后去核切成片，和开水一起放入果汁机中打成汁，倒入杯子中再加入黑醋15毫升，混合搅拌；另外一个是西红柿加黑醋，西红柿1个，和开水一起放入果汁机中打成汁，倒入杯子中再加入15毫升黑醋，混合搅拌。一天1～3次，直接喝就可以了。

之所以要选择黑醋，是因为黑醋富含人体必需的氨基酸，可以将酸性体质调整成碱性体质，还可以顺气消胀、净化血管，并促进消耗体内过多脂肪，加强蛋白质和糖类的代谢。

此外，黑醋所含的酶能刺激肠胃蠕动，有助于排除体内宿便。黑醋味道很酸，可加蔬果一起食用，还可以加入生姜。生姜辛辣，可让身体产生热量，起到瘦身效果，还能增加排尿量及改善手脚冰冷。生姜加蔬果，可去除辛辣味，味道较好，并且减重效果好。

一般而言，黑醋发酵1～3年就会产生大量的氨基酸，这些氨基酸具有很好的减肥效果。而平常做菜时所用的醋，基本上不会含有氨基酸，因此在选择时一定要注意了。

有一句话我们听了很多年：罗马不是一天建成的。减肥是一个漫长而艰难的历程，只有循序渐进的减肥过程，才不会对身体造成伤害。减肥，不仅要减得漂亮，更要减得健康。只要你有毅力，美丽就一定会属于你的！

摆脱"蝴蝶袖"，一周就够了

【偏方】

沐浴按摩法。

做法：锻炼肱三头肌，同时搭配沐浴按摩法，去除多余的水分及疲劳物质。

【问诊记】

侄女在国企上班，朝九晚五，生活很有规律。她是个活泼开朗的孩子，平时社交活动特别多，朋友也多。在侄女的朋友圈子里，有一部分女性朋友已经走入婚姻的殿堂，或是二人世界，或是三口之家；当然，也有的，或者单身，或者正在恋爱。无论是哪一类女性，随着现在生活条件的提高，都懂得如何更好地爱自己。

下午的时候，侄女对我说："姑妈，我有个同事遇到难题了，想请您帮忙。"

"什么难题？说来听听。"我笑着对侄女说。

"我这个同事今年29岁，整体看上去身材还比较匀称，可是有'蝴蝶袖'。她很苦恼，夏天从来都不穿无袖的衣服，现在都有点儿自卑了。她听我说姑妈来了，让我跟姑妈打听一下有什么办法能去掉烦人的'蝴蝶袖'。"

"蝴蝶袖"，原指一种法式浪漫柔美的服装设计风格，两袖宽松自然垂降，举手投足间双袖随风飘逸，像是蝴蝶优雅展翅的模样；后来却被比喻成上臂后方松垮下垂的一片肥肉，让人的优雅指数瞬间降为零。

侄女的这个朋友应该是个正在恋爱中的青年。"窈窕淑女，君子好逑"，现代都市白领们对减肥已经穷尽心思，有时却是越减越肥，或者减肥措施一停，肉肉又开始悄悄地"拜访"。有这样一种说法，"28~40岁的人，能够保持体重不增加就是减肥。"其实，随着年龄的增长，身体内部多余的脂肪也随之增加，手臂部位尤其明显。日常生活中，由于手臂肌肉长时间得不到锻炼而会萎缩，因此手臂自然容易堆积多余的脂肪，特别是手臂内侧。如果放任不管，手臂就会日益变粗。

那么，如何消除手臂的松弛及赘肉呢？我让侄女转告她的朋友，关键在于肱三头肌。肱三头肌位于上臂内侧，伸直或伸展手臂的时候都需要它。由于日常活动中很少用到肱三头肌，因此，它便容易产生松弛下垂及赘肉。因此在走路及上楼梯等日常活动中，要有意识地锻炼肱三头肌，同时搭配沐浴按摩法，去除多余的水分及疲劳物质，1个月以后就会看到意想不到的瘦臂效果。

【小偏方】

首先，我们来看看日常的瘦臂运动。

抬头挺胸收腹，双手合掌于胸前，手臂抬起，用力向内推压手掌。坚持10秒钟。将此套动作分成3组，手掌分别放在胸前，脸部前方及腹部前方，每组5次，可以锻炼到手臂各个部分的肌肉。

抬头挺胸收腹，两手上下钩住放在胸前，尽量张开胸部，两手分别向相反方向用力拉动，坚持20秒，重复3次。然后交换左右手的上下位置，做同样的动作为1组，重复5组。

抬头挺胸收腹，双手握拳交叉于腹部前方，放在下方的拳头向上用力，同时上方的拳头则向下用力。坚持20秒，重复3次。然后交换左右手的上下位置，做同样的动作为1组，重复3组。

抬头挺胸收腹，两腿打开与肩同宽，双手握拳，手臂轻轻抬起，然后左脚向右前方迈出1步，同时两手手臂向左侧扭转，左手手臂水平伸直，右手呈90°直角弯曲放在胸前。这样一步一步地向前走，坚持3分钟。

其次，就是沐浴按摩法。为了巩固白天的运动成果，需要结合沐浴按摩法，去除体内的疲劳物质，双管齐下。按摩的步骤分2步，由手掌开始向肘部再到肩部，轻轻按摩；之后再用十指揉捏手臂。

除了上面的动作，我们还可以每晚推推墙。将两手伸直贴在墙面上，两腿打开与肩同宽，抬头挺胸收腹，身体笔直站立。然后肘部弯曲，身体向墙面倾斜，一推一弯，相当于站着的俯卧撑。重复90次。

另外，我们可以下班时提前两站下车，然后大步走回家，走路的时候，要有意识地向后大力地甩动手臂，双手握拳，坚持10分钟。这个方法是最有效的，也是最容易坚持的，只是需要心理素质强一些，不要在意路人的眼光。

双手干燥粗糙，鸡蛋清来帮忙

【偏方一】

鸡蛋清去角质。

材料：鸡蛋1个。

做法：将蛋清抹在手背上，等它稍微干一点儿就搓掉。

【偏方二】

按摩法。

材料：维生素E胶囊适量。

做法：将维生素E胶囊剪开，倒在手心里，逐个按摩手指。

【问诊记】

都说"三个女人一台戏"，我们科室里那么多女人，每天不知道要唱多少台戏才行。每天中午都是我们这些女人的"聚会"时间，我们利用午休的时间坐在食堂开"圆桌会议"，通常我们的"圆桌会议"都与电视剧、美容保养有关。

我们科室里的女人们，因为常年接触消毒水，每个人的手看上去都十分粗糙，摸上去更是有一种摸到了锉一样的感觉。虽然在年龄上我算是她们当中的大姐，可是要是看手的年龄，我可要比她们年轻得多。她们几个人见状，纷纷向我讨教如何将手保养得皮肤嫩滑。

我问她们："你们在家是否下厨做饭？"她们几个纷纷点头，其中一个立刻说："我猜你在家肯定十指不沾阳春水，要不然手也不会这样嫩滑。"我摇了摇头，说："我正因为在家喜欢做饭，所以我的手才能保养得这么好。"我这句话一说，大家立刻惊讶不已。在很多人眼中，经常做饭的人手一定特别粗糙，可是如果在做饭时顺便给手部做一下保养，就可以让手变得嫩滑。我的保养方法特别简单：由于我们平时经常吃鸡蛋，因此在每次做鸡蛋之前，我都会将蛋清均匀地涂抹在自己的手上，之后再继续做饭。

待饭菜弄好之后，涂抹在手上的蛋清也完全变干了，这个时候只需要将手上的蛋清全部搓掉即可。搓掉蛋清之后，你会发现手上原本粗糙的角质竟然也消失不见了，整只手都变得细腻嫩滑了，一瞬间手就年轻了好几岁。

【小偏方】

手被称为女人的第二张面孔，但手同时是人们进行各种工作时不可或缺的工具，不仅常常暴露于阳光和污染的空气中，而且不时浸入冷水与碱性的肥皂液、清洗液中。它最易呈现老化现象，最容易暴露女性的年龄。

真正会保养自己的女人，从来不会吝啬对双手的呵护。一双漂亮的手，必定是细嫩白滑、柔若无骨的，正如《诗经》中描写的玉手"手如柔荑"一样。有人说，从一双手就能看出一个人的出身和境遇。所以，真正优雅的女人绝不会放过任何的指间细节。无论是会议中翻阅文件时，还是晚宴上觥筹交错间，甚至在轻松惬意的休闲假期，那双柔软细腻、精心修饰的纤纤玉手，都能让人感觉到由内而外的精致和美丽。

手的皮肤比脸的皮肤厚3倍，却是全身除了脸之外最薄的皮肤。这我们可以在后天对手进行修饰和美化。虽然不能改变形状，但我们可以改变它的质感，或者做一些必要的修饰去弥补它的不足。

今天，我跟朋友们谈谈保养双手的秘诀。

我先谈谈手的皮肤问题。做菜时顺便留点儿蛋清抹在手背上，然后该做什么做什么，等它稍微干一点儿就搓掉，能很好地去角质。不用蛋清的话，也可以用酸奶加蜂蜜，可软化角质、有效地去死皮，要是再加点儿黄糖就更完美了。每次抹完要晾大概10分钟再洗掉，会让手上的皮肤像婴儿皮肤般嫩滑。

还有一个我们经常遇到的现象，就是仙人掌手指。手指变成仙人掌，是形容你指头的倒刺比较多，这是皮肤在跟你要维生素C了。长倒刺挺疼，而且不雅观，我看过好多女孩，没事就啃倒刺，那就更有损形象了。告诉朋友们一个非常快速解决仙人掌手指的方法：把长倒刺的手指泡在温水里四五分钟；找个专业的剪子顺着刺剪；把维生素E的胶囊剪开倒在手心里，逐个按摩手指；不要急着洗掉，戴上棉质的手套或用布把手裹好，睡一晚。第二天早上醒来，你就可以欣赏自己美丽、细腻的手指了。

当然，最根本的解决办法是，一定要听从身体的呼唤，赶快补充维生素C。

人们喜欢从手品女人，不要让你的双手在无形之中把你出卖了。如果女人在脸上花百分的努力，就该在手上花费万分的努力。让我们行动起来，把自己的双手养好。

按摩胸部，丰满又健康

【偏方】

按摩丰胸。

材料：精油适量。

做法：按摩的时候可以配合使用丰胸精油，一定要100%纯正的。

【问诊记】

我朋友的女儿雯雯今年17岁，平时看上去斯斯文文的，最近可把我的朋友"折磨"坏了。朋友给我打电话"求救"，她告诉我，不知道为什么雯雯最近的脾气特别大，动不动就和她发脾气，还经常一个人躲在房间里哪里也不去。看着自己的女儿喜怒无常的样子，她急忙找到我。

我立刻将朋友和雯雯约出来，我见到雯雯的第一眼，就感觉她并不是一个叛逆的女孩，模样十分乖巧。雯雯坐在我的对面，我仔细地观察了雯雯，我发现她会刻意含胸。我立刻明白了她究竟为什么苦恼了，于是我对雯雯说："雯雯，你现在正处在生长发育期，如果你想要拥有'魔鬼身材'，我可以帮你。"结果我这话一出口，坐在一旁的朋友立马急了，她立刻说："小女孩要什么'魔鬼身材'……"还没等朋友说完话，雯雯就打断了朋友的话，说："我想要'魔鬼身材'，我们班上其他女生的胸都发育得很好，可是我的却像一个'飞机场'，有什么办法能让我的胸变大吗？"

我告诉雯雯，每次月经来后的第11、12、13天或者第18、19、20、21、22、23、24天，这10天是最好的丰胸时期，在这段时期里，无论是给胸部按摩，还是吃对丰胸有帮助的食物，都可以起到不错的丰胸效果。

1个星期的时间过去，朋友再次打电话时，明显与1星期前的语调完全不同，她高兴地告诉我，雯雯自从上次与我见过面之后再也没有闹过情绪，整个人变得神采奕奕，比之前自信多了。

【小偏方】

乳房是"生命之泉"，是"美和爱的精灵"。女人的胸部，是塑造傲人曲线的重点。虽然乳房美丽的标准在不同年代、不同种族间会有所不同，但不管人们的审美观如何变化，"丰满的乳房才代表女性美"的观点，是不会改变的。

想丰胸的朋友，首先必须注意一个问题，就是选择最佳的丰胸周期。每个月最佳的丰胸周期是，月经来的第11、12、13天，这3天为丰胸的最佳时期；第18、19、20、21、22、23、24这3天为次佳时期。因为在这10天中，影响胸部丰满的雌激素是24小时等量分泌的，这10天正是激发乳房脂肪囤积增厚的最佳时机。这10天必须多吃如青椒、西红柿、豆类、花生、薯以及坚果等，要多喝牛奶，尤其是木瓜牛奶，最好避免喝可乐和咖啡。

具体的丰胸方法就是按摩，在按摩的过程中，如果感觉手指与皮肤接触比较干涩，则还可以用手指蘸少量按摩精油按摩，一定要100%纯正的。

倒少量调好的按摩油在手上(或者直接滴在胸部上)，然后均匀地涂抹在胸部。在按摩过程中，如果感到按摩起来不是很滋润，即有涩的感觉时，就要再加少量按摩油。按摩手法可以分4步来进行。

1.以大拇指为一边，另外四指合拢为一边，虎口张开，从两边胸部的外侧往中央推，以防胸部外扩，每边30下。

2.手保持同样的形状，从左胸开始。左手从外侧将左乳向中央推，推到中央后，同时用右手从左乳下方将左乳往上推，要一直推到锁骨处。就是说两只手交错着推左乳。重复30次后，换右乳。这个动作很重要。

3.手做成罩子状，五指稍分开，能罩住乳房的样子。要稍稍弯腰，双手罩住乳房后从底部(不是下部)往乳头方向做提拉动作，重复20次。

4.双手绕着乳房做圆周形按摩，按摩到胸部剩下的所有精油都吸收完为止。

需要补充说明的是，按摩时可按压膻中穴、乳根穴、天溪穴3个穴位，每次压5秒，一次进行5~6个回合，有更神奇的功效。

膻中穴：位于胸部当前正中线上，平第四肋间，两乳头连线的中点。取穴位时，可采用正坐或仰卧的姿势。

乳根穴：在乳头直下，乳房根部，第五肋间隙，距前正中线4寸。点按此穴可以通乳化瘀、宣肺利气。

天溪穴：位于乳头连线外延长线上，请将手的虎口正对着乳房，用四指托着乳房，拇指正对着乳房外侧2寸处(第四、五肋间)即是天溪穴。

以上按摩手法每天1次（洗澡后按摩效果最佳），每次每边乳房倒5~6滴精油，按摩到精油被皮肤吸收后，再倒几滴，每次每边倒两三次即可（大概每次每边乳房需要10滴精油），用量少了，效果会大打折扣。另外，经期用量可稍减少，丰胸最佳周期用量可大些，按摩时间也可稍长，也可一天按摩2次。

如果你是正值发育期的女孩子，则以上这些方法绝不会令你失望的。至于已经过了青春期的女性，也不要气馁，这些方法还是适用的。想要摆脱"飞机场"的困境，只要持之以恒，就一定可以收得到很不错的效果。

另外，我提醒朋友们特别注意，用精油按摩胸部时要避开乳头，孕妇不宜使用此方法。

推一推、捏一捏，顽固副乳消失了

【偏方一】

捏一捏。

做法：站立，双手自然下垂，可以看到腋下到胸部之间凹陷的部分。左胸用右手中指和大拇指以适当的力量反复捏，右胸则用左手捏，每天早、晚，左、右各捏30下。

【偏方二】

推一推。

做法：站立，双手自然下垂，可以看到腋下到胸部之间突出的部分。左手握拳以指关节的力量，将左胸突出的副乳由外向内推，每天早、晚，左、右各推30下。

【问诊记】

要下班的时候，我见到诊室门口有个女孩正在往屋子里张望，便对她招手让她进来。女孩进来之后，我问她："你哪里不舒服？"女孩支支吾吾的，一副难以启齿的样子，于是，我问她："我是医生，你有什么难言之隐都可以跟我说。"女孩深吸一口气，像是下了很大决心一样，对我说："医生，我的乳房好像跟正常人不一样。"我听完女孩的话很吃惊，第一感觉是这个女孩难道是先天畸形。后来，我让女孩将乳房给我看看，看过之后我才知道，原来情况根本没有我想象的那么严重，女孩的乳房没有畸形，而是长了副乳。

女孩说，自己的乳房每次在月经来之前都会感觉到疼痛，她甚至怀疑自己是不是得了什么严重的疾病。我笑着告诉女孩，其实副乳并没有那么可怕，只不过是腋下到胸部之间多了一些肉而已，并不是什么可怕的大病。副乳内如果没有腺体就不会对身体健康造成威胁，但是会影响女人穿衣时的线条，因此，我建议女孩平时在家可以用按摩的方式消除自己的副乳。

过了三四个月后，我接到了女孩打来的电话。女孩在电话里高兴地告诉我，自从那次我教给她按摩方法之后，她回去后每天坚持按摩，结果现在她的副乳已经完全消失了，月经来之前也完全不会疼了。

【小偏方】

有不少女性腋下有疙瘩，有时还胀痛，有些妇女在哺乳时，疙瘩还有液体溢出，去医院检查，医生说是副乳。

那么，什么是副乳呢？通俗地说，副乳就是多余的乳房，也就是尚未退化完全的乳房。我们一般情况下所说的副乳，是指腋下到胸部之间多出来的肉。有些人的副乳会随着月经到来而疼痛，通常是在月经来前的两三天开始感到疼痛，到月经来后的两三天疼痛就会消失，这个范围内都是属于正常现象。

副乳一般不是病，但对于女性朋友来说，副乳可以说是很大的烦恼。夏天不敢穿吊带，甚至无袖的衣服也不敢穿，就怕别人看到自己那个部位很奇怪地多了一块肉。

我现在介绍一个偏方——每天早晚推一推、捏一捏副乳，副乳就会消失了！很多人都说双手万能，看样子也是不无道理的！想要胸部美丽，就要勤劳地做按摩。

具体的按摩方法有以下2种。

第一种，捏。站立，双手自然下垂，可以看到腋下到胸部之间凹陷的部分。左胸用右手中指和大拇指以适当的力量反复捏，右胸则用左手捏，每天早、晚，左、右各捏30下。

第二种，推。站立，双手自然下垂，可以看到腋下到胸部之间突出的部分。左手握拳以指关节的力量，将左胸突出的副乳由外向内推，每天早、晚，左、右各推30下。

只要你能坚持，就一定会有意想不到的惊喜。

在此，我还想告诉朋友们，一定要认真地对待副乳。很多来找我看病的患者都知道副乳不仅不美观，而且有危害，但是她们并不知道副乳究竟有什么危害。

副乳的危害因种类不同而不同。不完全性副乳，尤其是只有乳头、乳晕而没有腺体组织的，对身体影响不大，没有演变为乳腺癌的危险。完全性副乳就不一样了，因其具有同正常乳房一样的组织结构、生理特点和病理性变化，故同样受女性激素的影响，在月经周期、孕期或哺乳期出现疼痛感，哺乳期间有少量乳汁分泌。

少数副乳与正常乳房之间有暗道相通，副乳可将分泌的乳汁排到正常的乳房里去；而不与正常乳房相通的副乳，所分泌的乳汁因无法排空而积聚，容易发生胀痛、发炎甚至化脓的情况。此外，正常乳房可能面临的疾病，如乳腺炎等，副乳也有可能发生，这就增加了身体患病的概率。

有时候，副乳被误认为是淋巴结发炎，或是副乳的乳腺小叶增生被误诊为脂肪瘤。将副乳的癌症认作普通的炎症，那是绝对不行的，严重的可能危及人的生命。

副乳虽然算不上什么顽固的疾病，但也不是微不足道的疾病，正确的处理还是有必要的。完全性副乳以及有腺体组织的不完全性副乳，还是以切除为好。

为了避免产生副乳，我要提醒各位朋友，内衣及外衣不当的穿着都会助长副乳的成形！副乳的形成除了可能是尚未退化完全的结果之外，也可能是外力使得乳房变形的结果。因为长期穿着不当的内衣或是太过紧身的外衣，都会造成对胸部的压迫。像是紧身上衣，或是穿着太小、包覆性不佳的内衣，就很容易把原来属于胸部的肉往外推挤，于是形成副乳。

所以，选对可以完整包裹乳房的内衣，是预防副乳产生的重要方法。对于已经有副乳困扰的女性，内衣的选择更应该以胁侧边加高加宽且完整包覆为原则，或是选择具有矫正效果的调整型内衣，然后要记得，每次去厕所，就要把跑出去的肉再往内拨，久而久之，副乳的问题就可以解决了！

赶走囤积的水分，臀部结实、圆润

【偏方】

简易美臀小动作。

材料：瑜伽垫。

做法：面向下俯卧，头部放松地放在交叉的双臂上；缓缓地吸气，同时抬起右腿，在最高处暂停数秒，然后边吐气边缓缓地放下；在抬腿时，需注意足尖下压，并且臀部不能离地。尽量将腿伸直、抬高，你会感到臀部正在收紧。重复动作20次，然后换腿。每日进行1次。

【问诊记】

我是一个对逛街丝毫没有兴趣的人，要不是朋友硬拉着我逛街，我断断不会在周末早8点时就坐上地铁去商场。我的这位朋友是一位资深的爱美人士，家里的衣柜里满是衣服，可是她每个月还是要买一两套衣服来填充她的衣柜。

说实话，我最讨厌陪她外出买裤子，因为她每次买裤子都会千挑万选，即便如此也很难遇见适合自己的裤子。我的这位朋友的臀部非常大，也许很多人会觉得女人臀部大很性感，可臀部过大不仅毫无性感可言，反而会让人觉得难看。尤其在购买裤子的时候，臀部过大的女性很难选到适合自己的裤子。

女性臀部的形状会随着年龄增长以及生活习惯而发生变化，尤其是喜欢久坐不动的人，臀部往往更容易出现扁平、下垂的情况。我的这位朋友平日里整天坐在电脑前工作，久而久之，臀部变得十分扁平，因此无论什么样的裤子穿上去都毫无美感。

我告诉朋友，想要拥有美臀，每天坚持做几个美臀的小动作即可，保证不久之后扁平的臀部就会慢慢变得紧实起来。我的方法很简单。我告诉朋友平日里可以面朝下俯卧在床上，将头部放在交叉的双臂上，慢慢地吸气并且同时抬起右腿，在右腿抬到一定高度后，在空中停留几秒后，再一边吐气一边慢慢地放下右腿。在抬腿的同时，注意足尖要向下压，但是臀部不能离开床面，让腿尽量伸直，这样一来，就会感觉臀部不断地收紧，连续重复该动作20次后，再换另一条腿，每天坚持做1次，很快臀部的线条就会有所变化。

朋友回去之后，认真地按照我教给她的方法做，结果2个月之后，她原本扁平的臀部渐渐开始变得挺翘了。见到美臀效果还不错，我鼓励朋友继续坚持做下去，相信很快我就不用再为陪她逛街买裤子而烦恼了。

【小偏方】

从美的观点出发，女人的臀形就像钻石的切割一样重要，作为完整"S"线条的收尾部位，娇翘的曲线总让人艳羡不已。可是，随着年龄的增长，久坐不动的办公室生活，还有不健康的饮食习惯，饱满、紧实、上翘的少女臀变成了扁平、下垂的臀部。这对很多女性来说，仿佛挂上了变老的标签。从医这么多年，我遇到很多这样的患者朋友，尤其是30岁左右的女性，臀部下垂让她们失去了原有的自信。

我在医治的过程中，发现很多女性因为各种原因无法坚持治疗，针对这些朋友，我给她们推荐了一个非常简单的美臀方法：面向下俯卧，头部轻松地放在交叉的双臂上；缓缓地吸气，同时抬起右腿，在最高处暂停数秒，然后边吐气边缓缓放下；在抬腿时需注意足尖下压，并且臀部不能离地；尽量将腿伸直、抬高，你会感到臀部正在收紧；重复上述动作20次，然后换腿；每日进行1次。

这个方法虽然很简单，也不需要什么成本，但是效果非常好。

另外，想让臀部变得结实，避免松弛与下垂，在饮食上要注意营养素的选择和摄入。医学研究表明，足量的钾可以促进细胞新陈代谢、顺利排泄毒素与废物。当钾摄取不足时，细胞代谢会产生障碍，使淋巴循环减慢，细胞排泄废物越来越困难；加上重力影响，囤积的水分与废物在下半身累积，自然造成臃肿的臀部与双腿。解决这个难题有2个要点：减少钠与增加钾的摄取。过量的钠会妨碍钾的吸收，所以必须少吃太咸与太辣的食物。至于钾的补充，就以吃青菜、水果为主吧。糙米饭、全麦面包、豆类与花菜，这些食物含有大量的钾元素，有助于排除体内多余水分，令你的下半身线条更优美。

　　除此之外，必须减少动物性脂肪的摄取。食用过多的奶油或乳酪，不仅易使血液倾向酸性，让人易于疲劳，而且会让脂肪囤积于下半身，造成臀部下垂，所以最好以吃大豆之类原植物性蛋白质或是热量低且营养丰富的海鲜为主。要多吃蔬菜，南瓜、甘薯与芋头这些食物富含纤维素，可以促进胃肠蠕动，减少便秘概率，进而塑造纤瘦且健美的下半身，所以可以多吃些。

第六章
孕期小偏方，让准妈妈摆脱孕期小麻烦

孕吐难受，乌梅解忧

【偏方一】

乌梅生姜汤。

材料：乌梅肉、生姜各10克，红糖适量。

做法：将乌梅肉、生姜、红糖加水200克煎汤，每次服100克，每日2次。

【偏方二】

姜丝煎鸡蛋。

材料：鸡蛋2个，鲜姜丝适量。

做法：将鲜姜丝入油锅炒至变黄，打入鸡蛋，加盐少许，炒香煎熟食用。

【问诊记】

我在怀宝宝40多天的时候就开始害喜，而且还很严重，反应最厉害的时候，甚至连喝水都会吐。因为自己是医生，懂得如何去呵护自己的身体和腹内的宝宝，所以，即便辛苦，也不会觉得束手无策。

害喜让不少孕妈妈备受煎熬，那么，到底有什么方法可以缓解害喜情况呢？

我的小侄女今年上三年级了，不仅长得清秀可人、聪明伶俐，而且还写得一手好字，不少作品发表在报刊上，这让身为姑姑的我感到格外自豪。

回想弟媳几年前刚怀上小侄女的那段日子，早孕反应特别厉害，从早到晚恶心、呕吐，什么东西都吃不进，让家人心疼不已。她婆婆（也就是我姑姑）无奈之下打电话向出差在外的我"求救"。

我第一时间赶回老家，眼见原本丰腴的弟媳2个月之内消瘦了好几圈，躺在床上不能动弹，稍一动就恶心，精神也极度萎靡，我心疼地给她打气说："振作点儿，你一定可以挺过去的。想想宝宝已经在你的肚子里生根发芽，像棵小树苗一样在你肚子里一点点长大，与你同呼吸，并且感受你的喜怒哀乐，这是多么美好的事情。"

"姐，是不是每个人怀孕都会这样？还要坚持多久？我真怕我撑不住。"弟媳一脸哀愁地望着我。

"放心，害喜是怀孕后的一种正常表现，医学上也叫早孕反应。其间会出现头晕、乏力、嗜睡、食欲不振、喜食酸食、厌恶油腻、恶心、晨起呕吐等症状，这是因为你怀孕导致了体内荷尔蒙分泌发生变化。害喜通常出现在停经后40天，随着孕期的增长（约在12周）逐渐自行消失，是大多数孕妈妈的必经过程。"我解释道。

"啊？还要这么久？有什么办法缓解一下吗？"弟媳的脸更苦了。

我笑了笑，让姑姑拿来一罐蜂蜜，我喂弟媳喝了1小勺，并告诉她直接吃蜂蜜可以缓解害喜，但每次别吃太多，1小勺就行。

没过多久，弟媳就不像我刚进门时吐得那么厉害了，稍稍有了缓和，家人才松了口气。为求保险，我给弟媳留了2个简单、易操作的小偏方来缓解害喜情况，并嘱咐家人轮换着试试。

——安排完之后，我收拾东西返回出差地。临行前，我一再交代弟媳说："小偏方只能缓解情况，可以在缓解之后采取少食多餐的方式，逐渐地适当加强些营养。多吃点儿豆类和奶制品，以增强钙质和蛋白质的摄入，这既有助于自己体质的恢复，又给宝宝的成长补充养分。为了避免呕吐，尽可能选择吃些味道清淡的食物，因为味道过于特殊或浓烈的食物容易引起孕吐。"

【小偏方】

孕早期出现乏力、嗜睡、食欲不振、喜食酸食、厌恶油腻、恶心、晨起呕吐等症状均属正常。我给我的弟媳留的2个偏方对于缓解这些症状具有不错的效果。

生姜乌梅加红糖。先把生姜切成片，放到砂锅里，锅里面加上红糖水，然后再加上乌梅肉一起煎。一次不用放太多，生姜和乌梅肉各10克，再加上200克红糖水即可。一天喝2次。乌梅性温味酸，有敛肺止咳、生津止渴、涩肠止泻等作用，可以帮助温和胃脘，增加唾液分泌，且生姜也有益脾胃、散风寒的功效，因而可以很好地缓解肝肾不和引起的妊娠呕吐。

姜丝煎鸡蛋。先把鲜姜切成丝，放到油锅里煎炒，等姜丝变黄的时候，打上2个鸡蛋，放少许盐，炒香煎熟就可以吃了。这个方子对于缓解呕吐等有一定的疗效。

除了以上的2个偏方，孕妇平时还要注意少食多餐、清淡饮食。

在孕吐时，孕妇也可以把黄瓜去皮洗净，直接生吃或直接喝蜂蜜以缓解害喜情况。

实际上，由于每个人的体质不同，因此不同的孕妈妈早孕反应表现也各不相同，如一些人在妊娠初期，甚至在停经之前，口味会突然改变，表现为对某种食物特别爱好，而有些人则在怀孕后酷爱甜食，对以往喜爱的酸辣食物毫无兴趣不说，还不能闻辣味，一闻就头痛欲裂等。一般来说，等到12周左右，宝宝在肚子里站稳了脚，反应就会慢慢地消失了，因而孕妈妈在孕早期一定要有信心和勇气，打好呵护健康宝宝的第一战。

孕期尿频、尿痛，可能是泌尿系统感染了

【偏方】

鲜越橘汁。

材料：新鲜越橘适量。

做法：用榨汁机把鲜越橘榨成汁，滤渣饮汁就可以了，每天可以多喝几次。

【问诊记】

小岚是我姨妈的女儿，也是医院里的护士，目前怀孕3个多月。小岚本来就是个谨慎、认真的人，再加上处于便捷的就医环境之中，所以她的孕期保健工作做得井井有条，饮食营养也非常均衡、合理。正当小岚暗自庆幸没有出现明显孕吐时，她却遇见了另外一件头痛的事：最近几天，她小便次数明显增多，没过几分钟就想跑厕所，而且每次尿量只有一点点，特别是小便后还会隐隐作痛，这让小岚很是烦恼。

小岚怀着忐忑的心情前往妇科做检查，确诊是泌尿系统感染。为了宝宝的健康发育，小岚不想吃药，于是趁快下班的时候来找我，问有没有什么小偏方可以治疗。

"姐，我平时挺注意卫生的，为什么还会出现泌尿系统感染呢？"

"那是因为怀孕后孕妈妈的代谢物增加，同时宝宝的排泄物也需要通过母体才能排出，自然大大增加了肾脏的工作量，使尿量增加。而随着宝宝的不断长大，子宫也在慢慢变大，使骨盆腔内器官相对的位置发生改变，导致膀胱承受的压力增加，使其容量减少，因而即便是很少的尿也会使你产生尿意，进而发生尿频。由于孕妈妈体内雌激素、孕激素

大量增加，因此，孕妈妈常常会出现输尿管扩张、蠕动减弱、减慢，尿液潴留的情况。另外，女性尿道短、距离肛门近的特殊生理构造，也使得女性本身就比男性更容易发生尿路感染，加上孕期尿液中营养物质增多，这就给了细菌很好的生长环境，从而增加泌尿系统感染的机会。

"那怎么办？'是药三分毒'，我与其吃药还不如就这么难受下去呢，不然对宝宝不好。"

看到小岚执拗的样子，我不由得感慨做母亲的不易。的确，"养儿一百岁，常忧九十九"。为了宝宝，即便是尚未见面的宝宝，母亲都会殚精竭虑地过每一天。

于是，我对小岚说："治疗孕期泌尿道感染其实也不难，只要疏通积尿和消除感染，症状自然就会消失。不过，你这几天属于急性发作期，需要卧床休息，取侧卧位，左右轮换，这样可以减少妊娠子宫对输尿管的压迫。其次，多饮开水，每天至少喝8杯水，如果实在喝不下去那么多水，也可以静脉注射5%葡萄糖液。不管怎么样，要使每日尿量保持在2 000毫升以上，可别因为害怕小便次数多而不喝水，要知道多喝水反而能排出菌尿呢。此外，保持外阴清洁，千万不要憋尿，小便时一定要把膀胱里的尿液完全排空。我这里还有一个小偏方，你喝几天试试，如果实在不行，我再给你开点儿中药。"

小岚听后高兴地说："好，明天我就去科里请假，按你说的小偏方试试。"

1周后，小岚回到了医院，见到我就说："表姐，你说的小偏方还真管用，我现在小便时一点儿也不疼了。"

"当然了。不过以后要注意多喝水，这样对宝宝和孕妈妈都有好处。另外，泌尿系统的疾病反复性很强。虽然这次好了，但平时还是要注意预防。"

【 小偏方 】

越橘榨汁治尿频。买适量的鲜越橘，用榨汁机把鲜越橘榨成汁，滤渣饮汁就可以了，每天可以多喝几次。越橘汁能减少尿道里的细菌，并减少新的细菌存留在尿道里，最关键的是对宝宝的健康没有任何不良影响。

除了上面这个偏方，我还想结合自己多年的从医经验，提醒广大准妈妈，一定要做好尿路感染的预防工作。怀孕期尿路感染通常分2类。

第一类属于无症状性菌尿。因为它在临床上除了腰酸没有什么明显症状，所以极容易被忽略，但这一类型，一般即使不予治疗也可自行好转。

第二类是肾盂肾炎。患这一疾病的孕妈妈排出的就是带菌的尿液了，并且还常伴有寒战、高热、尿频、尿急、尿痛、腰酸、腰痛等症状，这种就需要配合医生治疗。

预防泌尿道感染，需要注意以下几点。

一、注意外阴清洁。最好每天清洗外阴，勤换内裤。最好不要坐浴，因为女人的尿道短而宽，且离肛门、阴道近，容易迁延感染。

二、要注意房事卫生，房事前勤清洗。

三、多饮水，不憋尿。如果病症不能减轻，则及时就医，必要时可中西医结合治疗。

腿部红点不要慌，体内激素很正常

【偏方】

五味消毒液。

材料：苦参30克，地肤子、蛇床子各16克，黄柏、蝉蜕各10克。

做法：将这些药先用水煎，最好是用砂锅煎，煎好之后把水倒进盆里，趁热先熏，等水凉了再轻轻地用干净的纱布或小毛巾擦洗，每晚睡觉前熏洗1次，每次15~20分钟，坚持1星期。

【问诊记】

刘艳是儿子的班主任。刘老师不仅人长得漂亮，而且非常敬业，用心地呵护每一位学生。前几天，儿子像发现了新大陆一样跑回家说："妈妈，我告诉你个秘密，我们刘老师肚子里藏了个小宝宝。"

"既然老师肚子里藏了个小宝宝，那么你以后可不要惹刘老师生气了，否则，老师肚子里的小宝宝会生气的。"

"我知道！"

"这才是好孩子。"

儿子和我谈话后没几天，刘老师就给我打来了电话，我以为儿子又犯错误了，接起电话就说："刘老师你好，是不是常常又惹你生气了？真是对不起，这孩子太淘气了，放学我一定批评他。"

"不是的，常常妈妈，常常这段时间表现挺好的，是我自己有点儿私事想麻烦你。"

听了这话，我松了一口气，忙说："刘老师，我有什么可以帮你的，你尽管说。"

"是这样的，我现在怀孕4个多月了。前几天刚做了孕检，医生说宝宝一切都很好。可是最近几天，我的腿部陆陆续续出现了一些红色的充血点，起初我以为是痱子，可是不知道为什么越来越多，有时还会痒，我都不敢抓。这是不是皮肤过敏啊？会不会对宝宝有什么影响？"

"这样吧，刘老师，因为我没有看到具体的情况，所以暂时不能下结论。你什么时候方便，我们约个时间见个面，我看看症状再想治疗的方法，好吗？"

"好吧，我明天下午去医院找你吧。"刘老师爽快地答应了。

第二天，刘老师如约而至。我给她做了一番仔细的检查，发现她的腿上有许多像米粒一样大小的红色血点，呈片状分布，我问她："痒不痒？"

"痒啊，但是又不敢用手抓，这没事吧？"刘老师一脸担心地问。

"没事，但是千万不能抓，否则会更麻烦。其实这只是孕妈妈常见的妊娠皮疹，一般情况下都是先在四肢出现，之后会逐步扩展到全身。你现在还是轻微的皮疹，过几天可能会在你的肚子上甚至背上陆续出现，给人的感觉是像蚊虫叮咬或是痱子，但实际上这是体内内分泌的激素增加造成的。你放心，这对胎儿是没有影响的，相反，这说明你体内激素水平稳定，是宝宝发育良好的表现之一。"

"那我就放心了。但有时很痒，又不能抓，挺不好受的，也影响正常生活。常常妈妈，有什么药可以止痒吗？"

"怀孕是特殊时期，一般不主张服用药物，不过我有个小偏方，外用的，很温和、安全，不妨试试。"

"好的，你开吧，我一定照做！"刘老师高兴地满口答应。

于是，我给刘老师开了一个治疗妊娠皮疹的偏方——五味消毒液。

刘老师拿着这个小偏方，一再表示感谢。

过了几天，我给刘老师打电话询问病情及用药情况，刘老师高兴地说："谢谢你，常常妈妈。小偏方效果真的很好，我现在感觉好多了。"

【 小偏方 】

五味消毒液的做法很简单：取苦参30克，地肤子、蛇床子各16克，黄柏、蝉蜕各10克，先用水煎，最好是用砂锅煎，煎好之后把水倒进盆里，趁热先熏，等水凉了再轻轻地用干净的纱布或小毛巾擦洗，每晚睡觉前熏洗1次，每次15~20分钟，坚持1星期。在这个方子中，苦参主治湿热泻痢、皮肤瘙痒、湿毒疮疡，《本草纲目》就有如此记载："苦参、黄柏之苦寒，皆能补肾，盖取其苦燥湿、寒除热也，热生风，湿生虫，故又能治风杀虫。"而方中的地肤子性寒，味辛、苦，有清热利湿、祛风止痒的功效，对风疹、湿疹、皮肤瘙痒也有很好的效果；蛇床子性温，味辛、苦，有温肾壮阳的功效，对燥湿、祛风、杀虫也有明显的效果；黄柏，性味苦寒，也有清热燥湿、泻火除蒸、解毒疗疮之功效。故五味消毒液集个中精华，对治疗妊娠皮疹引起的瘙痒、红色充血点具有很好的疗效。

为了有效地缓解孕期腿部出现一片片红色充血点，我特意提醒大家注意以下几点。

一、遮光，避免阳光直晒引起流汗，流汗后尽快用毛巾拭干。

二、衣着宽松舒适，不穿紧身衣，尽量穿棉质、吸汗的衣服。

三、禁止用热水烫患部，否则，不仅无法止痒，还可能加重病情。

四、尽量少用对皮肤有刺激性的消毒药水或肥皂。

孕期健忘很常见，多吃鱼肉补DHA

【偏方】

鱼头汤。

材料：草鱼头1个，川芎6克，白芷10克，天麻10克，生姜2片，盐少许。

做法：将鱼头洗净，去鳃；起油锅，下鱼头煎至微黄，取出备用；川芎、白芷、天麻、生姜洗净；把全部用料一起放入炖盅内，加清水适量，炖盅加盖，文火隔水炖40分钟，调味即可。

【问诊记】

小蕾在一所高中教授思想政治课，今年只有27岁。别看她年纪不大，她却是学校里有名的"精英课霸"。现在小蕾怀孕3个多月了，虽然早孕反应很厉害，但她还是一直坚持上课。

最近，小蕾明显感到力不从心，原本备得好好的课，到了讲台上总是丢三落四的，遗漏很多知识点的讲解，无论她事后如何反思，脑袋中呈现的都是支离破碎的片段或空白。以前，同学们都非常喜欢她的课，然而现在同学们经常被她的条理不清弄得一头雾水，为此小蕾感到非常失落，在课堂上少了自信。于是在一个周六的下午，小蕾来医院就诊。

听了小蕾的叙述，我很理解她的心情，一向好强的她，现在忽然发现自己如此健忘，心里一时间肯定很难接受。于是，我安慰她说："这种健忘并非大脑功能的退化，而是孕期正常的生理反应。因为在怀孕期间，胎宝宝的不断发育需要从妈妈体内汲取大量的DHA（二十二碳六烯酸）。这个时候的胎宝宝可不懂计算妈妈体内到底有多少DHA，但凡能保证自身发育所需的，他都会大肆利用，因而孕妈妈体内的DHA很大一部分都给了宝宝，如果此时孕妈妈的营养不够充足，没有定时补充进去，就会造成DHA缺乏，影响孕妈妈的记忆力，自然就会变得健忘。俗话说'生个孩子傻三年'，讲的就是这个理儿。记得我怀宝宝的时候，有一段时间也是和你一样，但只要我们好好调整，慢慢地就会好起来的。"

"没想到宝宝还没出生，就开始给妈妈制造麻烦了，这可让我怎么正常工作啊？做妈妈真不容易啊。"小蕾自嘲地说。

"是的，现在胎宝宝还小，到了孕中后期，由于胎宝宝身体生长速度加快、各器官发育成型，特别是骨骼和大脑发育，因此对营养的吸收则更多。你现在出现健忘现象从另一个角度也说明了宝宝的大脑发育很快。大家都知道腿抽筋是孕妈妈体内的钙被宝宝抢走了，却不知道健忘是因为孕妈妈体内的DHA被宝宝抢走了。所以孕妈妈一定要及时补充DHA，这样既可以避免健忘现象的发生，也能为胎儿大脑发育提供更多必要的营养，为孕育高智商的宝宝打好基础。"

"那要吃什么才能够补充DHA呢？"

"首先，均衡饮食很重要，在饮食中可适当多吃一些鱼。我这里正好有一个小偏方，你不妨试一试。当然，如果你想见效快，则可以从市场上买一些孕妇可以安全服用的含DHA产品。不妨选择从藻油中提取的DHA产品，它不含有EPA（二十五碳五烯酸），而普通鱼油中提取的DHA产品EPA的含量很高。"

"嗯，好的，我记下了！对了，为了改善健忘的现状，除了要适当补充DHA之外，生活中我还需要注意什么？"小蕾紧张地问道。

于是，我又给小蕾提供了一些建议，她仔细地记录下了我所说的话，并答应回去后一定照做。希望在不久之后，我就可以看见小蕾健康、聪明的宝宝顺利地来到这个世界上，而小蕾也能再度站在讲台上青春激扬、挥洒文字，恢复她在万千学生心目中"精英课霸"的地位吧。

【小偏方】

我给小蕾推荐的偏方材料很简单，只需要准备草鱼头1个、川芎6克、白芷10克、天麻10克、生姜2片、盐少许；然后将鱼头洗净，去鳃；起油锅，下鱼头煎至微黄，取出备用；川芎、白芷、天麻、生姜洗净；再把全部用料一起放入炖盅内，加清水适量，炖盅加盖，文火隔水炖40分钟，调味即可。它的特点是：祛风止痛，健脑提神，对孕妇失眠、健忘有一定疗效。

随着孕周的增加，孕妇变得越来越健忘，对于这种现象无须担心，只要记住以下几点，遗忘自然就会跟你说"再见"。

首先，要劳逸结合。在工作之余，一定要做适当的运动。须知，生命在于运动，这样不仅可以使你有旺盛的精力，同时还为今后顺利生出宝宝打下身体基础。不妨在闲暇之时多听一些舒缓的轻音乐，促进脑部血液循环，舒解压力，这不但对胎教有帮助，也能改善记忆力。

其次，调整心态，保持心情舒畅。不要给自己增加太大的压力，在重压下，生活容易多生枝节，做事情应该有条不紊地慢慢来。好记性不如烂笔头，可以在包里放一本笔记本和一支笔，随时记下需要提醒自己注意的事情。

另外，保持充足睡眠格外重要。睡眠可以让大脑把杂乱的讯息整理归类，可以在睡前做松弛运动、洗温水澡、看看书等来改善睡眠，充足的睡眠对人的记忆力有很大的改善。

孕期"见红"勿紧张，卧床静养加偏方

【偏方一】

口服黄体酮。

材料：黄体酮、维生素E胶丸各适量。

做法：口服黄体酮，每日1~2次，每次4毫克，持续2周，中途不可停药，或肌肉注射黄体酮针，每日1次，每次10毫克；加服维生素E胶丸，每日3次，每次10~20毫克。

【偏方二】

安胎汤。

材料：菟丝子15克，桑寄生30克，补骨脂9克。

做法：将菟丝子、桑寄生、补骨脂放入砂锅中，每日煎服1剂，分2次服用。

【问诊记】

我忙碌了一天正要下班，只见一个壮年男子拿着喜蛋和喜糖走了进来，说："大姐，您还认识我吗？"我想了半天，却未能想起他。

"您可能不记得我了，但我太太一直还记得您，当初要不是您，我太太肚子里的孩子可能就危险了。这不，我太太昨天给我生下了一个7斤多的胖小子，今儿就命我速来送喜蛋和喜糖给您吃。"男子开心得合不拢嘴，在他的提示下，我终于回忆起了当日的情景。

那日，我跟往常一样下班挤公车回家，车上人很多，没有座位。站在我旁边的是一个穿着连衣裙的女人，看上去身体显得有些单薄。途中

有好多个转弯，由于惯性，大多数乘客都前仰后倒，那个女人也不例外。直到车上的人陆续下车，我才无意间发觉那个女人的连衣裙底边上有鲜红色的血，甚至已经延伸至小腿，我下意识地提醒她下身有出血，她反应过来后，紧张得不知所措。我随即告诉她自己是医生，并且询问她身体有何不适症状。

"大姐，我半个月前检查出来有了1个多月身孕，现在'见红'了，是不是孩子会保不住啊？"她紧张地一手捂着腹部，一只手牢牢地拽着我的手。

"放松点儿，咱们先下车再慢慢说。"我让司机在靠近医院的站台停下，慢慢地扶着她走向医院。

我继续说："早期的阴道出血并不全是孩子危险的信号，根据统计，怀孕早期发生阴道出血后，大约有一半人还是能够继续成功怀孕的，另外约30%的孕妈妈会发生自然流产，10%是宫外孕，而极少数可能是葡萄胎、子宫颈病灶等问题，这需要通过妇科诊断后才能确定情况。不管如何，现在务必放松，我带你去检查一下。"

一路上，她不断地问我："大姐，'见红'是不是意味着孩子不好，是不是今后即便保住了，孩子也会受影响变得不健康？"

"那可不一定，虽说孕育小生命有时也是一个优胜劣汰的过程，胎儿本身存在缺陷，发育到一定程度胚胎会被淘汰，从而引起阴道出血自然流产，但并非所有的出血情况都意味着孩子不好哟。要知道，怀孕期间出现阴道出血是非常常见的，宝宝的问题、母体本身的问题、外界的物理刺激都可能引起'见红'。如孕前有子宫颈息肉或子宫糜烂，在体内激素水平升高的基础上就会加重，就会引起阴道出血，但这些都不是先兆流产的症状，只要出血不持续就不会影响继续怀孕。"

"这个应该不大可能，我半个月前刚检查过是正常的。你说好端端地怀孕，怎么就会出血呢，这也太脆弱了吧？"楚楚（女人的名字）撇撇嘴说道。

"可不，怀孕的时候，子宫和腹腔会处于充血的状态，这时只要轻微的刺激，就有可能引起出血。刚刚车上那么拥挤、动荡，想必是子宫和腹腔受到了刺激吧。不过，这样的出血大多属于物理性的，不必过于担心。"

不知不觉到了医院门口，楚楚开始变得异常紧张，我陪同她挂了妇产科的急诊号，接下来经历了一系列的妇科检查、血液化验、B超，结果显示胎儿尚稳定，属于物理性刺激引起出血，需要入院保胎。楚楚考虑到家里生病的婆婆无人照顾，住院也需要耗费大量的人力和财力，就婉言拒绝了，只是配了些黄体酮片便打算离开医院。

"大姐，今天真的谢谢你，但我不想因为我弄得家里乱成一团，婆婆还需要照顾，回家后我会按时好好吃药的，如果这也不能保住孩子，或许只能是我福薄了。"楚楚黯然地走出了医院，迎面跑来一个壮年男人，是楚楚的爱人。在了解了情况后，楚楚的老公沉默了，想来是家庭的状况让他觉得愧对自己的妻子和她肚子里的宝宝。

"口服黄体酮每日1~2次，一定要持续2周，中间千万不要停药，否则会功亏一篑，当然也可以用肌注黄体酮针代替，配合维生素E胶丸，每日3次，每次10~20毫克效果更佳。另外，我这里还有个保胎小偏方，你回家后也可以试试。"

"好的，好的，我们一定会照做！"楚楚的爱人热泪盈眶地点头。

于是，我把小偏方写在小纸片上交给楚楚。之后，楚楚和她的爱人就相依着回家了，从此再无音讯，直到今天再见到她的爱人。

"大姐，当初要不是你细心叮嘱并给了那个好用的方子，我们的宝宝或许早已处于危险状态了。我现在已经是爸爸了，这一切都要感谢你啊！"

听到楚楚顺利地生下了宝宝，我在高兴之余也倍感人生潜移默化的曼妙，懂得珍惜生命中的每一个时刻。

【小偏方】
我给楚楚推荐的偏方由菟丝子15克、桑寄生30克、补骨脂9克组成，每日煎服1剂，分成2次服用。这个小偏方有不错的保胎功效，坚持服用即有效果。

除了按时吃药外，怀孕'见红'还应记得卧床静养，观察出血情况，如果出血量还是多，就一定要及时就医。在此期间严禁房事，并要注意好个人卫生，不要泡热水浴；合理饮食，多吃些易于消化的食物，尤其是富含维生素、矿物质及微量元素的食品，如水果、豆类、蛋类等。

孕期疲劳不是病，维生素B是救星

【偏方】

补充维生素B。

材料：蘑菇、青蒜、苹果、香蕉等富含维生素B的果蔬各适量。

做法：适量食用富含维生素B的果蔬。

【问诊记】

一天，小区里的几位大妈在楼前聊天，见我下班回来，张婶老远就打招呼说："闺女下班了？"

"哎，您在这里聊天呢？现在天气转暖了，出来晒晒太阳对身体有好处。"

"可不是嘛。天天在屋子里瞎转悠，除了看电视还是看电视，出来大家一起聊聊天，多开心。"

因为着急回家做饭，我没有停下来的意思。见我急于离开，张婶拦住了我，说："闺女，大妈问你点儿事情，不耽误你时间吧？"

"没关系，张婶，您说吧。"

"也没什么大事。这不，我家儿媳妇怀孕了，可是自从怀孕后就跟变了个人似的，天天下班之后喊累，觉着她浑身提不起劲的样子，像怎么也睡不够一样。你说她这是生病还是当真累着了？要真累着了，我赶明儿就去她单位给她请假去。"

我一听连忙说："张婶，您过于担心了，这是正常的早孕反应。早期的孕妈妈的确会和怀孕前有很大的不同，这主要是由孕妈妈体内激素所导致的。"

"我自己当年怀孩子的时候，就是呕吐得特别厉害，也没有觉得有那么疲倦，天天困得睁不开眼似的啊。"张婶叨咕着。

"其实，人与人本身就有个体差异，所以不同孕妈妈的早孕反应是不一样的。有的孕妈妈表现出贪睡、疲劳，有的孕妈妈表现出畏寒怕冷，而有的孕妈妈则闻到油味会觉得不舒服……这些症状通常会持续到怀孕3个月左右。"我解释道，"事实上，90%的准妈妈都会有懒散、浑身无力的感觉，只是有的严重、有的轻微罢了，我在怀孕前3个月里，有一段时间也是困得要命。"说完这些，我看张婶还是一副不放心的表情，于是，我给张婶讲述了一些关于引起疲劳的机理。

众所周知，肚子里的宝宝是通过胎盘从母体汲取大量营养物质的。与此同时，胎盘又可分泌出很多孕妈妈必需的激素，其中有一种叫孕激素（主要是孕酮，又称黄体酮），激素被输送给身体各处，使身体像一个发电站。而孕激素具有类似麻醉剂的功效，所以一般情况下，孕妈妈都有不同程度的疲劳感觉。在怀孕早期，孕妈妈大都会出现恶心、呕吐等反应，势必影响孕妈妈的休息，这也可以说是宝宝心疼妈妈，想以一种特殊的方式让妈妈多休息一下吧。

我耐心地给张婶解释着。她似乎明白了，又问："有没有什么办法可以缓解或者克服呢？我这天天看着儿媳妇困得难受也不是办法。"

"张婶，在此期间，保证充足的睡眠不失为最简易的方法。想睡就睡，鼓励她可以早一点儿上床睡觉。在这一段时间，内孕妈妈的工作量已经加大了，所以更需要进行休息，尽量不要再熬夜了；可以在睡前听听助眠的音乐，做一些放松的运动，也可以降低室内温度。要知道，激素可导致孕妇体温略微增高，影响睡眠质量，因而睡觉的时候不妨试着将室内温度降低，这样可以使孕妈妈心平气和，易于入睡。"

"谢谢你，闺女。你这么一说，我就都明白了。今后，她想睡就由着她睡吧，只要没生病就好。"

经过我的解释，张婶悬着的心终于放下了。后来有一天在小区门口，我再遇张婶，她告诉我，她儿媳妇现在每天按着我说的调节，精神好多了。

【小偏方】

孕妈妈感到疲劳是正常的孕期反应，这与孕妈妈生理机制的变化有关系。同时，由于现在很多孕妈妈都是上班族，因此很少能得到理想的休息，再加上妊娠孕吐、恶心，营养摄入不足，也会影响孕妈妈休息的质量。所以让孕妈妈尽可能地休息好，再加入适当的调养，疲劳的感觉即会慢慢消失。

首先，应保证良好的休息。有些孕妈妈怕自己的不良睡姿会影响孩子，这其实是一个认识上的误区。虽然这段时间是肚子里的宝宝成长发育非常关键的时期，但是因为这时候的他还小，可以受到妈妈盆腔的很好保护，所以外力或是孕妇自身的压力在一般情况下都不会对宝宝造成伤害。因此，孕妇最好可以选择让自己舒服的体位，不管是仰卧还是侧卧都是可以的。

其次，均衡的饮食很重要。食物具有消除疲劳、振奋精神、舒缓压力等功效。在怀孕期间，由于受到激素分泌的影响，因此不少孕妇会出现恶心、呕吐等肠胃症状。此时，孕妇不妨采取少食多餐且健康均衡的饮食方式，适当地多食富含维生素B的食物和水果，如蘑菇、青蒜、苹果、香蕉等。

此外，适当地运动能有效地改善疲劳的状况，孕妈妈在怀孕期间应选择缓和、轻松并能加强骨盆肌肉、背部肌肉韧性的运动。如果工作后感觉特别疲劳，那么可以在睡前采取按摩、泡澡或泡脚来缓解。

孕期感冒别扛着，喝点儿葱白冰糖水

【偏方一】

金银花茶。

材料：金银花、连翘各适量。

做法：将金银花、连翘加水适量，煎服，代茶饮。

【偏方二】

桑白皮水。

材料：桑白皮、生姜片、红糖各适量。

做法：取桑白皮、生姜片、红糖，加水适量，煎服，饮汤。

【偏方三】

葱白冰糖水。

材料：葱白、冰糖、粳米各适量。

做法：葱白、冰糖、粳米加水共煮。

【偏方四】

黄芩茶。

材料：金银花、黄芩各10克。

做法：用金银花、黄芩各10克，加水煎服，每日2次。

【问诊记】

我去朋友的医院办事，迎面遇见妇产科的主治医师郭媛带着病人及科室的几个同事去手术室。

"郭大医生，又手术啊？你可真是大忙人啊！好久都没跟你逛街了。"我调侃道。

"你就别挖苦我了，我也想陪你好好逛逛啊，可这堆积的手术拖延不得，就只能对不住你了。"郭媛一改平时的严肃，与我这个老朋友开起了玩笑。

"这次做的是什么手术？"我好奇地问。

"清宫术。病人好不容易怀孕了，有点儿感冒，胡乱吃了一堆药，结果这次来孕检，查出来3个月的胎儿没有了心脏搏动，只能宣布胎儿不良，必须手术清宫了。"郭媛叹息地摇摇头，带着病人进入了前往手术室的电梯。

看着缓缓升起的电梯，我的思绪回到了几年前怀常常时的情景：

和所有的孕妇一样，由于抵抗力减弱、工作压力大及身体的疲弱，因此在怀孕早期，我也没能躲过感冒的"光临"。从一开始的打喷嚏，到随之而来的咽痛、流涕、头痛，乃至后来的发热、咳嗽，着实让我遭了一番罪。我深知孕早期是胚胎形成的关键时期，而抗感冒药大多是复合制剂，含有多种成分，势必会对胎儿造成不良影响，因此孕前3个月即便非常难受，我也坚决不服用任何西药。

我躺在床上毫无力气，老公看着格外心疼，只能一杯一杯递热水给我喝，替我用热毛巾擦浴来降温。在后面的几天，我越发感觉身子酸痛沉重，咳嗽也更厉害了，就让老公给我用枇杷叶、雪梨、冰糖煎成了汤剂服用，这才止住了咳嗽。由于害怕妊娠早期胎儿各个器官尚未发育完整，感冒后细菌、病毒可通过胎盘而影响到胎儿的器官发育，造成胎儿先天性心脏病以及兔唇、脑积水、无脑等严重后果，因此我就自己开了几个偏方，让家人轮番给我煎服，果然不出3天，"药"到病除。

我康复之后回到岗位后的第一件事就是检查肚子里的宝宝是否健康，在一系列检查后，知道宝宝安然在肚子里生根发芽，我格外欣慰，也因此被彩超室的同事冠以"食疗小神妈"的称号。我现根据自己的亲身体验及临床经验，为正在受"感冒"困扰的孕妈妈们推荐几个抗感冒的小偏方。

【小偏方】

小偏方1：将金银花、连翘加水适量，煎服，代茶饮，可有效地治疗由风热感冒引起的咽痛（起于感冒前，痰通常可呈黄色）、流浓涕、心烦、便秘、口渴等症状。

小偏方2：取桑白皮、生姜片、红糖加水适量，煎服，饮汤，对治疗由风寒感冒引起的头痛、畏寒、流清涕、鼻塞等有不错的疗效。

小偏方3：将方便、易得的葱白、冰糖、粳米加水共煮，对于治疗感冒也有很好的治疗效果。

小偏方4：用金银花、黄芩各10克，加水煎服，每日2次，可缓解邪火上炎、咽喉肿痛。倘若不喜欢金银花、黄芩的味道，也可用胖大海、麦冬、青果代茶饮来治疗。

另外，感冒期间除了禁用一切对胎儿有不良影响的药物外，保证充足的休息也是必不可少的。轻症感冒可不服用以上小偏方，只需多饮水，多食用蔬菜、水果、富含蛋白质的食物，保持大便通畅，外加在茶杯内倒入42~60℃的热水，将口、鼻置于茶杯内口，不断地吸入热蒸汽，一日数次，即可予以缓解，一般休息几天就会好。

如出现感冒伴有发热的现象，孕妈妈就应多饮水，这样有助于退热和排泄体内代谢物毒素，并可缩短痊愈的时间；有些孕妈妈热度高时会食欲下降，此时不妨吃些流食，如果汁、米汤、蛋奶、豆浆等；食欲好、热度不太高时，可进半流质，如藕粉、肉糜粥、鸡蛋羹等；退热后可吃些稀饭、面条、新鲜蔬菜等；倘若出汗过多，还应在水中加入适量的盐和白糖，以补充体内所需的电解质。

而对于重症感冒伴有高热的人，可用酒精擦浴、温水擦浴、冰袋敷头等物理降温，若效果不明显，则应及时去医院治疗。要知道，长时间发热或高热，不但会使孕妇的器官功能紊乱，引起子宫收缩或宫内感染，还可导致胎儿畸形或死亡流产，尤其对胎儿脑组织的危害最为明显，可造成脑细胞死亡，从而导致胎儿出生后智力低下，记忆力和反应能力差等。

当然，做好感冒的预防工作才是每个孕妈妈最为关心的课题。在怀孕期间，孕妈妈应当注意休息，保证睡眠，加强营养，保持良好心境，并适当锻炼，增强身体抵抗力；在疾病流行期间，注意个人卫生，不去人多的公共场所，尽量不与感冒病人接触；房间要保持温度、湿度适宜，一般保持在20℃左右即可。如果室内干燥，则应洒水或使用加湿器，并经常通风换气。

孕妈妈发烧了，安全降温最重要

【偏方一】

酒精浴。

材料：酒精或60度的白酒。

做法：在酒精或白酒中，加等量凉开水后反复擦洗额头、手足、腋下和腹股沟等处。

【偏方二】

温水浴。

材料：毛巾，脸盆。

做法：用毛巾浸温水，为孕妇擦洗全身。

【偏方三】

冰袋敷。

材料：毛巾，冰块适量。

做法：将冰箱中的冰块用塑料袋包好，外包一块毛巾，敷在额头或枕后。

【问诊记】

星期天，我接待了一对年轻的夫妇。丈夫搀扶着妻子坐下，心疼地看着妻子微微隆起的肚子，连声问我："医生，我老婆发烧了怎么办？是否会对胎儿有影响？"

我请他们先不要着急，仔细地询问了孕妇的末次月经和发烧的时间，然后帮助计算了孕龄。在进行详细分析之后，我告诉他们说："妊娠早期，孕妇体温在36.9~37.2℃的低热属于正常的生理现象，对妊娠和健康无妨碍，对胎儿影响也不大。但如果长时间发热或高热，较长时间体温持续在39℃左右，就会使孕妇的器官功能紊乱，引起子宫收缩或宫内感染，导致胎儿畸形或死亡流产，不仅如此，长时间发热对胎儿脑组织的危害最为明显，可造成脑细胞死亡，从而导致胎儿出生后智力低下，记忆力和反应能力差等。不过，如果你认为自己孕期发烧有可能是由于宫内感染引起的，就要去医院检查一下了。"

年轻的丈夫又问我："昨天晚上，我看着老婆发烧很难受，就让她吃了一粒退烧药，会不会影响宝宝的发育？"

我对他说："胎儿发育的特征以4周为1个孕龄单位，绝大多数药物只要正确选用，合理应用，对孕妇和胎儿一般就无不良影响，但一定要了解药物的药理作用和毒副作用。"

通常，孕妇末次月经的第14天排卵，精卵结合形成受精卵。胚胎受损害最敏感的时间是在受精后15~56天，这时正处于各器官分化、发育、形成的阶段。在受精后7天内用药因受精卵尚未种植，所以不受影响。受精后8~15天内用药，胚胎虽已种植，但组织尚未分化，如有影响，则常引起流产，一般不致发生畸形。受精后15~56天，各器官均在这段时间内分化发育，易受药物的影响而致畸形。至受精56天后，各脏器的萌芽(原基)已分化完成，并初具人形，在这以后，药物的影响大为减少。

多数抗生素能经胎盘到胎儿体内，其中青霉素族、头孢噻啶、多黏菌素、红霉素在孕期使用多无妨碍，对胎儿无明显副作用。四环素对母亲和婴儿都有危害，可损害孕妇肝脏和肾脏，对胎儿的损害更多。链霉素及其他氨基糖苷类药物对胎儿听神经都有不同程度的损害。氯霉素对胎儿无毒性，但新生儿尤其是早产儿，因其肝脏解毒功能低下，肾脏排泄功能低下，故易积蓄中毒。解热镇痛类药，如乙酸水杨酸(阿司匹林)或水杨酸钠，目前认为小剂量使用对母婴无影响，大剂量长期用药，可影响母婴双方血小板的凝集而妨碍其凝血功能，还会增加死亡率和胎儿宫内生长迟缓的发病率。

中医的辨证论治是治疗孕妇感冒最好的方法，因为我们中医药能很好地控制感冒病毒，同时又无毒性。所以孕妇患感冒时不要轻视，不能随意自行用药，一定要去医院诊治，千万不能乱用阿司匹林类药物。

平时，孕妇可以用生姜加红糖熬制生姜汤，尽量趁热喝，把身子都喝得暖暖的，然后多盖些被子，将全身都捂在被子里，口鼻露在外面以保证呼吸顺畅。大约1个小时之后，待浑身都冒出汗珠来，烧就退了大半了。当然，孕妇出汗后不要立即拿掉被子，要慢慢退热，出汗后还要注意保暖及喝热姜汤。

听完我的这些话，年轻夫妇的脸上露出了笑容。

【小偏方】

妊娠发热怎么办？我这里有几个小偏方。

一是酒精浴。用30%~50%的酒精或60度的白酒，加等量凉开水后反复擦洗额头、手足、腋下和腹股沟等处。

二是温水擦浴。用毛巾浸温水，为孕妇擦洗全身。擦时要注意保温，如果发冷、脉搏与呼吸改变，则要立即停止。要注意的是，不要以为用凉水来擦拭会降温更快。这是因为，用温热的水来擦拭皮肤，会使皮肤的血管扩张，有利于散热；相反，如果用凉水来擦拭皮肤，就会使皮肤的血管收缩，不利于散热，反而会使孕妇的体温升高。

三是冰袋敷头。将冰箱中的冰块用塑料袋包好，外包一块毛巾，敷在额头或枕后。但切勿多睡冰枕，防止局部温度降得太快，引起其他部位的不适。

胎儿早期发育的生理过程，比如蛋白质活性，对温度很敏感。胎儿形成的全过程，取决于在适当的时机生成适当的蛋白质，但如果孕妇的体温从37℃上升到39.4℃，就会使蛋白质不能正常运转，并导致孕妇流产。

到了怀孕中晚期，胎儿已经完全成形，只剩下继续长大的问题了，所以，孕期发烧就不会有太大的影响了。

孕期发烧的治疗原则是：控制感染，排出病毒，降体温。

孕妇轻度发烧可多喝开水，注意休息，保暖，口服感冒清热冲剂或板蓝根冲剂等。发烧较重有高烧者，除一般处理外，还应尽快控制体温，可用物理降温法，如额、颈部放置冰块等，也可选择用药物降温。在选用解热镇痛剂时，要避免采用对孕妇、胎儿和新生儿有明显不良影响的药物，例如阿司匹林之类药物。当然，孕妇出现发烧的情况，最好还是能够在医生的指导下使用解热镇痛药。

咽喉肿痛，金银花胖大海是福星

【偏方一】

金银花茶。

材料：金银花、黄芩各10克。

做法：金银花、黄芩各10克，水煎服，每日2次。

【偏方二】

麦冬茶。

材料：胖大海、麦冬、青果各适量。

做法：胖大海、麦冬、青果泡水代茶饮。

【问诊记】

下班后，我拖着疲惫的身子走进小区，刚跨进大门，背后便传来了一个沙哑的声音："夏医生，夏医生，请留步……"我转过去一看，原来是小区保安的妻子王姐。他们两口子是从农村来的，挺朴实厚道的，和大家的关系也处得不错。别看王姐快40的人了，相貌却很年轻，而且人家已经怀孕三四个月了，典型的高龄产妇。不过，今天王姐的声音好像有点儿不对劲。

"王姐啊，请问有什么事吗？"我停下脚步，微笑着看着她。

"唉，也不知道最近吃了啥东西，好像邪火攻心了一样，难受死了。"王姐走过来，面露痛苦的表情，清了清嗓子说，"夏医生，你也是当妈妈的人了，肯定明白怀孕的种种苦楚。我现在是口干舌燥、喉咙肿痛、声音嘶哑，咳出的痰都是黄色的，还有头疼和眼眶疼的感觉……"

我真担心会影响肚子里的孩子。"

我听王姐说话挺难受的，就让她少说话，听我说，然后点头或者摇头就行了。王姐点了点头。

"绝大部分嗓子痛都是由病毒感染引起的。在这种情况下，千万不要乱用抗生素，否则不但容易出现过敏反应，还要忍受恶心、呕吐、皮疹等副作用。而且抗生素还会杀死很多有益细菌，使某些有害细菌产生抗药性。"

"嗯。"王姐点了点头。

"我还是给你说些个人经验吧，你可以参考一二。因为我在孕期也有一段时间邪火上炎，咽喉肿痛。"

王姐露出了很朴实的笑容，点了点头，说："那请夏医生说说。"

"嗯，在日常饮食方面，你不要吃上火的食物，有些蔬菜是上火的，比如香菜、葱、蒜类，留点儿心就是了。水果中所有橘子类的都是上火的，可以暂停一下，等好了一些再吃冰糖橙以补充维生素C，目前可以吃一段时间的水晶梨，苹果不要断。奶类可以改成喝羊奶，因为羊奶是败火的，而牛奶是上火的。经常炖银耳莲子汤来喝，营养价值不低于燕窝。不要喝任何饮料，连味精也要少吃。怀孕的人本身体热大，不过太大是不好的，严重的也会造成早产。也不要太担心，吃的方面注意点儿，慢慢地多走动走动。你肯定会生下聪明、健康的乖宝宝的。放心吧！"

"嗯。"王姐不住地点头，嘴里默念着，好像在慢慢地"回味"我的这番话。

"当然，如果想要快速、有效地解决邪火上炎、咽喉肿痛问题，我这里还有两个小偏方，你可以试试，很简单的。我以前怀孕上火的时候，就是用它们来败火的，效果很不错……"

"好的，夏医生，我都记下了，明天就让我那口子弄来给我喝……咳咳……"说着，王姐又咳嗽起来，不过她脸上的表情不再那么痛苦了，可能是得了药方，心中有了底的缘故吧。

【小偏方】

嗓子痛一般有4种原因：首先是病毒性感染，如普通感冒、流感、喉炎、腮腺炎、疱疹性咽峡炎等；其次是细菌感染，比如链球菌咽炎、扁桃腺炎、会厌炎、悬雍垂炎；在极少数情况下，淋病、衣原体感染等性传播疾病也会导致嗓子痛；最后是外部刺激物或其他疾病，如空气湿度低、空气污染、长时间用嘴呼吸、胃食管反流病、慢性疲劳等。

我给王姐推荐的小偏方很简单，只需要用金银花、黄芩各10克加水煎服，每日2次；另外，胖大海、麦冬、青果泡水代茶饮，也有很好的败火功效。

巧用橄榄油，妊娠纹快走开

【偏方】

橄榄油疗法。

材料：橄榄油适量。

做法：将橄榄油烧热，放凉，装入瓶子里放到浴室。每日淋浴后，往手心里倒一点儿，用力搓，直到手心发热。然后用发热的手心在腹部、腰部、手臂、大腿根部等容易产生妊娠纹的部位涂抹橄榄油，并且要轻轻打圈按摩，直到橄榄油全部被吸收。

【问诊记】

小惠是舞蹈学院的老师，对于印度的肚皮舞尤为热衷和精通，还曾特地为了学习肚皮舞的精髓两度赴印度求学。舞蹈带给了她生命的活力，也让她在此过程中收获了美的享受。在一次晚会上，我有幸见过小惠的表演，当纤细白嫩的柳腰随着动感的音乐在舞台上轻轻扭动时，台下的观众全都为之倾倒。

自从怀孕以来，特别是随着孕期的增长，小惠的肚子一天天鼓起来，曾经的蛮腰不复存在，就连一直以来引以为傲的白嫩肚皮也开始出现了粉红色的不规则裂纹。小惠为此非常郁闷，担心生育会毁了自己的艺术事业，于是天天对着爱人发牢骚，"这一道道的裂纹万一永远都下不去，我今后还怎么继续跳舞啊！"

随着肚子逐渐增大，裂纹越来越多，也越来越大，小惠终于受不了了，于是无奈的小两口来找我，看有没有什么办法可以防止妊娠纹的"横行霸道"。

听了小两口的叙述，我笑着说："果然，爱美是女人的天性。"

小惠听我这么一说，有点儿不好意思了，说："夏医生，为什么怀孕肚子大起来了，这种裂纹也会多起来？"

"这种裂纹其实就是大家常说的妊娠纹的前身，因为你现在怀孕的月份还小，所以肚子上的裂纹出现不多。一般来说，怀孕超过3个月，随着宝宝的发育成长，子宫会逐渐增大。当盆腔容纳不下的时候，就开始向腹腔进军，这个时候肚子就开始鼓起，原本平坦的肚皮要一下子撑大，肚子上面的肌肉和纤维组织势必就要开始拉伸，如同吹气球，不断地吹，弹性表面就不断地胀大。当拉力超过一定限度的时候，纤维组织就断裂了，于是，肚子上就出现了你看到的粉红色或紫红色的不规则纵形裂纹。"

"原来是这样，我每天洗澡时看着这一道一道的裂纹，跟公路上的斑马线一样，我就想哭了。"

"这比喻挺形象的，不过通常在产后，肚子上的'斑马线'还是能恢复一部分的，只是很难恢复到未怀孕以前的状态。由于肚子缩小，因此这些皮肤上未恢复的裂纹会渐渐褪色，最后变成银白色的纹理，这就形成了我们平时所说的妊娠纹。且很多女性朋友都知道，妊娠纹一旦形成就很难消除了。"

"哎呀，那怎么办？要是产后不能恢复，我今后还怎么跳肚皮舞啊？跟花斑西瓜似的，多难看！"小惠急得差点哭出来。

"看把你紧张的，现在妊娠纹不是还没有形成吗？只要是没有形成，我们就有办法避免它出现。"

"夏医生，你说怎么办？有什么方法，我一定按你说的做。"

"其实啊，要避免妊娠纹也不难。我是过来人，我把自己经过实践验证的一些方法告诉你，你按照我说的做，相信一定会有很大的惊喜。避免妊娠纹最关键的是平时注意保养，贵在坚持。"

"另外，我再给一个小偏方，这个小偏方，也是我用过之后，觉得效果很好的一个方子，在洗澡的时候配合着使用，效果更佳。我本人怀孕时就是用此方法，真的没有生出一条妊娠纹哟，希望对你也有帮助。"

小惠喜笑颜开地说："这下我可放心了，夏医生，太感谢您了！"

"不过，不要高兴得太早，爱美要付出努力的，坚持才是根本！"小两口临走时，我再一次提醒他们。

大约过了半年多，小惠带着孩子来看我，小家伙又白又胖，像个小天使，非常可爱。小惠捎给我两张演出的门票，她说："大夫，欢迎你和你的爱人有空来观看我们学院举办的大型晚会，晚会上还有我这次精心准备的产后复出表演，这是门票，请笑纳。"

"真的啊？那我可不客气了，到时一定捧场，你可也要好好准备，期待你再次让我们震撼！"我调侃道。

"一定！说实话，能重新站在这个舞台上，继续我的艺术梦想，还要多感谢你。你说的方法真管用，到现在我还一直坚持做，不仅真的没有长妊娠纹，连肚子上的皮肤也特别光滑、白皙呢。"

很多孕妈妈怀孕之后，满脑子都是宝宝，如何让宝宝发育得更好、变得更聪明成为孕妈妈最为关注的问题，追求美丽的事业早已抛到了九霄云外。等孩子大了，再想要回到从前的美丽和苗条，无疑得付出极大的艰辛，何不从产前开始，坚持一小步，收获产后一大步，让怀孕不再是爱美女性的"噩梦"。

【 小偏方 】

橄榄油去妊娠纹。将橄榄油烧热，放凉，装入瓶子里放到浴室。每日淋浴后，往手心里倒一点儿，用力搓，直到手心发热。然后用发热的手心往腹部、腰部、手臂、大腿根部等容易产生妊娠纹的部位涂抹橄榄油，并且要轻轻打圈按摩，直到橄榄油全部被吸收。

因为橄榄油富含与皮肤亲和力极佳的角鲨烯和人体必需脂肪酸，容易被皮肤迅速吸收，可以有效保持皮肤弹性和润泽，同时橄榄油中所含丰富的单不饱和脂肪酸和维生素A、维生素E、维生素D、维生素K等以及酚类抗氧化物质，这些物质都能消除面部皱纹，防止肌肤衰老，并且还有护养皮肤和头发和防治手足皲裂等功效。

避免妊娠纹的生长还有以下3种方法。

首先，不能天天睡懒觉，精神上也不要太紧张，要坚持适度运动。比如早上起床后到外面遛遛弯，晚饭后也要出去走走，经常散散步，会有助于增加纤维的柔韧度。

其次，要保证饮食合理，营养均衡。尽量不要喝含碳水化合物的饮料，碳水化合物摄入过多会使体重增加过快。这样就会给肚皮上的纤维造成更大的拉力，使裂纹更大、更多。

再次，洗澡的时候水温要把握好。水温不能过低，也不能过高，用比体温稍低的水慢慢地冲洗腹部，并用另一只手轻轻地按摩腹部皮肤，从而增强皮肤弹性。相信只要你能坚持下去，肯定能减少许多裂纹。

米醋黑豆膏，护发有绝招

【偏方一】

用手指梳头发。

做法：用指端紧压头皮，从前往后梳，这样反复操作20~40次。

【偏方二】

鸡蛋清润发。

材料：鸡蛋适量。

做法：将鸡蛋清涂于头发之上，用浴巾包住头发，10分钟后清洗干净。

【偏方三】

米醋黑豆膏。

材料：黑大豆、米醋各适量。

做法：黑大豆用醋泡好，入锅熬成膏，洗发时涂于头发之上，约10分钟后洗净即可。

【问诊记】

吃过晚饭后，我和爱人在小区附近散步，正好遇见了同单元的胡洋和小娟小两口。夫妻俩不知在争执什么，见我们过来，小胡马上说："这不，大姐过来了，你问问大姐看行不行。"

"哟，做什么，这么严肃，还要让大姐做法官？"我开玩笑地说。

小娟忙说："大姐，你说这女人追求美有错吗？怀孕这段时间，我的头发又干又枯，打结分叉，看着不舒服，摸着更不舒服，梳头都很费劲。我想明天去美发中心整整头发，可是胡洋就是不让我去，还摆出一通大道理，烦。"

小两口是去年搬过来住的，小娟怀孕快6个月了，行动有些不便。因为知道我是医生，所以有什么怀孕上的事情她就会来找我。一回生两回熟，我们也就慢慢熟络起来了。

"小胡，你这就不对了，爱美是女人的天性，咋就不让小娟去修下头发呢？"

"可是，大姐，她现在怀着孕，不适合做头发啊。"小胡蒙了。

"呵呵，开玩笑的，看把你吓的。小娟，你打算怎么整头发？"

"我也不准备怎么大整，就是想做个离子烫，再染点儿颜色，要不你看这样干枯分叉的，黄黄的，就像头上窝着稻草一样，多难看啊！"

"是这样啊。小娟，大姐同意你去修剪下，却不赞同你去烫染，那些烫染产品中的化学成分极可能影响你和宝宝的身体。况且，目前头发的状态是暂时的，怀孕时由于激素的增加，因此可能会对你的发质或者颜色有所改变，但是激素也有自己的好处，孕激素一般有防脱发的作用，你不觉得现在你梳头的时候头发掉得少了吗？"

小娟想了想，还真是这样，头发掉得确实没有以前厉害了，只是这又干又毛的头发始终无法让人舒坦，就又嘟起嘴来。

"不有这样一句话吗——'孕妈妈是这个世界上最美的人'！不管你头发怎么样，在小胡眼里你都比西施、飞燕美上千百倍了，是吧，小胡？"

"大姐，你说得太对了！"小胡连忙随声附和，转而对小娟说，"娟儿，俺可不在乎你头发咋样，不管什么时候你都是我心中最美的女神！"

一句话逗得小娟喜笑颜开，连连说小胡没正经样儿。她看着我问："对了，大姐，你头发那么黑亮，而且听阿姨说，你生宝宝的时候也一直都是这样，你平时都是怎么护理的呢？"

于是，我给小娟介绍了自己常用的几个护发小偏方。

小娟听了很高兴，说："谢谢大姐，要是这样，我就可以省掉去理发店的钱了。"

"是啊，有这么多的小偏方，你何必还要花钱拿宝宝和自己的健康去冒险呢？"

其实，我推荐给她的护发养发的偏方不仅仅适合孕妈妈使用，也适合所有的人。经常使用这些小偏方，一点儿都不比高档的营养护发效果差。所以，小偏方养发护发，经济又实惠，你不妨一试。

【小偏方】

（1）按摩小偏方：

步骤一，用手指梳头发。让指端紧压头皮，从前往后梳，这样反复操作20~40次。步骤二，按压头皮。两手自然张开，用指端按压头部，先中间后两边，直至整个头部。步骤三，提拉头发。先用两手轻轻地用力向上提拉头发，最好把全部头发都提拉1次。步骤四，干洗头发。像洗头一样用手摩擦整个头部的头发，最后拍打头皮，双手四指并拢，轻轻地拍打整个头部的头皮。此法简易便捷，每个环节大约2分钟，长期坚持下来，不仅对一个人的头发具有保健作用，而且对人的听觉和视觉都有好处，还可缓解头痛、失眠等症状。所以没事就该经常对头发和头皮进行按摩。

（2）头发分叉的小偏方：

鸡蛋清润发防分叉。可将发梢轻微弄湿，抹上香油，或者将生鸡蛋敲个小孔，把鸡蛋清倒入温水中，把头发浸湿，也可以把鸡蛋清直接涂于秀发上，然后戴上浴帽或者用毛巾包住头发，捂10分钟后用水冲洗干净。头发马上柔顺发亮。因为鸡蛋清含有卵磷脂，而卵磷脂富含水分和油分，所以对头发有很好的养护作用。

（3）预防白发、黄发的小偏方：

米醋黑豆膏，预防白发、黄发有绝招。黑大豆和米醋各适量，先把黑大豆用醋泡大约48小时，之后把醋和大豆倒入锅里，像煮粥一样慢慢煮。等把黑大豆煮烂了，就把豆皮用漏勺滤出去，然后再用小火慢慢熬，直到把黑豆粥熬成膏状，然后放到合适的容器里待用。洗发时，先将头发用清水洗净吹干后，把膏涂到头发上，5分钟后再用清水冲洗干净，经常使用可以使头发保持乌黑发亮。

之所以推荐用米醋黑豆膏，是因为白发、黄发与血亏、肾虚有很大关系，如果气血不足，就会对人的头发有很大的影响，因为"发为血之余"，又为"肾之外候"，即头发由多余的血液生成，头发的生长、润泽主要依赖于肝脏血液的供养，而肾的光彩也需要头发来体现。而黑豆不仅具有解毒、祛风、补肾、活血、益血等功效，还富含维生素，特别是维生素E和维生素B，对预防白发和黄发有很好的功效。所以孕妈妈经常食用黑豆，不仅可以补肾养血、滋养秀发，还能为宝宝提供大量的营养。

孕期乳房护理，清洗按摩一个不能少

【偏方一】

按摩法。

材料：橄榄油适量。

做法：对乳房进行有顺序的按摩。

【偏方二】

牛奶疗法。

材料：化妆棉、牛奶各适量。

做法：每天洗完澡以后，可以用化妆棉片蘸少许牛奶，涂抹于乳头之上。

【偏方三】

正确的清洗法。

材料：植物油、身体乳各适量。

做法：温水清洗乳头，擦干后涂上身体乳，如果乳头有硬疙瘩，则可以涂上植物油，待软化后再清洗。

【问诊记】

春节前后，表弟和弟媳妇来北京玩，住在我家。弟媳妇怀孕6个多月了，姨妈不放心，打电话给我说这俩孩子都快做爸妈了，还是那么不懂事，要我多操心了，她也不懂现在年轻人怀孕需要注意些什么。

我很理解姨妈此刻的心情，她就这么一个宝贝儿子，从小宠着惯着，眼看就要做奶奶了，那份高兴是发自心底的，自然要时时祈祷千万别出什么岔子。受姨妈所托，我对这两个大孩子也是呵护备至，什么定期孕检，营养保健、胎教一一提点，而那些孕期需要注意的事项我都不知道唠叨了多少回。

眼看着弟媳妇的肚子越来越大，我觉得自己肩上的担子也越来越重，因为我扮演的既是表姐，也是半个妈的角色。

饭后，我问及他们今天的孕检结果、宝宝的发育状况，弟媳妇神秘兮兮地凑到我耳边说："大姐，其他的也没什么事情，医生说宝宝发育挺好的。可是我老觉得最近乳房有点儿胀痛，就像有乳汁要喷出来一样。"

我耐心地向弟媳妇解释之后，弟媳妇一颗悬着的心总算放下了，却又担心地问："姐，我乳头周围有一粒粒的小疙瘩，我试过用清水擦，却怎样都擦不掉。你说这会不会影响宝宝以后吃奶？"

"宝宝现在已经6个多月了，你也确实应该注意乳房护理了。"

"姐，你以前怀常常的时候都怎么护理乳房的？应该注意些什么？"弟媳妇明显来了兴趣。

"其实乳房护理很简单，平时只要稍加注意就行了。我告诉你一些我曾经用过觉得还不错的方法。

"首先要做好清洁护理。在怀孕5个月后，就要经常用温水擦洗乳头。擦洗的时候一定要轻柔一点儿，不能用力过猛。如果乳头有硬疙瘩，不好清除，则还可以先用植物油软化一下再清洗。清洗乳头时最好不要用肥皂水或酒精，因为这样会使乳头表面的天然润滑物被洗掉，这样乳头就会干裂，引起乳头疼痛。为防止干裂，可以在清洗过后涂上一层含油脂的身体乳。其次就是做好乳房养护了。"

"大姐，乳房养护我还真没有做过，你说怎么做？"弟媳妇好奇地问道。

我于是简单地介绍了乳房养护的方法，并亲身示范给她看基本护理的步骤。

"有大姐真好，我回去就按你说的每天坚持做。对了，我们同事都说怀孕期间不能戴胸罩，是真的吗？"

"是真的，怀孕期间，特别是5个月以后最好不要戴胸罩。如果一定要戴的话，最好选择口型较大的、专门让孕妈妈戴的那种。合适的胸罩既美观又能呵护乳房，给乳房提供可靠的支撑和扶托，使乳房的血液循环通畅，这就有利于促进乳汁的分泌和提高乳房的抗病能力，更重要的是保护乳头不会受到擦伤。另外要记住，千万要及时更换胸罩。因为随着怀孕月份的增加，乳房变化很快，如果更换不及时，就会影响乳房的发育。"

"我知道了，大姐。"

"另外，过了9个月以后就要注意经常给乳头和乳晕按摩。方法很简单，你可以每天早晨起床后或者晚上睡觉前，用手掌侧面轻轻地按住乳房，露出乳头，并围绕乳房均匀按摩，每日1次。按摩可使乳房得到软化，从而使乳管腺畅通，促进乳汁的分泌；且经常刺激乳头和乳晕，还可使乳头的皮肤变得强韧，将来宝宝也比较容易吸吮。"

那天晚上，我们聊了很多关于孕妈妈的产前及产后护理工作，无意间弟媳妇聊到了她的一个同事怀孕快8个月了，但她的乳头一直凹陷着，凸出不来，于是她在家有空就往外揪。我听后连忙让她转告她的同事，千万不能这样做，因为刺激乳头容易引起宫缩，导致早产麻烦就大了。等过了9个月以后，让她经常用食指和拇指捏住乳头，轻轻往外拉，来回数次，慢慢地就好了，不会影响宝宝哺乳的。

【 小偏方 】

乳房胀痛属于孕期的一种正常反应。自妊娠8周起，孕妈妈体内孕激素水平增高，使得乳腺组织内的腺泡和腺管不断增生，乳房的外形有了很大的变化。不仅乳房体积逐渐增大，而且乳房的皮下脂肪渐渐沉积。随着月份增加，乳头和乳晕也会变得越来越大，颜色一点点变深，到孕晚期的时候就会变成枣黑色。最初的1个月内，孕妈妈会感觉到乳房有微微胀痛。有些孕妈妈在怀孕20周后，乳头还会分泌出少量的乳汁，这些都是在为今后的哺乳做准备呢。

孕期乳房护理非常重要，不仅有利于产后的哺乳，而且对孕妈妈保持优美的体形也有重要的作用，还可以有效防止产后乳腺炎的发生。所以孕妈妈一定要注意孕期乳房的护养哟。接下来，我就告诉大家乳房护理怎么做。

按摩手法护养乳房：

步骤一：以大拇指为一边，另外四指合拢为一边，虎口张开，从两边胸部的外侧往中央推，以防胸部外扩，每边30下。

步骤二：手型保持原状，从左胸开始，左手从外侧将左乳向中央推，推到中央后，同时用右手从左乳下方将左乳往上推，要一直推到锁骨处，重复30次后，换右乳。此动作对乳房的挺立、防止乳房下垂有很好的作用。

步骤三：双手做成罩子状，五指稍分开，能罩住乳房的样子。然后稍稍弯腰，双手罩住乳房后从底部（不是下部）往乳头方向做提拉动作。每个乳房重复20次。这个步骤可以有效保持乳房的丰满。

步骤四：用炒熟的橄榄油涂于乳房周围及胸部，双手绕着乳房做圆周形按摩，按摩到胸部剩下的所有橄榄油全都吸收完为止。这样可以使乳房皮肤保持滑嫩。

此外，乳头保养首先可用温皂水清洗摩擦乳头，增加乳头皮肤韧性，防止哺乳期乳头皮肤皲裂、疼痛；其次，如果乳头呈凹陷状，则每日要用手指轻轻往外拉起，捻转乳头，防止哺乳期乳头凹陷不好哺乳；另外，由于乳头色素沉着，因此每天洗完澡以后，可以用化妆棉片蘸少许牛奶，涂抹于乳头之上，这样就可以防止乳头变黑。

怀孕贫血，让大枣木耳保驾护航

【偏方一】

补血方。

材料：大枣15个，黑木耳15克，冰糖适量。

做法：将枣和木耳在碗中泡发，加适量冰糖和水，蒸1小时，每日服用2次，吃枣、木耳，喝汤。

【偏方二】

豆腐炒猪肝。

材料：豆腐150克，猪肝100克，调料适量。

做法：首先将豆腐切成丁，猪肝切成片，先煎豆腐，后加猪肝再炒，待猪肝炒熟透以后，加油、盐、味精等调味，佐餐食用。

【问诊记】

邻居刘大妈的女儿怀孕快5个月了，眼见着十月怀胎过去一半，全家人非常开心，一起布置婴儿房、购置婴儿用品，很是温馨。然而接连两次的定期孕期检查结果却让这个温馨的家庭炸开了锅：宝宝生长发育迟缓，足足比孕龄小了2周，而孕妈妈也被"宣告"贫血。

之前检查宝宝一向生长良好，而女儿的身体状况也不错，为什么孕中期却意外"告急"？刘大妈带着女儿匆匆赶至我家。

"闺女，这医学上的东西我们也不懂，你给看看，这几次我陪女儿去检查，医生说女儿贫血，孩子生长发育也迟缓了，好像比正常的小了很多，你说这该怎么办呢，该吃什么药？"刘大妈还没等我了解情况，就着急地说开了。

我从大妈手里接过两次的化验单和B超单仔细地看了看，原来两次的血清铁蛋白分别为10.5微克/升、11.2微克/升，而血红蛋白为90克/升、94克/升，而B超显示胎儿偏小2周，我仔细地给刘大妈的女儿检查了一下，发现她的脉象非常细涩且沉迟，脸色也显得有些苍白，唇色很淡，于是，我问她："你平时有没有什么明显的不舒服？"

她说："也没什么特别吧，只是这2个月来有时会觉得头晕晕的，浑身提不起劲，有时候会有点儿心慌。"

我告诉刘大妈说："不用过于担心，饮食上多注意些，加强营养，贫血会好转的。"

"原来是这样，那是不是很严重？要不要吃药？"刘大妈担心地问。

"化验结果证实，你女儿患的是缺铁性贫血，因此在今后的饮食中要多吃些含铁的食物，铁是制造血红蛋白的必要原料，孕妈妈的体内要贮存足够的铁，才能供给宝宝生长发育所需。"

"补铁？怎么补？吃什么东西才好？"孕妈妈发问了。

"不妨在日常饮食中适当地多食鸡蛋、核桃、榛子、栗子、葵花子、花生、全麦面包、红肉、豆类、猪肝、鸡血、绿叶蔬菜和鱼肝油等，这些食物含铁量非常丰富。在这基础上，多吃些橙子、橘子等富含维生素C的水果或蔬菜可有助于铁的吸收。"

"嗯，我们记下来了。对了，宝宝偏小2周要紧不？我补充了这些后，宝宝会不会再长大？"

"会的，只要妈妈的营养跟上了，宝宝就有了可以充分汲取的营养，自然也会长得很快。除了平时的调理外，我再给你们几个小偏方，坚持吃上一段时间看看效果。"我拿出纸笔写下了几个小偏方，递给刘大妈。

刘大妈拿着小偏方连连道谢，临走前，我还不忘强调均衡饮食的重要性，并叮嘱孕妈妈在日常生活中除了要补足铁外，也要注意补充锌元素，多摄入含锌较多的苹果（每日1~2个）、葵花子、蘑菇、洋葱、香蕉、卷心菜及各种坚果等，因为缺锌可能会影响宝宝后天的智力及记忆力，导致宝宝出生后身材矮小、体重不增、毛发稀疏枯黄、皮肤粗糙、味觉功能异常，出现拒食或异食症、先天畸形、先天性心脏病等。同时，孕妇缺锌容易患上呼吸道感染、肺炎及腹泻等多种疾病，而且缺锌会导致子宫收缩无力，影响今后正常分娩。

2个月后，刘大妈再次拿着化验单给我看，结果显示她女儿的血色素达到了122克/升，而听妇产科医生说宝宝的生长也赶超正常大小了，这让刘大妈一家都非常开心。

【小偏方】

怀孕后头晕、面无血色、乏力、易疲劳、指甲薄脆、胎儿生长受限，这个时候补血是关键。

补血的做法很简单，我给刘大妈推荐的是以下3个偏方。

大枣黑木耳补血方：取大枣15个、黑木耳15克，先将大枣、木耳洗净，放至碗中泡发，待泡开后加适量冰糖和水，上锅蒸1小时，每日早、晚各服1次。不仅吃枣、黑木耳，汤也要喝光，每天要坚持吃。大枣养颜补气益血，黑木耳含铁非常丰富，且具有益气、充饥、轻身强智、止血止痛、补血活血等功效，两者结合对治疗贫血有良好的疗效。

豆腐炒猪肝：取豆腐150克、猪肝100克、调料适量，首先将豆腐切成丁，猪肝切成片，先煎豆腐，后加猪肝再炒，待猪肝炒熟透以后，加油、盐、味精等调味，佐餐食用。别看肝脏不起眼，功效却不可小觑。它含有丰富的营养物质，如铁、维生素A、维生素C、维生素B_2以及微量元素硒，不论对于贫血的治疗，还是对宝宝的健康发育，都有非常好的功效。

三红汤：红枣7枚、红豆50克、花生红衣适量（简称"三红"），3种食材共同熬汤，连汤一起食用，每天吃1次。如果没有花生衣，则也可用花生代替，但不能去掉花生衣。

怀孕中期，宝宝生长发育所需要的物质增加，加上怀孕期血容量增加，对铁的需要量也随之增加，倘若此时孕妈妈营养摄入不足，尤其对铁摄取不足或吸收不良，就容易发生贫血。要知道，在怀孕期间，孕妈妈的营养不仅要供给自己的生存需要，还要供给宝宝，这就意味着要加大摄入量，一味局限于和孕早期一样的摄入量，只会让宝宝吸收不到更多物质，造成发育缓慢，而孕妈妈也会出现营养不良的情况。当然了，轻度的贫血不会对宝宝的发育产生影响，但是如果严重了，宝宝就会出现生长缓慢、胎动异常等。

孕妇静脉曲张，切忌久坐久站

【偏方一】

良好的习惯。

做法：避免久坐或久站。

【偏方二】

泡脚法。

做法：用热水泡脚。

【问诊记】

小雨是一家超市的收银员，职业性质决定她很少能够坐下来休息，每天要站七八个小时。为了维持生计，她怀孕6个多月了还舍不得请假。最近，她发现小腿皮肤表面像蚯蚓一样，疙疙瘩瘩，弯弯曲曲。于是在有一天上完早班后，她到医院来就诊。

做了检查之后，我初步断定这是典型的静脉曲张。

于是，我对她说："你现在小腿有什么感觉吗？"

"也没有什么特别的感觉，只是有点儿酸胀不适和轻微的疼痛。医生，这不会对宝宝有什么影响吧？"

我没有直接回答她的问题，而是对她说："这是孕妇下肢静脉曲张，也就是我们平时所说的'老烂腿'。一般来说，孕妇下肢静脉曲张都是单纯性的，经过休息和睡眠后，静脉曲张的程度可减轻，并且你现在还是小腿静脉曲张，生活中稍微注意一下，过几天就会有所好转，但是很难愈合。现在暂时不会对小宝宝有什么影响。"

"我的小宝宝已经6个多月了，不吃药行吗？我担心吃药对宝宝不好，还有没有其他的治疗方法？"

"你的心情我很理解，不管怎么治疗，你现在要尽量避免长时间站立。因为静脉曲张经常发生在下肢，大多数患者都是由于长时间站立或保持同一个姿势而造成的。如果不加注意，曲张血管增多，小腿就会出现水肿，特别是站立过久或劳累后较明显，随着程度的加重，水肿会逐渐向大腿、会阴部、腹壁，甚至全身发展蔓延，并伴有高血压和蛋白尿，有的还出现皮肤瘙痒，严重者还会出现湿疹、瘀积性皮炎等皮肤病变。这不仅使孕妈妈的生活受到很大影响，对胎儿的成长也很不利。"

小雨听了我的介绍，紧张地问："那我现在怎么办？"

"别紧张，孕妇静脉曲张只要治疗及时，并且在生活中能够注意一点儿，一般就不会对小宝宝有什么影响。"

临走前，我告诉小雨，外出时要尽量穿弹力袜或使用弹力绷带，可以减轻患肢症状，还能避免意外原因伤及皮肤及血管。另外，注意调理饮食，不要吃辛辣以及油腻的食物，以防加重病情。

【小偏方】

所谓静脉曲张，顾名思义就是腿上出现的粗大"青筋"，血管像蚯蚓一样迂曲突出，表层凸出皮肤曲张呈团状或结节状，并且腿部伴有酸胀感、疼痛感，有时下肢有异样的感觉，如患肢变细、变粗、肢体发冷、肢体潮热，皮肤有针刺感、奇痒感、麻木感、灼热感等，晚上感觉偏重，早上较轻。随着病情的发展，皮肤色素沉着，颜色发暗，并且脱屑、瘙痒，足踝有水肿，并且非常容易疲劳、乏力。

孕妈妈患有静脉曲张的主要原因是长时间维持相同姿势很少改变，血液蓄积下肢，在日积月累的情况下破坏静脉瓣膜而产生静脉压过高，使小腿的青筋隆起。

要想缓解静脉曲张也很简单：每晚睡觉前，养成用热水洗脚的习惯，忌用冷水洗脚。用热水洗脚，能消除疲劳，有利睡眠，更能活血化瘀；另外注意勤洗溃疡面。下肢静脉曲张的溃疡地方，可用生理盐水或3%硼酸液湿敷，或用1：5 000高锰酸钾液浸泡患处，有利于消炎杀菌，每天2~3次；还要注意，不能一直站着，也不能一直坐着，如果长时间保持同一个姿势，小腿肌肉就不能很好地收缩，使小腿血液及时回流。

小便不通，大葱救急

【偏方】

热熨治疗。

材料：大葱（连须）100克。

做法：大葱（连须）洗净，用手折断，放入锅中热炒，分两轮使用，每次50克，用布或毛巾包裹，热熨下腹部，顺脐部依次向耻骨部熨烫，冷后换掉它，每日1次，每次30分钟。

【问诊记】

下班了，送走最后一个病人，我正准备脱下白大褂，忽然传来一阵嘈杂声，紧接着一家人搀着一位大肚子孕妇急匆匆地进来。

"医生，麻烦您赶紧给我老婆看看，她今天一下午都觉得小腹胀，可是在厕所蹲了好久，愣是没排出什么。之后她就去躺着睡觉，谁知肚子反而更胀痛了，又非常心烦，翻来覆去怎么也睡不着，看她这么痛苦，我们就带她来看看，以防有什么意外。"丈夫焦急地说道。

我赶紧给这位孕妇做了个简单的腹部检查，也让家人搀着她去做了相应的辅助检查、导尿管引流及留取尿液检查，检查结果初步排除了可引起排尿困难的器质性病因，也显示体内胎儿一切正常。在之后的观察诊脉中，我发现这位孕妇面色苍白、精神疲倦、舌质淡、苔薄白、脉细滑，这明显是气虚的表证。

"这样的状况以前出现过吗？这段时间饮食如何？"我耐心地问孕妈妈。

"前些日子开始的，好像宝宝越大我这感觉越明显，但前些天好歹还能勉强蹲厕所排出一些，今天可要命了，你看我刚刚这肚子胀痛得，真是活受罪啊！"孕妈妈痛苦地说道。

我安慰她说："别担心，小便不通是孕晚期常常会遇到的症状。"

"原来是这样啊。老婆，这是咱们宝宝大了在淘气呢，你可一定得挺住啊！"丈夫给太太打完气，转而问我，"医生，那我老婆总不能一直这么下去吧？也不可能每次憋得实在受不了才来医院'放'些尿液。"

"从你太太的脉象上看，她有些气虚，需要补气升陷、举胎化气，也唯有这样才可以改善因气虚引起的小便不通。由于她现在正值孕晚期，因此不适合口服药物，我先给你们开个外用的小偏方，你们先试试吧！"

"好好，您开吧，我们一定照做！"

"这个方法又叫热熨疗法，原料特别简单，只需要100克连须的大葱，然后按照我说的方法做就可以了。"

"真的特别简单方便，那我们回家就去试试，希望有用吧。"丈夫拿着方子心疼地带着妻子离开了诊室，我收拾东西也准备回家了。

【小偏方】

小便不通又叫"转胞"，多是由于怀孕中晚期盆腔瘀血，宝宝胎体逐渐变长，增大的子宫和胎头将膀胱向上推移变位，胎气下坠压迫膀胱，以致膀胱气化不行，水道不通，所以很难排出。这时候，热熨疗法就派上用场了。

买100克连须的大葱，用手折断，放入锅中热炒，分两轮使用，每次50克。炒热后趁热用布或毛巾包裹，热熨下腹部，顺脐部依次向耻骨部熨烫，冷后换掉它，每日1次，每次30分钟。本方通过温热刺激肌肤，能疏通经脉、流畅气血，从而达到治疗疾病的目的，相信过不了多久就能改善。

胎位不正，膝胸卧位操来纠正

【偏方一】

针灸疗法。

做法：用针刺至阴穴(足小趾外侧趾甲角旁约0.1寸处)，治疗胎位不正，每日1次，每次15~20分钟，5次为1疗程。

【偏方二】

膝胸卧位操。

做法：先排空膀胱，把腰带松开，最好在硬板床上，做俯撑状，撑着床，臀部高高抬起，使大腿和床垂直，同时胸部要尽量接近床面。每天早、晚各1次，早上起床时做1次，晚上睡觉前再做1次，每次做15分钟。

【问诊记】

所谓胎位，就是胎儿在子宫内的位置。从头的朝向看，胎位分为头位和臀位。头位是指胎儿头在下方，臀在上方；而臀位则是指臀在下，头在上。从胎位的性质看，胎位又分为正常胎位和不正常胎位。

正常胎位是指枕前位。宝宝背朝前胸向后，两手像抱了一只足球，在胸前交叉，两腿弯曲，头俯曲，枕部最低，医学上称枕前位为正常胎位。只有头位中的枕前位，在分娩时，宝宝才能像一位娴熟体操运动员，顺利地自行完成"儿头回旋"的一系列动作，顺利地离开母体，安全地来到这个世界上。除了枕前位，其他臀位、横位、枕后位、颜面位、额位等都属于不正常胎位。如果宝宝的胎位不正，那么宝宝在离开妈妈温暖的身体时，就有可能出现各种意外情况，严重者还有可能危及母子健康，所以如果宝宝胎位不正，就要引起孕妈妈足够的重视。

我有一个在银行系统工作的闺密，自从怀孕之后，她就很少再出来和我们聚会，下班后就安心在家养胎。前几天，她给我打来电话，说去医院检查，医生说宝宝有点儿胎位不正，是枕后位，并要她平时通过睡觉的姿势来纠正胎位。

我听了忙问："你不是刚刚6个月吗？怎么就胎位不正了？"

"是的，医生说有点儿胎位不正，要我睡觉的时候注意点儿，并且要我做个什么操，你说这可怎么办？"

"别担心，实际上宝宝现在的胎位还不是最后的位置，在一般情况下，胎位要到7个多月才能确定是否正常，你现在先按医生说的，通过膝胸卧位操来纠正，过一段时间再到医院查查。"我安慰女友说。

我这个闺密年近30才怀孕，本身就是大龄产妇，所以全家人对她都是呵护有加，现在听说胎位不好，一家人都特别着急。其实，胎位不正一般是指妊振30周后，宝宝在子宫体内的位置异常，常见于腹壁松弛的妈妈和曾经生过宝宝的妈妈。大约有3%的孕妇可能胎位不正，其中以臀位最为多见，而横位危险性最大。

【小偏方】

如果胎位不正发现得及时，那么通过妈妈和医生的共同努力，一般都可以纠正过来。纠正胎位不正时应该注意以下几个问题。

首先，可以通过膝胸卧位操来纠正。具体做法是，孕妈妈在做膝胸卧位操时，先排空膀胱，把腰带松开，最好在硬板床上，做俯撑状，撑着床，臀部高高抬起，使大腿和床垂直，同时胸部要尽量接近床面。每天早、晚各1次，早上起床时做1次，晚上睡觉前再做1次，每次做15分钟，连续做1周，然后去医院复查。

如果胎位不变，则可让医生为孕妈妈施行"转向"。如果在孕32~34周时，宝宝的位置仍未转向，医生就要考虑为孕妇实行外转胎位术了，借用外力让宝宝翻转过来，使孕妈妈和宝宝能顺利地分开。但外转胎位术有一定的风险性，操作时，可能导致脐带缠绕或胎盘早剥，所以在实行外转胎位术时，一定要注意不要引起其他的不适症状。

另外，针对胎位不正，还可采用针灸治疗的方法。用针刺至阴穴(足小趾外侧趾甲角旁约0.1寸处)，治疗胎位不正，每日1次，每次15~20分钟，5次为1疗程。这种针灸疗法特别适用于臀位、横位、斜位的孕妈妈，不过还是请专业医师操作比较安全。

在孕32周以后，如果胎儿还是"胎位不正"，就不太好纠正了，当然也不排除极少数胎儿来个"意外之举"。因为妊娠32周以后，胎儿生长迅速，此时羊水相对减少，宝宝的活动空间逐步变得狭小，宝宝的姿势和位置相对固定。

如果经过产前仔细检查，预先诊断出胎位不正，经过及时治疗后仍未转为头位，则需要在预产期前1~2周住院待产，由医生根据孕妇的具体情况决定分娩方式。

胎位不正事关宝宝和妈妈的健康安危，应引起大家足够的重视。最合适的纠正时间为孕30~32周。妊娠28周以前，由于羊水相对较多，宝宝又比较小，在子宫内活动范围较大，像小鱼一样在水里游来游去，因此这个时候宝宝的位置不容易固定。妊娠28周后，如果检查为异常胎位，妈妈就要注意了，一定要按照医生的指导，来纠正宝宝的位置。

腰酸背痛怎么办，靠墙立正站一站

【偏方一】

适当运动。

做法：散步或走路时间不宜过长。

【偏方二】

热疗法。

材料：毛巾，纱布，热水袋。

做法：洗热水澡，也可以局部热敷，用热毛巾、纱布和热水袋都可以，每天热敷半小时。

【偏方三】

保健操。

做法：立正靠墙站好，双目平视，不要昂头，用力地将颈部往高处拉，每日几次，每次2~3分钟。

【问诊记】

怀孕晚期，随着胎儿的长大，孕妇的负担也越来越大，同时因为马上要做妈妈了，孕妇也变得小心翼翼。在这个时期，很多孕妇会出现腰背疼痛或者肋下疼痛，这让很多孕妇担心不已，担心是不是自己体质不好，担心会不会对胎儿产生影响。那为什么孕妇会出现腰背痛、肋下痛呢？

前几天，我的一个好朋友姗姗来我家找我，她已经怀孕8个月了，最近觉得腰背痛特别厉害，有时候肋下也会痛，特地来找我咨询。

她对我说："记得小时候姥姥、妈妈总说：'累死了！腰疼死了！腰快断了！'有时我也跟着凑热闹，她们总是笑着说：'小小的人哪儿来的腰？'那时的我总是不服气，现在怀孕了可真体会到了，什么才是真正的'腰痛、腰断'了，有时候右肋下也会痛，现在一直困扰着我。这到底是怎么引起的啊？是不是我体质太差了？要怎么治啊？"

我告诉姗姗，许多女性在怀孕期，尤其在分娩前的3个月，常会出现腰背痛。至于肋下痛，则有可能是子宫增大压迫脏器引起的，为安全起见，可以去医院做下检查。

姗姗又问我有没有什么方法能改善这种情况。于是，我给了她几个小偏方。

"好的，我记下了，谢谢你。"姗姗站起来告辞，却又突然停下，扶着腰无奈地说道，"唉，又痛了，希望你说的那些有用！"

"会的，相信我。"我起身扶着姗姗出门。希望她能按我说的小偏方去做，让腰背痛的烦恼离她而去。

【小偏方】

其实，我说的几个小偏方非常简单，只要在日常生活中稍加注意即可。

首先，要控制体重。现在，一个孕妇往往会被全家所有人照顾，成了名副其实的"熊猫"孕妇。一切家务活都不碰，一日三餐均由家人精心烹饪。她想吃什么开个口就行，家人总会满足她的要求。但是，其实整个孕期中孕妇的体重增加应控制在12.5千克以内，体重增加过多会加重孕妇的负担，留下营养过剩的后遗症，还有可能使胎儿体重过重，对大人、小孩都不好。

其次，要适当运动，但要避免过度劳累。每次散步或走路时间不宜过长。在孕中期和孕晚期，绝对不能从事重体力活，否则，如果引起腰扭伤，恐怕会伤及胎儿。像洗衣服、登高放东西、提重物等，都会"殃及"腰部。这些尽量让家里的其他人代劳。

第三，保证身体舒适。必要时可以使用孕妇托腹带，孕期穿着合适的托腹带，可以减轻孕期腹肌、腰背肌肉力量的支撑负担。穿舒服的鞋子，最好穿平底鞋。坐姿也要正确，坐着的时候，要确保后背得到很好的支撑。可以把一块小毛巾卷起后放在背部，每20分钟站起来活动一下。

第四，要注意保暖。腰背痛轻微者，可以洗热水澡，也可以局部热敷，用热毛巾、纱布和热水袋都可以，每天热敷半小时，都可减轻疼痛。同时要注意腰部保暖，双足和双腿的保暖也很重要，如果双足和双腿着凉，则可引起腰痛。

第五，可以做必要的按摩或保健操。我建议她按摩这三个穴位：承山穴(委中穴与脚后跟之中点，也就是收缩小腿肌肉时，可见到一"人"字形的交点)、阳陵泉(膝关节半屈，腓骨小头前下方，正当胫腓关节处)、太冲穴(第一趾与第二趾的趾缝上2寸)。

有一套简单的保健操也有很好的效果：立正靠墙站好，双目平视，不要昂头，用力地将颈部往高处拉，每日几次，每次2~3分钟，可有效缓解背痛。

下肢水肿走路难，揉捏两下可缓解

【偏方一】

运动消肿。

材料：瑜伽垫。

做法：睡觉时，把脚抬高；坐着时，把脚垫高，最好与身体成
90°角。

【偏方二】

按摩消肿法。

做法：准爸爸用双手拇指从准妈妈小腿向上推，然后用两手掌围着
腿部来回推，再握着准妈妈的腿由足踝向上搓揉。捶捶脚面，从每个趾
缝向趾尖轻搓，然后轻拉脚趾。

【偏方三】

饮食消肿。

材料：荸荠、海带各适量。

做法：荸荠加海带适量煮汤。

【问诊记】

秋燕是个体服装店的老板，原本就体形丰腴，现在怀孕7个多月了，
更像只憨憨的小熊，特别是最近小腿及足背浮肿得厉害，一摁一个小
坑，穿鞋时感到胀麻，连走路也明显笨拙了些。

我还记得前几日秋燕第一次来医院就诊的情景：那日，秋燕拖着沉

重的步子来到我的诊室，脱下鞋后，露出一双肿胀的双腿，皮肤好似一层膜布覆盖在水面上，看上去油油亮亮透着光，用手一摁马上出现一个小坑，良久才能恢复。我当即意识到这就是孕妇的典型下肢浮肿。

"医生，我这个水肿每天早上好点儿，晚上就严重。现在是上午，水肿不是很严重，但是到了晚上，还是有点儿肿，这是不是和我白天站立时间太久有关系？"

"当然有关系，到了孕晚期，许多孕妇的脚和手都会明显浮肿，原因很多，其中一个重要的原因就是孕妇站立太久，下肢血液回流不及时，引起浮肿。"

"医生，听你这么说，我以后会多注意休息的。那还要不要吃药？"

"不用吃药，孕期浮肿如果休息或者是睡眠之后变得轻微了，或者仅有小腿浮肿，说明浮肿是属于生理性的，一般不需要治疗。只要多加休息，避免站立时间过长，适当抬高下肢，少吃盐，水肿就会减轻。"

考虑到她是孕晚期的准妈妈，我没有给她开利尿的药物，只是告诉她几个消除下肢水肿的小办法。

今天是她第二次过来检查。她一坐下就惊喜地说："看，医生，我的腿现在好多了，走路、穿鞋也比前些天舒服了，谢谢你的方法，很管用呢。"

我让她挽起裤子，摁了摁她的小腿，果然摁下去没有特别明显的小坑了。

【小偏方】

运动消肿

适当散步可以促进小腿肌肉的收缩，使静脉血顺利地返回心脏。所以，消除水肿，要适当散步。睡觉时，把脚抬高；坐着时，把脚垫高，最好与身体成90°角，使腿部的静脉血能更好地回流到心脏，防止水肿。要注意多休息，每天9~10小时，中午最好也能休息1小时。卧床休息尽量左侧位，这样水肿的小腿能更好地休息。

按摩消肿

准爸爸可以用双手拇指从准妈妈小腿向上推，然后用两手掌围着腿部来回推。再用双手握着准妈妈的腿，由足踝向上搓揉。捶捶脚面，从每个趾缝向趾尖轻搓，然后轻拉脚趾。适度按摩有助于减轻水肿现象，同时轻按小腿，可舒缓肌肉不适，减少抽筋现象。

饮食消肿

如果是由营养不良引起的水肿，则可多吃高蛋白的食物，如肉、蛋、奶等；要多吃足量的蔬菜水果，每天不少于500克；少吃含盐量高及难消化、易胀气的食物，以免引起腹胀，使血液回流不畅，加重水肿。还要控制水分的摄入，特别是水肿严重的孕妈妈，应适当地控制水分的摄入。

这里还有一个小偏方——荸荠加海带适量煮汤，可以很好地防治妊娠期间的水肿、缺碘、妊娠高血压及痔疮便血等症。

孕期浮肿还有其他原因，比如孕期血容量增加。血容量在怀孕34周左右会达到高峰，可比非孕期增加了40%左右，但是红细胞和血浆蛋白增加不多，主要是血浆增加较多，所以血浆胶体渗透压降低，水分移向组织间隙而水肿；再比如怀孕后，内分泌功能发生变化，雌激素、醛固酮分泌增多，体内水、钠潴留较多，引起水肿；另外，由于准妈妈怀孕期间子宫会慢慢地增大，这样就会让骨盆内的压力慢慢地增高，从而使下肢的静脉血流受到一定的影响，这也是造成下肢浮肿的非常重要的原因之一。

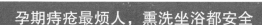
孕期痔疮最烦人，熏洗坐浴都安全

【偏方一】

健康饮食。

材料：富含膳食纤维的食物。

做法：忌辛辣，多食易消化的食物，保持大便通畅。

【偏方二】

缩肛运动。

做法：每日早晚可做2次缩肛运动，每次30~40遍。还可经常做肛门按摩。

【偏方三】

熏洗法。

材料：大黄、黄柏、黄芩、苦参各适量。

做法：用大黄、黄柏、黄芩、苦参煎水，先熏后洗患处。

【偏方四】

坐浴法。

材料：浴盆，盐适量。

做法：用温盐水坐浴，注意不要采用挤压腹部的坐姿。

【问诊记】

现代社会，久坐族越来越多，因而患痔疮的人也越来越多。据调查发现，80％的孕妇患有痔疮。为什么原来没有痔疮的女性，到了怀孕晚期就会出现呢？而曾经有痔疮的人，经过怀孕变得更加严重呢？得了痔疮，孕妈妈该怎么办呢？

2个月前，有个病人小张来到医院。当时，她挺着肚子痛苦万分地想坐又不敢坐，我基本已经猜到了，她得了痔疮。

果然，她开口就问我："医生，我怀孕前明明没有痔疮的，为什么现在有了，而且越来越严重？"

"这是怀孕引起的。"

"那像我这样怀孕了能不能做痔疮手术啊？我怀孕7个多月，现在痔疮发作起来坐都不敢坐，站着又吃不消，痛苦死了，能做手术我就去肛肠科预约了。"

"不可以。"我告诉她，"痔疮的确可以通过手术的方式治疗，但你目前处于妊娠晚期，一般不宜手术，否则有引起流产或早产的可能。"

"啊，这样啊，那痔疮栓什么的能用吗？没问过医生，我也不敢用。"

"还好你不敢用。"我替小张庆幸，"治疗痔疮的药物很多，有些在缓解症状方面效果很明显，但不少药物中常含有麝香、明矾、甘露醇及抗生素等成分，这些成分对胎儿都是有影响的，孕妇绝对不可以使用这些药物来治疗痔疮。药物对于宝宝的影响不容小觑，因此哪些药物能用，哪些不能，必要时可以咨询医生，千万不要以为只有口服药才对孕妇有禁忌。"

小张听了后松了一口气，但又马上担忧起来，问："医生，那怎么办啊？手术不能做，药不能用，难道就这么痛着？"

我建议小张进行保守治疗，针对她的情况，我提出了很多建议。

小张听得很仔细，甚至还做了笔记。最后，我根据她疼痛明显的症状及脉象，给她配了几剂熏洗药方。

最近，我又遇到小张，她去我师姐的医院待产。她告诉我，她按我的方法做了，痔疮真的好多了，真心地谢谢我。其实缓解病人的病痛是每个医生最愿意看到的，而病人康复后的微笑是对我们最大的鼓励。

【小偏方】

怀孕易造成腹压增高，随着子宫逐渐增大，下腔静脉受压日益加重，特别是胎位不正时，压迫更为明显，直接影响直肠下端、肛管的静脉回流，致使痔静脉充血、扩张，从而诱发痔疮，所以才会造成原本无痔变有痔、本来有痔更加重的情况。为了解决孕期痔疮的问题，可以从以下几个方面入手。

1. 健康饮食。忌辛辣刺激的食品，如酒、辣椒、花椒、胡椒、姜、葱、蒜等；少吃不易消化的食物，防止引起便秘，加重痔疮；多吃含纤维素、有润肠通便作用的蔬菜和水果，如菠菜、黄花菜、木耳和苹果、桃、梨、香蕉、瓜类等。若有排便困难，则可食用蜂蜜或一些含植物油的食物，如芝麻、核桃仁等。

2. 养成良好的生活习惯，防止便秘和腹泻。不要久忍大便，要养成定时良好的排便习惯，大便时不要在厕所看书读报，避免久蹲厕所，每次蹲厕所时间不要超过10分钟。如果一次排不出来，则可起来休息一会儿再去，不要用泻药，更不应用压力较大的灌肠等方法来通便，以免造成流产或早产。

3. 适当运动。孕妇应防止久坐不动，提倡适当的户外活动，如散步、做操及打太极拳等。每日早、晚可做2次缩肛运动，每次30~40遍。这样有利于增强盆底肌肉的力量和肛门周围的血液循环，有利于排便和预防痔疮。还可经常做肛门按摩，以改善局部的血液循环，方法是：排便后先用温水清洗肛门，再用热毛巾按压肛门，按顺时针和逆时针方向各按摩15次。

4. 中医治疗小偏方，熏洗坐浴。

（1）可用大黄、黄柏、黄芩、苦参煎水，每日便后或早、晚2次，趁热先熏后洗患处，每次15~20分钟。

（2）用温盐水坐浴，注意不要采用挤压腹部的坐姿，效果很好。

第七章
产后小偏方，护妈妈一生轻松

产后阵阵腹痛，喝点儿羊肉汤补气血

【偏方一】

羊肉汤。

材料：羊肉100克，当归、川芎各15克，生姜30克，食盐、黄酒适量。

做法：羊肉洗净，焯水去沫，加水配上调料煮熟即可以经常食用。

【偏方二】

红糖煮鸡蛋。

材料：鸡蛋、红糖各适量。

做法：鸡蛋洗净放入锅里，加适量糖和水，煮熟即可以食用。

【偏方三】

生化汤。

材料：全当归24克，川芎9克，桃仁（去皮尖）6克，干姜（炮黑）2克，炙甘草2克。

做法：水煎服，煎药的时候可以添加适量的黄酒。每日1剂，早、晚各1次，连续服用3~7天即可。

【问诊记】

一天临近下班的时候，一位男青年慌慌张张地来找我，原来这位青年刚刚升级做爸爸，没想到小家伙从妈妈肚子里出来后，却给妈妈留了一个后遗症：妈妈这几天一直腹部疼痛。这位爸爸焦急地说："医生，我老婆上个星期刚生产完，是顺产，在医院住了3天，恢复不错就出院了，想着在家中休养比较方便，可是到家后老婆一直感觉有轻微的腹部疼痛，就像小家伙快要出世时的感觉，这是怎么回事？需要吃药吗？"

其实新妈妈产后腹痛是一种正常的生理反应，一般是由于产后子宫强制收缩和子宫本身的缺血、缺氧导致的，通常会持续2~3天，也就是平时所说的"产后痛"，中医又称"儿枕痛"，一般不需要治疗。但也有因个人体质引起的腹痛，有的人腹部疼痛剧烈，用手触摸，感觉肚子里好像有肿块，并且触摸使疼痛加剧，这是瘀血阻在子宫引起的；有的人疼痛的时候感觉浑身发冷，遇热的时候痛感会有所减轻，并且恶露量较少、颜色呈紫色，用手摸会有块状物，这是寒气入侵子宫，气血阻塞所致。所以产后腹痛大多是瘀和寒引起，但也有失血过多，子宫失于滋养引起的，一般表现为腹内隐隐作痛，恶露不仅量少，而且颜色较淡。因此常见的腹部疼痛一般有血虚、血寒、血瘀3种。

治疗腹部疼痛，要针对不同的原因采取不同措施。由于新妈妈处于哺乳期，吃药会对宝宝产生不利的影响，因此如果仅是产后的一般腹疼还是尽量不要吃药，如果实在难忍，我这里给大家推荐几个小偏方，大家不妨试试，经多位妈妈验证，效果还是不错的。

【小偏方】
首先对于血虚血寒引起的腹痛，主要是进行适当进补，驱除腹内寒气，我推荐的小偏方是羊肉汤。

羊肉汤：羊肉100克，当归、川芎各15克，生姜30克，食盐、黄酒适量。先把羊肉放入水盆，加入适量的水，反复漂尽血水，然后放入沸水中焯一下，再洗净，将洗净的羊肉放入锅内，加上适量清水，然后把锅置旺火上烧沸，打去浮沫，放入当归、川芎、生姜以及适量的黄酒。移至小火上炖至七成熟后，把肉捞起改成"一"字条，再放入锅里文火炖至羊肉烂熟，把当归、川芎、生姜捞出，再放入适量的盐就可以食用了。在炖羊肉汤的时候一定要注意，羊肉的血水要漂尽，炖制不能用大火，否则汤色差，水应一次性加够，中途不能加水。因为羊肉为血肉有情之品，能补精益血、御风寒，所以羊肉不仅具有很好的滋补作用，而且对于产后引起的腹部冷痛、身体虚亏等一切虚状均有治疗和补益效果。

当归、川芎都具有养血活血的功效，生鲜姜温中散寒，人吃了姜后，身体会有发热的感觉，因为它能使血管扩张，血液循环加快，促使身上的毛孔张开，这样不但能把多余的热带走，同时还把体内的病菌、寒气一同带出。所以羊肉汤具有温中补血、祛寒止痛之功。常喝羊肉汤不仅会大大缓解腹痛，而且还有助于妈妈产后的体质恢复。

有些妈妈不喜欢吃羊肉，这里还有一个简单的小偏方，也是传统月子的必备食品，即红糖煮鸡蛋，这个对血虚血寒引起的腹疼也有很好的疗效。因为喝红糖水可以让身体温暖，增加能量，还可以加快血液循环，这对于产后妈妈体力的恢复，特别是对产后子宫的收缩、恢复，恶露的排出以及乳汁分泌等，都有明显的促进作用，所以老人传下来的小偏方还是很有效的。

另外如果方便的话，还可以把食盐炒热，用毛巾包起来，放到腹部疼痛的地方进行热敷，效果也不错。以上2个小偏方不仅新妈妈腹痛可以用，而且对于经常痛经或者月经不调的朋友也有很好的作用。

其次，对于血瘀引起的腹痛，我建议大家试一下生化汤。

生化汤：全当归24克，川芎9克，桃仁（去皮尖）6克，干姜（炮黑）2克，炙甘草2克。

生化汤一般是从产后第3天开始，水煎服，煎药的时候可以添加适量的黄酒。每日1剂，早、晚各1次，连续服用3~7天就可以了。

当归、川芎能养血活血，桃仁可以化瘀止痛，而炙甘草补中生血、缓痛，干姜温经止痛。所以本方虽重在温通化瘀，但其药物配伍特点为"温中寓补，补中寓通，通中寓塞"。干姜、甘草、当归一块儿服用，可以温中寓补；当归、桃仁、川芎一块儿用，可以补中寓通；川芎、桃仁、干姜一块儿用可以通中寓塞，也就是在补血的过程中防止失血。由于本方能化瘀生新，因此名为"生化汤"。生化汤兼顾了产后体质虚寒，出血与瘀血并存的病理机制，达到补不留瘀、活不伤血的效果。一些地区甚至将此方作为产后必须服用的药方。产后及时服用生化汤，对防治产后血虚受寒、瘀阻胞宫所致腹痛有很好的功效。

如果是轻微的腹痛，则可以直接用益母草30克、生姜3片、红糖15克，煎水服下，效果也很好。

乳房胀痛，是奶水太足了吗

【偏方】

鲤鱼猪蹄汤。

材料：鲤鱼1条，猪蹄1只，适量的通草。

做法：活鲤鱼洗净，去掉内脏，但不要去鱼鳞。猪蹄洗净和鲤鱼一块儿放入锅里加水，再加入15克左右的通草一起煮。每日2次，连服3天。

【问诊记】

前段时间，我去看望一位刚刚做了妈妈的朋友。朋友是典型的事业型女性，为了工作一再推迟婚期，在双方父母以及男友的一再劝说下，去年"五一"终于步入了神圣的婚姻殿堂。婚后不久，她就怀孕了，全家人欢喜不已。

刚刚做了妈妈的朋友，正躺在床上享受着初为人母的喜悦，虽然是一脸的疲惫，但是看到身旁胖嘟嘟的笑脸，脸上还是写满了幸福，见到我就忍不住兴奋。

我笑着问："你现在感觉怎么样？吃饭还行吧？奶水下来了吗？"

"吃饭倒是没有问题，就是奶水一直下不来，正想给你打电话问问情况呢。"

听到我的问候，朋友这才想起了当前的主要问题。

"乳房有什么感觉，发胀吗？"

"感觉到乳房有点儿胀，并且有轻微的疼痛感。"

"这没事，让宝宝尽快吮吸乳汁，就是乳汁下不来也要让他吸，或者用手轻轻挤挤，这样乳汁才能尽快下来，越是不吸下奶越慢，等乳汁排出后，你说的乳房胀痛感觉就消失了，不用担心。"

其实，有的产妇在产后两三日出现乳房发胀，甚至疼痛难忍现象，都是正常的。这是因为，产后妈妈的乳房开始大量分泌乳汁，同时乳房的血管和淋巴管也开始扩张。这时，如果乳汁出不来，就会造成乳腺管淤塞不通，导致乳汁充盈淤积成块，如果婴儿吸不出奶，乳汁一直下不来，就会引起乳房胀痛。有的乳房胀痛在乳汁出来后自行消失，但是情况严重的，就要进行治疗。乳房淤积根据程度不同，可分为四级，其治疗方法也不同。

比如有的时候妈妈觉得乳房会有轻度的发胀感觉，这属于正常现象，一般不需要进行治疗，只需要让宝宝尽量地吮吸就可以了，如果宝宝不饿，不肯吮吸，用吸奶器吸出也可以缓解症状。

如果妈妈觉得乳房不仅有发胀的感觉，还触摸到有硬块儿，并且伴有不同程度的疼痛感，这个时候妈妈也不用惊慌，这是由于乳汁过多，乳房充盈，同上，让婴儿吮吸就可以逐渐缓解疼痛，或者用吸乳器将过多的乳汁吸出。

但是如果乳房膨胀得非常严重，感觉有硬块儿，疼痛得非常厉害，并且皮肤出现水肿现象，表面发热，就需要到医院治疗。

因为乳头下垂低平，如果卫生保持不好，乳头就会因让婴儿吮吸而发生水肿，或者发生破裂，乳汁不能顺利流出来，造成乳房淤积，妈妈会感觉到特别疼痛。这时应该去医院及时检查，查清病因，对症治疗。

如果乳房淤积现象不能及时解决，就会造成乳腺管阻塞。还有乳罩太紧，乳头在乳罩的压迫下，摩擦加剧，也会造成乳腺管堵塞，甚至会引起奶水少或无奶的现象。因为乳汁排出困难，以至于肿胀更加严重，妈妈会出现皮肤水肿、发硬、发热，严重的人可看到紫红色的小斑点；同时妈妈的体温会上升，乳房疼痛得更加厉害，这个时候应该停止哺乳婴儿，及时到医院就诊，以防引发乳腺炎。如果及时处理，则可在两天内逐渐恢复。

【小偏方】

这里有一个食疗小偏方——鲤鱼猪蹄汤。鲤鱼1条，猪蹄1只，适量的通草。先把活鲤鱼洗净，去掉内脏，但是不要去掉鱼鳞，然后把猪蹄洗净和鲤鱼一块放入锅里加水，再加入15克左右的通草一起煮。猪蹄和通草都具有通气下乳的功效，每天喝2次，一连喝三四天差不多就能恢复。

出现乳房淤积、发热、疼痛的妈妈，可以部分热敷，端一盆热水放在膝盖上，然后把有硬块的乳房放到水里浸泡，水一冷就要换热水，一边浸一边按摩乳房，慢慢地把硬块里的积奶挤出来。

也可以采用按摩的方式，可以用木梳子梳理乳头，把木梳子用微波炉加热，然后一遍遍地梳理乳房的硬块。从乳房根部一直梳到乳头，用力不要过大，因为妈妈皮肤很薄，注意不要损伤皮肤。轻轻地从四周向乳头方向按摩，使乳汁排出来。感染比较严重的时候，可以使用抗生素来治疗。千万不要因为疼痛而不去按摩或者吸乳，否则淤积会更加厉害，最后发生乳腺炎。

总之，产后妈妈乳房发胀疼痛是很常见的症状，是母乳喂养过程中遇到的困难之一。但如果处理的方法不正确，则会引起一系列的并发症，从而使妈妈焦虑不安、心情烦躁，导致分泌乳汁减少，降低了母乳喂养的效率。如不及时治疗，还有可能引起乳腺炎，不仅影响产妇的身体健康，而且会严重妨碍婴儿的哺乳与生长发育，所以要及时治疗。

乳汁淤积很正常，擦洗排空保顺畅

【偏方】

擦洗法。

材料：鱼肝油、次碳酸铋各适量。

做法：用鱼肝油和次碳酸铋掺在一块配制成的乳剂将乳头擦洗干净，哺乳完宝宝后还要用乳剂涂擦局部的皮肤，保持乳房卫生。

【问诊记】

乳汁淤积症是哺乳期因一个腺叶的乳汁排出不畅，致使乳汁在乳内积存导致的，临床主要表现是乳内肿物，常被误诊为乳腺肿瘤。

乳汁淤积现象最常发生在哺乳初期的产妇身上，也可以发生在哺乳的任何一个时期。新妈妈没有及时将乳汁排空，乳汁淤积在乳房内，导致乳腺管阻塞，引起乳房有硬块。或者由于乳头破裂，妈妈会因疼痛得厉害而拒绝哺乳婴儿，这也是导致乳汁淤积的原因。

31岁的冯英最近生了个4千克的胖小子，喂奶时宝宝很是能吃，就像一头小牛犊，拼命地吮吸乳汁，一度吮痛了乳房。这两天天气炎热，冯英感觉乳房胀胀的，而且红肿，摸上去有明显的肿块，并且用手抚摸的时候还很疼，宝宝吮奶时更是疼痛难忍。没办法，她只好来到医院就诊，担心地问："医生，这肿块不会是什么不好的东西吧？"

我知道冯英说的不好的东西指的是什么，她担心肿块是肿瘤。我对她做了详细的检查，发现这只是新妈妈经常遇到的乳汁淤积现象，于是告诉她："放心吧，没事，主要是你的宝宝食欲太好了，并且还是个急性子，吃奶时用力太大，导致乳头破裂，再加上现在天气很热，很容易使乳头发生肿胀，乳汁不能顺利地排出，造成乳汁在乳房内大量淤积。不要着急，以后在哺乳时适当地注意点儿就可以了。"

"医生，我现在应该注意什么？现在我都不敢让宝宝吃奶了。"

"若是乳房疼痛得很厉害，你可以先不让宝宝直接吮吸乳头，可以用'乳头护罩'罩住来喂婴儿，也可以用吸奶器将乳汁吸出来，或者用手将奶挤出来后再喂给宝宝吃，这样就可以避免乳头再次感染。"

另外我还告诉她，在哺乳前，要用鱼肝油和碱式碳酸铋掺在一块配制成的乳剂将乳头擦洗干净，哺乳后用乳剂涂擦局部的皮肤，促进乳房的血液循环，保持乳房卫生。

其实乳汁淤积是许多新妈妈经常遇到的现象。对于早期乳汁淤积，可以适当地佩戴胸罩来促进血液的循环，局部进行冷敷3~5分钟，减少乳汁的分泌，但是要注意保证婴儿的吸乳量。

乳汁分泌较多，整个乳房的皮肤都绷得紧紧的，刚学会哺乳的宝宝，很难含住乳头吮吸的时候，可以用手挤出部分乳汁，或者用吸奶器先吸出一部分乳汁，让乳头变软，以便让宝宝很容易地含住乳头，放心地填饱肚子。

冯英临走时，我一再提醒她，如果宝宝不能将乳汁吸空，就及时地挤出那些多余的乳汁，以免乳汁滞留乳腺管内，造成乳腺管堵塞，引起乳腺炎。

【小偏方】

如果新妈妈不想因为乳汁的淤积而导致严重的疼痛，就要做好乳房的防护工作，预防还是大于治疗的。不仅要在哺乳期间使乳房得到很好的保健，而且应该从怀孕晚期就开始保护乳房。

怀孕晚期的妈妈应该保持乳头、乳晕的清洁。可以在洗澡的时候用热水轻轻地擦洗，来锻炼乳头的皮肤，使产后乳头能经得住婴儿的吮吸，不会产生疼痛感。

在怀孕晚期，乳头结痂比较多，也比较硬，可用一小块的纱布蘸一点儿烧热冷却的植物油或婴儿润肤油贴在乳头上，待痂皮变软一些后，用温水轻轻地擦洗掉痂皮就可以了，千万不要强行剥去痂皮，那样会使皮肤感染，或许会导致更加严重的后果。

同时，妈妈一定要使用正确的哺乳姿势，改正婴儿的吸吮方法。让婴儿张大嘴将乳头和大部分乳晕放在嘴里吸吮，千万不要让婴儿在睡眠的时候含着乳头，否则非常容易造成乳头破裂、乳汁淤积。

另外，哺乳前要用温开水洗净乳头，不要用肥皂、沐浴露或酒精等刺激性的物品洗擦乳头，哺乳后保留一滴乳汁涂在乳头上，这样对保护乳头皮肤有很大的作用。

每一次哺乳后如果婴儿没有吸空乳房，则可用吸奶器或是用手挤出奶，使乳房尽量排空。每次哺乳时让婴儿吃完一边后再吃另一边，这样可以保持排乳的顺畅。

即使已经发生了乳汁淤积，也不要着急，自己也可以做一些初步的处理，就像我上面说的，一般情况下是可以得到缓解的。

如果由乳汁淤积形成的乳房硬块，局部出现红、肿、热、痛的现象，伴有高热，则可能已发展形成了乳腺炎，这个时候就应该去医院看看了。如果需要用抗生素，新妈妈也要积极配合医生的治疗方案。

一洗一涂，远离乳头皲裂的痛苦

【偏方】

擦洗法。

材料：10%鱼肝油铋剂、复方安息香酊、香油各适量。

做法：可先用温开水洗净乳头皲裂部分，接着涂以10%鱼肝油铋剂或复方安息香酊，或用中药黄柏、白芷各等分研末，用香油或蜂蜜调匀涂患处。喂奶前要洗净药物，并用乳头护罩或消毒纱布保护乳头。

【问诊记】

乳头皲裂也是哺乳期妈妈常常遇到的情况之一，症状是哺乳期乳头发生的浅表溃疡，常在哺乳的第一周发生。有的妈妈刚生完宝宝，身体还没有恢复就发生了乳头皲裂的症状。乳头皲裂呈环形或垂直出现，环形的皲裂常常在乳头的基底和乳晕连接之处，如裂伤深时，乳头可部分断裂。垂直的皲裂严重时，乳头可分成两半。裂口上的细菌可引起乳儿患病。皲裂出血，乳儿将血吸入胃内，形成婴儿假性黑便。

在证券公司上班的王芳今年28岁，剖宫产顺利地生了一对龙凤胎。"小王子"身体比较壮实，3.35千克；"小公主"的体格就稍微差一些，生下来不到2千克，身体比较弱，所以在产后1周"小公主"大部分时间都待在育婴箱里。虽然这样，全家人还是异常高兴，因为能生一对龙凤胎，那是许多人求之不得的。

但是出院不到2个星期，王芳在爱人的陪伴下再次来到医院就诊。我从王芳脸上看到的不是龙凤胎妈妈的喜悦，而是一脸的痛苦表情。我忙问："怎么了，哪里不舒服？"

"医生，这两天乳头疼得特别厉害，特别是宝宝们吮吸乳头的时候，乳头部出现刀割一样的疼痛，有时候乳头还出现渗血现象，或有淡黄色稀薄的液体渗出。"

我仔细检查了王芳的乳房和乳头，发现这是产后妈妈经常遇到的乳头皲裂。乳头皲裂比较轻微的妈妈仅仅是乳头表面出现了裂口，由于乳头是人体最敏感的部位之一，因此一旦出现皲裂，妈妈就会感觉异常疼痛。皲裂严重的，乳头局部还会出现渗液、渗血，干燥后在乳头表面容易形成结痂。如继续让婴儿吸吮，乳头表面即出现小裂口或溃疡，时间长了又处理不当，极易引起乳痈。

王芳的症状仅仅是轻微乳头皲裂，于是，我告诉她不用着急，平时喂奶时注意乳房卫生就可以了。为了尽快恢复喂奶，解决小兄妹俩的口粮问题，我给她提供了2个外用的小偏方。

王芳答应回去就按我说的去做。她临走的时候，我提醒她，产生乳头皲裂的原因，主要是未能及时纠正婴儿不正确的吮吸方式，致使乳头皮肤损伤形成皲裂。比如乳头内陷或过小，使宝宝在吃奶的时候吮吸困难，宝宝一旦含住就会在吸乳时用力过大，这就容易发生乳头损伤；另外,未把乳头及大部分乳晕送入婴儿口中，也容易造成乳头损伤。"小公主"身体较弱，所以在"小公主"吃奶时要格外注意，一定要让宝宝含好乳头。

"不用吃药，用这种外涂的方法真的管用吗，大夫？"王芳有点儿不放心。

"这个你放心，3天之后再过来复查一下就可以了。"

3天后，王芳没有过来，而是让爱人给我打电话，说现在已经好多了，宝宝吸奶时也没有那种钻心的疼痛了，让爱人再一次对我表示感谢。

【小偏方】

这个外用的小偏方非常简单：先用消毒的纱布蘸温水轻轻地洗净

乳头皲裂的部分，接着用10%鱼肝油铋剂或复方安息香酊涂到皲裂的部位，另外还可以用中药黄柏、白芷各等分研末，用香油或蜂蜜调匀涂患处。喂奶前要洗净药物，并用乳头护罩或消毒纱布保护乳头。

复方安息香酊主要含苯甲酸、水杨酸和碘。苯甲酸为消毒防腐剂，对常见细菌真菌具有杀灭作用；水杨酸为角质溶解软化剂，并有抑菌止痒作用；碘也为杀菌剂，所以三药并用具有协同作用。

而对于白芷，大部分人只知道它具有美白功效，其实它还具有另一个重要的功效就是消肿、排脓、抗炎；黄柏的解毒功效也是很明显的。

实际上，过度使用肥皂或乙醇干燥剂之类的东西清洗乳头，也会对乳头产生刺激，形成皲裂；如果乳汁分泌过多，外溢侵蚀乳头及周围皮肤，则会引起糜烂或湿疹；如果宝宝的口腔不舒服，特别是在宝宝长牙的时候，往往导致口腔运动功能失调或口腔有炎症，在哺乳过程中，宝宝就有可能将乳头咬破，也可造成乳头皲裂。

如果乳头皲裂较为严重，妈妈就不要过于心疼宝宝，应停止喂奶24~48小时；乳汁如果过多，造成乳涨现象，或者宝宝不喝奶粉，则可以用吸乳器吸出乳汁进行间接喂乳，使婴儿不直接接触乳头。有的妈妈因忍受不了疼痛而放弃母乳喂养，一定要对此有正确的认识：坚持哺乳，对孩子及母亲均有好处。

一旦发生乳头皲裂，妈妈也不要着急，可以采用以下办法来缓解，首先，喂奶姿势要正确，让宝宝采取正确的含接姿势；其次，如果症状不严重，妈妈则应坚持继续哺乳，不过每次喂奶时先让婴儿吸健康的乳头，再吸皲裂的乳头，这样宝宝吸奶的力量可能会小些，对乳头刺激减小；另外，如果乳头凹陷，妈妈就不要急于让宝宝直接吮吸乳头，可以先用吸奶器将乳汁吸出再喂宝宝，或者直接把奶挤到消毒的奶瓶里再间接喂养宝宝，这样都可以缓解皲裂带来的痛苦。

任何事情都应该以预防为主，乳头皲裂也一样。妈妈一定要注意，每次喂奶时要注意正确的喂哺姿势，姿势不正确是引起乳头裂开的重要原因；另外经常按摩乳房，刺激乳头，引起垂体分泌催产素，催产素使乳腺细胞和乳腺管周围的小肌肉细胞收缩，将乳腺泡中的乳汁压向乳导管，到达乳窦并暂时储存。

当刺激乳头时，乳汁顺利射出，形成喷乳反射；哺乳时一定要把大部分乳晕以及乳头塞到宝宝口中。乳头上面不能使用肥皂，否则容易造成乳头干裂。哺乳完毕，如果宝宝不肯吐出乳头，这时妈妈千万不能从宝宝口里强行把乳头拉出来，以防宝宝把乳头咬破；妈妈可以用先手指轻压宝宝的下颌，阻止宝宝吸奶后，再轻轻退出乳头。在哺乳间歇，尽可能将患侧乳头暴露在空气和阳光中。因为乳汁有很好的保湿作用，每次哺乳后在乳头上留有一滴乳，有助于乳头皮肤的愈合。乳头凹陷的妈妈，从妊娠晚期开始一直到哺乳期，每天都要将乳头揪起，轻轻地捏揉，每天6~8次。

热敷按摩，急性乳腺炎走开

【偏方】

按摩法。

做法：先热敷，再用五指由乳房四周沿乳腺管方向轻轻向乳头按摩，并捏乳头数次，使积乳排除。亦可用木梳背，把木梳子放入微波炉中加热之后，梳理乳房，促进血液循环。

【问诊记】

所谓急性乳腺炎，是乳腺的急性化脓性感染，一般为金黄色葡萄球菌感染，多见于初产妇的哺乳期。细菌可自乳头破损或皲裂处侵入，亦可直接侵入乳腺管，进而扩散至乳腺内。一般来讲，急性乳腺炎病程较短，但若治疗不当，则也会使病程迁延，甚至可并发全身性化脓感染。

小仪大学毕业后即与相恋四年的男朋友小可结婚了。1年以后，两人爱的结晶——胖胖出生了，小家伙的到来给3个家庭都带来了欢乐，全家人都喜上眉梢。产后第2天，奶水就汹涌而来，小仪很是兴奋，为了儿子的健康，坚持母乳喂养。可是没过几天，小仪就感受到了哺乳的痛苦。每次喂奶，乳头都被胖胖吮得又红又肿，小仪痛得龇牙咧嘴。问婆婆，婆婆说没事，忍一忍就过去了，都这样。小仪也就没有在意，产后第12天，小仪给胖胖喂奶时，觉得乳头特别痛，而且整个乳房也火辣辣的胀痛，实在难以忍受。她伸手一摸，发现右侧乳房里有一个硬硬的肿块，一碰就痛，再仔细一看，两个乳头都被宝宝吮破了，上面还沾着血。早晨起来，她感到浑身发冷、打寒战，用体温计量了量，38.5℃，很明显是高烧。小仪觉得问题严重了，赶紧叫老公陪自己来到医院就诊。

我做了简单的检查和询问后，说："放心，没问题，你只是得了急性乳腺炎。"

小仪感到很奇怪，她说："我的乳房一直很健康，开始哺乳后，护理工作也做得很好，每天都用热毛巾擦洗，怎么还会感染呢？"

看到小仪的疑惑，我对她说："女人生产后，自身的免疫力会下降，容易感染，另外还有两方面的原因，比如乳汁淤积，这是发病的重要原因。乳汁淤积的原因有：乳头发育不良，比如乳房过小或内陷，都妨碍哺乳；乳汁过多或婴儿吸乳少，导致乳汁不能完全排空；乳腺管阻塞，影响排乳。另外细菌侵入也是原因之一，乳头破裂，乳晕周围皮肤糜烂，这是感染的主要途径；宝宝口腔感染，吸乳或含乳头睡眠，致使细菌直接进入乳腺管，这也是感染的途径之一。一般来讲，急性乳腺炎病程较短，愈后良好，但若治疗不当，则也会使病程迁延，甚至可并发全身性化脓性感染。"

小仪说："我明白了，可能是因为我们宝宝老是喜欢含着乳头睡觉的缘故。大夫，那这个病严重吗？"

"不用担心，这是一个初产妇常见的疾病。你在哺乳期，最好不要吃药。我们采取物理治疗的方法。不过，在痊愈之前，你要暂停哺乳，以免影响婴儿健康；同时，为了促使乳汁通畅排出，可以用吸乳器吸出乳汁等。

"急性乳腺炎在开始时，妈妈在开始会有乳房胀满、疼痛的感觉，哺乳时疼痛感明显加强。由于乳腺炎会造成乳汁分泌不畅，有时乳房内有肿块，有时妈妈会有点儿食欲不好，有时伴随胸闷、烦躁等症状，但一般妈妈的心思都在孩子身上，对自己身上表现出来的不舒服都不太在意；随着炎症的加剧，局部乳房变硬，肿块也逐渐增大，此时可伴有明显的全身症状，如高烧、寒战、全身无力、大便干燥等。在4~5日之后，乳房内还有可能形成脓肿，使乳房出现搏动性疼痛，局部皮肤红肿，透亮。一旦乳房内部成脓时，肿块中央变软，用手一按，有波动感。若是乳房深部脓肿，则可出现全乳房肿胀、疼痛，有时脓肿可有数个，甚至能穿破皮肤，或穿入乳腺管，使脓汁从乳头流出来。等脓液流出来之后，肿胀感就消退，疼痛也随着减轻。

"当然这并不是说这个病不严重，如果治疗不及时，脓肿就有可能穿破胸大肌筋膜前疏松结缔组织，形成乳房后脓肿；或乳汁自创口处流出来而形成乳漏；严重的还可发生脓毒败血症。急性乳腺炎常伴有患侧腋窝淋巴结肿大，有触痛；白细胞总数和中性粒细胞数增加；所以还是要及时治疗的。"

于是，我给小仪推荐了治疗乳腺炎的按摩法。我还告诉她："乳汁淤积是导致急性乳腺炎的重要因素，因此防止乳汁淤积，也是治疗乳腺炎的重要途径。"

听着我的嘱咐，小仪一直点头附和，并答应回去好好按摩。

5天后，小仪来复查的时候，乳腺炎症状基本解除了，不仅没有了发热症状，而且乳房也不疼了。很快，胖胖满月了，小仪的姐妹都来看望她和宝宝，其中身为准妈妈的姐妹，看到胖胖长得那么好，都向小仪取经。

【 小偏方 】

我给小仪推荐的按摩法是这样的：坐在小凳子上，面前放一盆热水，把毛巾浸湿，饭后放在乳房患处热敷，等水凉了再换成热的，热敷15分钟之后，再用五指由乳房四周沿乳腺管方向轻轻向乳头按摩，并捏乳头数次，使淤积在乳房内的乳汁能顺利排出来。当然也可以把木梳子放入微波炉中加热之后，梳理乳房，促进血液循环。连续坚持3~5天就可以了。

但是，预防乳腺炎是最关键的。预防乳腺炎，首先要从妊娠晚期开始，因为妊娠期的乳房卫生极为重要。孕妈妈要从孕后6个月开始，每天用清洁水或中性肥皂水擦洗乳头、乳晕，或用75%酒精棉球蘸涂乳头及乳晕，以提高局部的抵抗力。

如果乳头先天畸形凹陷，那么在怀孕后，孕妈妈就要注意加以矫正，越早越好。可用小酒盅扣在乳头上，外用布带固定住；也可以用吸奶器把乳头吸出，每天吸1~2次；还可以进行乳房按摩，或用手轻柔地牵拉乳头等。

另外一定要保持乳汁通畅。乳汁淤积是引发乳腺炎的重要因素，绝不能忽视。所以每次哺乳时，要让宝宝将乳汁吸尽，如宝宝不能将奶吸空，则可以用吸乳器或按摩把乳汁挤出来，以使乳汁尽量排空。如果乳汁过稠，容易发生凝乳，阻塞乳腺管，这时候就要多进汤液饮食，稀释乳汁。

再者，对乳头皲裂，一定要积极治疗，它也是引发乳腺炎的重要原因。

同时，要注意宝宝的口腔卫生，如果宝宝口腔患病，妈妈就要及时停止哺乳，防止细菌感染乳头。除此以外，还可以让宝宝喝奶粉，如果宝宝不喝，则可以用吸奶器把乳汁吸出来让宝宝喝，也可以把乳汁挤到消毒的奶瓶里让宝宝喝，这样既可以满足宝宝吃奶的需要，又可以防止乳房感染。

最后，妈妈还要注意养成正确的哺乳姿势。有的妈妈身体素质不好，抱着宝宝吃奶太累，于是就习惯于躺着给宝宝喂奶，这样就容易养成让宝宝含乳头睡眠的习惯。这种不正确的哺乳姿势，很容易造成乳汁淤积，引发乳腺炎。

轻松回乳，巧用麦芽解疼痛

【偏方一】

煎麦芽。

材料：麦芽60克。

做法：将麦芽放入砂锅里，加水适量，煎煮得剩一小汤碗，每日2次，连服3天。

【偏方二】

免怀散。

材料：红花、赤芍、当归尾、川牛膝各适量。

做法：将红花和牛膝先用酒浸泡过，然后和当归、赤芍药一块儿放入砂锅内煎煮。每日2次，连服3天。

【问诊记】

所谓回乳，指的是产妇断奶，让乳房不再分泌乳汁。医学理论一般认为，宝宝到2周岁时，妈妈产后回乳最合适。因为母乳的营养虽然丰富，但是随着宝宝的生长发育，对营养的要求也起了变化。同时，母乳的质量也逐渐下降，单靠母乳的营养已经不能满足宝宝生长发育的需要了；更为严重的是，如果不适时回乳断奶，宝宝的恋乳心理就会越来越强，不愿吃辅食，这样会引起宝贝患营养不良症，不利于宝贝的生长发育，对妈妈的健康也是十分不利的。因为妈妈哺乳要消耗大量的营养和精力，妈妈从饮食中摄入的营养有60％转化为乳汁，所以长期下去就会造成妈妈营养不良。另外，日夜哺乳的妈妈也难以休息好，特别是哺乳期容易产生内分泌紊乱，造成月经失调，所以产后妈妈一定要及时回乳。

曾经有一位妈妈来医院咨询，说她的小宝宝已经2岁了，还在吃奶，可是自己的奶水也不多了，已经远远不能满足孩子的需求。给孩子断奶就是断不了，听别人说麦芽可以回乳，她想问问麦芽是不是真有这个功效。

现代医学研究表明，小剂量麦芽具有开胃、疏肝、通乳的作用，但是60~120克大剂量的麦芽则能耗气散血，起到回乳的功效。于是，我给她推荐了2个小偏方：煎麦芽和免怀散。

【小偏方】

为了减少妈妈们回乳时的痛苦，我现在为准备断奶的妈妈们介绍2个小偏方，帮助妈妈们早日回乳，避免出现乳腺炎。

第一个小偏方，炒麦芽。将60克麦芽放入砂锅里，加水适量，煎煮剩1小汤碗，每天1剂，不限定时间，等水稍凉的时候，当茶水慢慢饮用。但是体质较弱、乳汁分泌又少的妈妈用量需稍少些，要连服3天。

如果妈妈是因身体患病而断乳的，那么应根据其具体病情，配合其他药物，组成复方，这样既可以治病，也能起到回乳功效。如果妈妈患病属虚证，就要炒后用，并且量要偏少；如果妈妈患病属实证，就可以生用，并且量要偏大些。麦芽，味甘，性平，能行气消食，健脾开胃，退乳消胀，对治疗乳汁淤积、乳房胀痛、妇女断乳都有很好的功效。

第二个小偏方，免怀散。材料为当归尾5钱，赤芍药5钱，红花5钱，牛膝5钱。在煎药之前，要先把红花和牛膝用酒浸泡过，然后和当归、赤芍药一块儿放入砂锅内煎煮，每天早、晚各1次。《济阴纲目》认为，本处方是活血通经回乳的好方子。因为红花活血通经；当归尾不仅活血，而且破血；赤芍药也具有行瘀、止痛、凉血、消肿的功效，所以它们放在一起具有很好的回乳功能。

最后，我还要提醒各位新妈妈，如果想回乳，那么在饮食方面要适当控制汤类饮食，防止乳汁分泌量加大，造成乳房胀痛。如果乳房胀痛得厉害，则可以用温热毛巾进行外敷，并从乳房根部到乳头轻轻地推揉，以缓解乳胀的痛苦。

产后恶露，怎样才是正常的

【偏方一】

马齿苋煎水。

材料：马齿苋30克。

做法：马齿苋加水煎服。

【偏方二】

益母草红糖水。

材料：益母草30克，红糖适量。

做法：益母草加红糖、水煎服。

【偏方三】

山楂茶。

材料：焦山楂、泽兰、益母草、红糖各适量。

做法：将以上材料加水煎服。

【偏方四】

鲤鱼汤。

材料：活鲤鱼1尾约500克，黄酒适量。

做法：用黄酒将鲤鱼煮熟吃。

【问诊记】

由于工作的关系，因此我平时也会通过互联网"接待"一些病人。

我的QQ里有个好友，名叫"清香百合"，就在我邻近的城市。

有一天，她给我留言的时候说："我有一个好消息要告诉你！我已经当妈妈了。"

"那恭喜你了！"

"不过……"她打了两个字就停顿了，似乎有什么难言之隐。

"不过什么？作为过来人，我愿意将自己的经验和体会分享给朋友……"

过了一两分钟，清香百合回复了："分娩后两天来，我的阴道里仍然淋漓不尽，不断有些像血水的液体流出来。医生说，那是'恶露'，是正常现象。但是，看到那些鲜红色的黏液，中间还混有血块，我心里总是不放心……"

我立即安慰她："你的主治医生说得没错，产后从阴道内排出的液体称为'恶露'。恶露的成分有血液、黏液、坏死的蜕膜组织及细菌等，有腥味。根据产后时间的不同，恶露的量和成分也随之发生变化。在顺利产下健康宝宝之后，恶露是值得注意的问题，但只要注意清洁、随时保持干燥，大多能避免异常的情况发生。"

"哦，原来是这样啊。当时医生说得很含糊，我也不好意思问。"

"是的，在等待恶露排净的时候，你必须时时观察恶露的情形，如果有过多、大血块、恶臭，甚至是发烧、腹痛异常时就必须赶紧咨询医生。在一般情况下，只要随时更换卫生棉、保持会阴部干燥、上完厕所时用冲洗器冲洗、用温水淋浴，这些方法都可让伤口恢复正常。"

清香百合又问道："那么，有没有产后排恶露的好方法呢？"

"在通常情况下，只要做好日常护理就能正常排出恶露，当然，这里我还要告诉你几个小偏方，它们能够很好地帮助你排出恶露。"

"真是太感谢夏医生了！"

"只希望这些小偏方能够给你带来一些帮助！"我微笑着打完这几个字，并且详细地把小偏方告诉了她。

没想到，几个月以后，清香百合会和她的丈夫、宝宝一起赶过来看我，见到我的第一句话是："您的偏方真管用！"

我能够感觉到她的幸福，那是作为妻子、作为妈妈的幸福。

【小偏方】

我给"清香百合"推荐的食疗小偏方是这样的。

1.马齿苋30克，水煎服。

2.益母草30克，红糖适量，水煎服。

实验证明，马齿苋、益母草均可以使子宫兴奋，可以增多子宫收缩次数，增加子宫收缩强度。

3.如血瘀型恶露不绝，则用焦山楂、泽兰、益母草、红糖适量，水煎服。

4.活鲤鱼1尾，重约500克，用黄酒煮熟吃。

除了小偏方，我还要给大家普及一下如何检测产后恶露。

通常，自然分娩产妇的恶露必须等待自己排出，因此时间从1星期到1个月不等。在一般情况下，产后3~7天内为血性恶露，量多，色鲜红，含有大量血液、黏液及坏死的蜕膜组织，有血腥味。之后，随着子宫内膜的修复，出血量逐渐减少，变为浆液性恶露，量减少，其色较淡，内含血液减少，宫颈黏液相对增多，且含坏死蜕膜组织及阴道分泌物和细菌。产后2~4周，恶露变为白色或淡黄色，形成白色恶露，量更少，不再有血液，一般持续3周左右停止。

通过观察恶露的性质、气味、量及持续时间，可以了解子宫复原情况及有无感染存在。如果血性恶露持续2周以上，量多，则说明胎盘附着处复原不良或有胎盘胎膜残留；如果恶露持续时间长且为脓性或有臭味，则说明宫腔内有感染；如果伴有大量出血，子宫大而软，则说明子宫复原不良。因此，产妇应该对恶露有足够的重视。

产后经常出汗，可能也是月子病

【偏方】

煅牡蛎粉。

做法：煅牡蛎、小麦面各适量。

做法：小麦面炒黄，煅牡蛎研末，二者以1：1的比例混合，每天3次，每次吞服30~60克。

【问诊记】

小茜觉得自己最近很奇怪，平时运动都不爱出汗，可是生完宝宝之后，老是无缘无故地出汗，这是怎么回事呢？她猜想，是不是自己穿得太多了？但并没有觉得很热呀，即使是夏天，也没有出过这么多汗。特别是晚上一觉醒来，身上总是湿湿的。是不是身体出了什么毛病？小茜整天疑神疑鬼的，这也苦了她的丈夫。

小茜的丈夫特别请了陪产假，专门在家陪护。整天忙里忙外，现在又多了一个光荣而艰巨的任务，那就是为小茜擦汗。小茜说："怎么这么多汗啊？简直要把我一生的汗都流完了。"

小茜的丈夫一边换了一条手帕，一边说："夏医生说，这都是正常现象，过了这阵就好了。"

"真的是正常现象吗？"小茜有气无力地问丈夫。

其实，像小茜这种情况的人并不少见，甚至我自己也有切身体会。

几天之前，小茜的丈夫来向我咨询，说他的老婆在产后特别容易出汗，甚至床单和被褥都湿透了。他很焦急地问："请问夏医生，我老婆是不是生病了呢？为什么那么爱出汗啊？"

看着他憨厚老实的样子，我不忍心再"为难"他了，于是给他讲解了有关"褥汗"的医学常识。我告诉他："产妇刚刚生完宝宝后比其他人要更容易出汗，这是正常现象。但是，也应注意护理。首先，产妇不要穿戴过多，盖的被子不宜过厚。出汗多时用毛巾随时擦干，内衣、内裤要及时更换。那种认为'坐月子'就要捂着，甚至在炎热的夏天也要门窗紧闭、穿厚衣戴厚帽的做法，是没有道理的，无异于'火上浇油'，甚至造成中暑。另外，室温不要过高，冬、春、秋季在16~20℃，夏季在28℃以下为好。应适当地开窗通风，保持室内空气新鲜、流通，但要避免对流风。"

小茜的丈夫很认真地听我讲解。我继续对他说："虽然'褥汗'是一种正常的生理现象，但是如果过了产褥期仍然大汗不止，那么你就要警惕产妇是否得了产后汗证。产后汗证有2种情况：一种是涔涔汗出，持续不止，中医称为'产后自汗'；一种是睡眠中汗出湿衣，醒来即止，中医称为'产后盗汗'。这2种情况的出现，都是俗话说的'月子病'的表现，需要到医院就诊，以便医生用中药帮你调理。"

"嗯，我会注意观察的。如果小茜过了产褥期仍然大汗不止，那么我们会马上来就诊的。"小茜的丈夫听到这里，不自觉地紧张了起来。

"其实你也不用太过紧张。"我告诉他说，"事实上，产后盗汗是非常常见的。一般在产后1周左右内的盗汗，是属于生理性产后盗汗。假如盗汗持续时间比较长，甚至是几个月，则可能是病理性产后盗汗。不过也不用担心，我这里有一个小偏方，就是专门治疗产后盗汗的。"

"谢谢夏医生。"他向我要了纸和笔，然后将那个小偏方详细地记了下来。

1个星期之后，小茜的丈夫再次找到我，看他焦急和气喘吁吁的样子，我以为小茜的盗汗现象还是不见好转，谁知道他露出一个很憨厚的笑容，说小茜不再出很多汗了，他也不用再笨手笨脚地帮小茜擦汗了。看他急匆匆、满头大汗的样子，我真是哭笑不得。

【小偏方】

从专业的角度来讲，在分娩后前几天，产妇出汗特别多，尤其在饭后、活动后、睡眠时和醒后，出汗更多，称为"褥汗"。如果是在夏天，有的产妇甚至会大汗淋漓，湿透衣裤、被褥。产后出汗多，主要是皮肤排泄功能旺盛，将妊娠期间积聚在体内的水分，通过皮肤排出体外，这是产后身体恢复、进行自身调节的生理现象，并不是什么疾病。另外，有的产妇喝红糖水、热汤、热粥较多，这也是出汗多的原因之一。在一般情况下，褥汗在产后1~3天较为明显。

如果是产后盗汗极为严重，就可以尝试我给小茜丈夫的偏方，煅牡蛎研细末；小麦面炒黄，研末；将它们以1∶1的比例混合，每天3次，每次吞服30~60克。这个小偏方对治疗褥汗、产后盗汗，都有很好的疗效。

桑葚蜂蜜，让新妈妈远离脱发

【偏方一】

桑葚蜂蜜水。

材料：桑葚500克，蜂蜜200克。

做法：桑葚加水煎汤30分钟取液，加蜂蜜炼膏，冲水饮。

【偏方二】

黑芝麻首乌饮。

材料：制首乌100克，黑芝麻80克。

做法：将制首乌和黑芝麻打粉冲服，每日1汤匙。

【偏方三】

茯苓饮。

材料：制首乌200克，茯苓200克，当归、枸杞子、菟丝子、黑芝麻、补骨脂、牛膝各50克，蜂蜜适量。

做法：将以上材料煎汤30分钟，分别取汁2次，加蜂蜜炼膏，代茶饮。

【问诊记】

罗玲是一名舞蹈演员，舞蹈就是她的职业和生命。一头乌黑亮丽的秀发，总能让她感到自信和骄傲。去年，罗玲和相恋5年的男朋友结婚了，并且有了自己的孩子。做了新妈咪的喜悦还洋溢在罗玲的脸颊上，可是产后脱发、白发的烦恼却不期而来。这对于罗玲来说，简直就是一场灾难！罗玲来向我咨询："为什么会出现产后脱发、白发？我从此是不是与乌黑浓密的秀发再无缘了？"

罗玲的担忧也不是没有理由的，自从产后"复出"以来，脱发、白发问题一直困扰着她。她的心情特别沮丧，而且头发也没有光泽可言，怎么梳理都不顺，一些舞蹈动作根本做不出来。就因为头发问题，团里的几次重要演出都不让她参加，她的心理压力特别大，一天到晚都害怕失去这份工作。

因此，我给罗玲的建议是：一定要积极防治产后脱发、白发。

事实上，我的头发也不多，每次去剪头发的时候，理发师一抓总会说"你头发好少"。以前还好，虽然少点儿，长得还都挺牢的。可是自从怀孕生产之后，我就开始疯狂地掉头发，洗澡的时候下水道口一大把，房间里也还到处都是头发。意识到这个问题之后，我开始采取正确的防治措施，因为我有防治产后脱发、白发的小偏方，所以在产后不久，脱发问题便得到了解决。

我将几个小偏方写在药单上，递给罗玲，并对她说："希望它们对你有所帮助。"

后来罗玲告诉我，那几个小偏方治疗产后脱发、白发的效果特别好，现在她的头发黑亮顺滑。才短短的2个月，一切就又恢复原貌了。舞台上潇洒自信的罗玲，多次受到领导的表扬；更让她没想到的是，便秘也没有了，脸上的斑也消失了。现在每次有重要的演出，都是罗玲做主角。

【小偏方】

在日常生活中，我们不难发现多数女性在生育之后，都会出现不同程度的脱发、白发现象，这通常是与产妇体内的内分泌变化、精神压力过大等因素有关。很多产妇在出现大量掉发时，因不了解原因，而造成极大的心理压力，这对产妇身体恢复非常不利。

我给罗玲的几个小偏方如下。

1.桑葚500克，蜂蜜200克，桑葚加水煎汤30分钟取液，加蜂蜜炼膏，冲水饮。桑葚性寒味甘，可补肝肾。

2.制首乌100克，黑芝麻80克，打粉冲服，每日1汤匙。

3.制首乌200克，茯苓200克，当归、枸杞子、菟丝子、黑芝麻、补骨脂、牛膝各50克，煎汤30分钟，分别取汁2次，加蜂蜜炼膏，代茶饮。

除此之外，任何一位新妈妈只要做到以下3点，就能够很好地防治产后脱发、白发的问题。

首先，在孕期和哺乳期间，产妇一定要保持心情舒畅、乐观，避免紧张、焦虑、恐惧等不良情绪的出现，否则，很容易加快掉发速度。

其次，在日常饮食中可以多吃一些新鲜绿色蔬菜以及黑豆等，这样能够补充大量的钙、镁、钠、钾等元素，可以中和体内不利于头发生长的酸性物质，并使之成为无毒性物质排出体外。

最后，在月子期间，产妇要勤洗头发以清除掉头皮上的油脂污垢，保持头皮清洁，有利于新发生长。同时，还可以经常用木梳梳头，或者用手指有节奏地按摩，刺激头皮，可以促进头皮的血液循环，有利于头发的新陈代谢。

产后及时喝水排尿，预防膀胱炎

【偏方一】

热敷法。

材料：热水袋。

做法：在下腹正中放置热水袋以刺激膀胱收缩。

【偏方二】

冬瓜汤。

材料：冬瓜适量。

做法：冬瓜去皮与籽，煎汤饮。

【偏方三】

针灸疗法。

做法：可采用强刺激法刺激关元、气海、三阴交及阴陵泉穴。

【问诊记】

产妇小王在生完宝宝后8个小时都没有自行排尿，这可急坏了她的老公，于是急忙找到了我，问："医生，这可怎么办才好啊，我媳妇现在还没能自行排尿，不会有什么问题吧？"我跟着小王的老公来到病房。

小王看到我来了，也是一脸焦急，问："医生，我听说长时间不能自行排尿很可能会导致膀胱炎的，我现在该怎么办啊？"我一边检查她的身体状况一边安慰她说："别紧张，排尿困难是产后常见的并发症之一，它是属于尿潴留的一种。"

"别急，对于第一次生孩子的人来说，这是很正常的事情，另外，生产过程比较长的产妇也会有这样的情况。我刚生完宝宝不久，当时也出现过相同的事情，看我现在不是好好的吗？"我笑着对小王说。

小王的紧张度明显减轻了，长出一口气说道："那我现在该怎么做呢？"

我告诉她："放松心情就是最好的第一步。"

"哦，医生，为什么我老婆会出现这种情况呢？"小王接着问道。

"其实这是在分娩过程中，宝宝的头部在经过产道的时候挤压到尿道，让尿道发生了一定的角度改变，所以你会在生完宝宝后遇到第一次排尿困难问题。"我对小王说。

"可是，医生，我感觉到那里有点儿痛啊……"小王不好意思地说。

"这是很正常的事情，你在分娩的时候，膀胱会因为受压而充血水肿，或是肌张力有所降低，还有就是你所说的会阴处伤口疼痛，都是导致排尿困难的原因。"

小王的老公又说道："医生，我老婆的心态现在是放松一些了，可她还是尿不出来啊。"小王也在点头。

我转过身倒了一杯温热水，递给小王，说："喝了吧，在这个时候一定要多喝水，每次最好是500~600毫升，这样才能让膀胱充盈，才会有尿意。待会儿想要排尿的时候，最好是采取半蹲的姿势，并且你还可以借助外力，让自己顺利排尿。如果还是排不出来，你可以在肚子下面一点儿放个热水袋，这样可以刺激膀胱，让它快速收缩。"

过了1小时后，小王的老公告诉我，小王已经排尿了，我也就松了一口气。其实，如果小王还尿不出来，我就只有用针灸的治疗方法，采用强刺激法刺激关元、气海、三阴交及阴陵泉穴来帮助小王排尿。因为像小王这样发生尿潴留，也就是排尿困难，是很痛苦的事情。而且迟迟无法排尿，产妇的膀胱会过度充盈，进而影响子宫的收缩，从而导致产后出血。如果长时间排不出尿，则很容易出现膀胱炎或是泌尿系统的感染。

【小偏方】

对于产后不排尿的问题，我有几个小偏方。

平时上厕所的时候，最好的方法是用热水熏洗一下外阴，或者用温开水冲洗。

除了从外部治疗，还可以采用食疗的方法，就是喝点儿冬瓜汤。冬瓜入药在我国已有2 000多年的历史。冬瓜的性味甘淡而寒，具有利水、消痰、清热、解毒的功效，可治疗水肿、胀满、脚气、咳喘、暑热烦闷等疾病。

产后贫血要重视，花生猪蹄来巧治

【偏方一】

花生炖猪蹄。

材料：猪蹄1个，花生200克。

做法：将猪蹄和花生炖至烂熟食用。

【偏方二】

生炒羊肝。

材料：羊肝、蛋清、黄酒、酱油、醋、食盐、白糖、葱、姜各适量。

做法：将羊肝切成片，加入适量材料搅拌均匀，放油爆炒五六下即可食用。

【问诊记】

彤彤是我同学的侄女，她是一位非常漂亮的女孩子，是那种站在人群里，能够很容易被别人记住的女孩子，尤其是那张略显苍白的脸，看着特别干净。我第一眼看到那张精致的面庞的时候，只想到了一种东西，就是玉，洁白无瑕。

3个月前，我同学打电话给我，说彤彤生了个男宝宝，宝宝一切都很好，只是彤彤产后贫血，去医院看了医生，开了药，但好像没什么疗效。

"老同学，产后贫血的不良影响很大吧？"从同学的口气里，我能清楚地感觉到那份担心。

关于产后贫血，很多自然产后的新妈妈，由于体内多余的水分被排出，因此血红蛋白浓度会有所上升，可以达到正常的水平。只有少数新妈妈生产时出血较多，如剖宫产、产后出血等可引起失血性贫血。那些以往就有慢性贫血疾病的妈妈，生完宝宝后可能会加重贫血。

老同学听了我的详细描述后，说："老同学，你是中医，帮我推荐个方子吧。我侄女也跟我说了几次了，让我一定请你帮帮忙。"

我让老同学记下来2个方子，并让她转告彤彤，这2个方子都是我生宝宝后曾经用过的，很有用。

1个星期之后，我接到了彤彤的电话，她告诉我，吃了1个星期的花生炖猪蹄之后，身体明显感觉舒服多了，而且，之前哺乳的时候，宝宝总吃不饱，现在这个问题也一并解决了。

【 小偏方 】

我的第一个方子是花生炖猪蹄：猪蹄1个，花生200克，炖至烂熟食用。花生养血补血，也可充乳；猪蹄乃血肉有情之品，补血通乳，适于血虚、贫血、乳少的妈妈。

第二个方子是生炒羊肝：羊肝切成片，加蛋清、黄酒、酱油、醋、食盐、白糖、葱、姜少许搅拌均匀，放油爆炒五六下即可食用。本品不仅适于贫血，还对产后血虚、肝肾不足引起的视线模糊、双目干涩等有较好的疗效。

不得不说，产后贫血是有很大的危害的，下面就来具体说一说，希望能够引起大家的重视。

首先，产后贫血不利新妈妈哺乳。

新妈妈产后发生贫血时，自身的营养得不到补充，身体虚弱，也会引起乳汁分泌不足，同时乳汁的含铁量减少，影响宝宝对营养成分的吸收。贫血严重的新妈妈进行母乳喂养，常使宝宝营养不良、抵抗力下降，进而引发宝宝腹泻及感染性疾病，影响宝宝体格及智力发育，对身体健康尤为不利。

其次，产后贫血不利于新妈妈身体的恢复。

分娩消耗了新妈妈很多能量，造成产后身体虚弱，在这种情况下，如果新妈妈又出现贫血，就必定会导致产褥期延长、身体恢复减慢，甚至还会使抵抗力下降，发生产褥期感染、发热等。新妈妈在产后发生贫血会导致乏力，低热，身体虚弱，头晕，指甲、嘴唇及眼皮苍白，烦躁或忧郁，昏昏欲睡等症状，贫血严重的新妈妈还可能发生子宫脱垂、产后内分泌紊乱、经期延长等疾病。

第八章
0~3岁宝宝小偏方，
陪宝宝健康快乐地成长

一、0~1岁宝宝小偏方

婴儿补钙有妙方，香蕉玉米加白糖

【偏方】

香蕉玉米糊。

材料：香蕉20克，牛奶30毫升，玉米面5克，白糖4克。

做法：将香蕉去皮后捣碎；玉米面、白糖、牛奶放入小锅内搅匀。锅置火上加热煮沸后改文火并不断搅拌，以防煳锅底和外溢，待玉米糊煮熟后放入捣碎的香蕉调匀即成。随意喂食。

【问诊记】

宝宝的健康是爸爸妈妈最大的心愿，然而因为缺乏经验，年轻忙碌的爸爸妈妈有的时候总是无法满足宝宝的"需要"。例如，许多爸爸妈妈都知道婴幼儿缺钙容易影响生长发育，不少爸爸妈妈甚至从宝宝出生就开始给他们补充钙剂了，可是宝宝并没有比别家的孩子长得更健康，反而经常生病；也有的爸爸妈妈提到自己定期给宝宝炖骨头汤喝，可是进行骨密度检查，孩子还是缺钙。那么，到底该如何给宝宝补钙呢？

一天中午，我顶着太阳下班回家，远远就见到隔壁的蔡阿姨推着婴儿车在小区里溜达，车里坐着出生3个月的小孙女。见我走来，蔡阿姨就笑呵呵地与我打招呼："小夏，下班啦。"

"嗯，您带孙女遛弯呢！哟，小家伙睡得真香。"我摸了摸熟睡的小家伙。

"可不，带着咱家小懒虫出来晒晒太阳，电视上不是说每天多晒晒太阳能补钙嘛，这不，钙片的钱都省了。"蔡阿姨津津乐道。

"蔡阿姨，这您可就错了。夏天让宝宝这么晒着，晒的时间过长，反而更容易引起钙质损失。因为阳光中的紫外线能促进宝宝体内维生素D合成，使未钙化的骨骼加速钙化，加上天气热，宝宝胃口下降，从食物中获取钙质的机会大打折扣，从而造成血钙偏低的可能。像现在这个炎热的天气，只要每天早晨或下午带宝宝到户外玩个把小时即可，不必像冬天那样整天对着太阳晒。"我耐心地纠正道。

"可上回电视中明明说孩子应该多晒太阳的，难道电视上说错了？"蔡阿姨叨咕着。

"一定是您听漏了，单纯晒太阳可达不到补钙的效果。的确，让宝宝多晒太阳是好事，但让宝宝晒太阳本身并不会补钙，而是让皮肤合成维生素D。维生素D会促进钙吸收，所以适当地补充钙剂还是省不了的。通常我们建议宝宝出生后2~4周就补充维生素D和钙剂，预防缺钙了。而3岁以后的宝宝每天可以从食物中获得300~500毫克的钙，如果那时宝宝早、晚各喝牛奶250~300毫升，就不必额外补充钙剂了。"

"哟，那真是我疏忽了，孩子缺什么也不能缺钙啊，万一今后长不高或者发育异常可就麻烦了。小夏，你说应该怎么给宝宝补钙才对呢？"

"想要给宝宝补钙，除了上面我说的那几点，最好还是尽可能母乳喂养，因为母乳喂养从一定程度上也是在给宝宝补钙呢。虽然每100毫升母乳中含钙只有34毫克（而牛乳含钙高达125毫克），但母乳中钙和磷的比例合适（2：1），母乳中的钙更易被宝宝吸收；牛乳含钙虽高，但宝宝吸收不了多少还是无济于事的。另外，根据宝宝的年龄阶段来每天补充适量的维生素D和钙剂就足够了，没必要大量补充钙剂，须知维生素D过量会引起中毒呢。倘若宝宝每日服用维生素D，以2万~5万单位计算，那1~3个月后就会发生维生素D中毒了。一旦中毒，宝宝就会出现厌食、恶心、呕吐、顽固性便秘、腹痛、骨痛、尿频、血尿、尿结石等，严重的还会出现精神不振、嗜睡、表情淡漠及幻觉等精神症状。"

"哎呀，这补多也不成，缺了也不行，那补多少才好呢？要不我最近多炖点儿骨头汤给宝宝补补，骨头汤钙质多，有营养。"

"说到这儿，我可又要给您纠正了，当然也是很多家长存在的认识误区。很多人以为动物骨头里的钙含量高，喜欢用慢火炖汤来补钙。其实骨头汤里含钙量并不高，反而是汤里的脂肪含量高，脂肪与钙结合成皂化物，又会妨碍钙的吸收与利用。再说，动物骨头里的钙很难溶解出来，因此只用骨头汤补钙不可行。"

"唉，你不说，我们这些粗人可真不知道中间还有那么多学问！行，明儿个我就去妇幼保健中心买钙剂去，顺便让医生检查一下宝宝缺不缺钙。"

"嗯，另外，我这里还有一个补钙的小偏方。"

"哟，都说小偏方有大用处，我可得好好记下来，等小孙女大一点儿，就用它来补钙。今天真谢谢你了，小夏，从你这里我真的学到了很多……我这就把孩子带回家，你看这小家伙的脸都给晒红了。"

"呵呵，蔡阿姨可别和我客气，小宝宝能够快乐健康地成长，也是我们每一个家长的心愿！以后您要是有哪些疑惑，尽管来找我！"

【小偏方】

给宝宝补钙的方法不外乎3点：1．母乳喂养；2．根据不同的年龄阶段，每天给宝宝补充适量的维生素D和钙剂；3．在补充维生素和钙剂的基础上多晒晒太阳（最好脱帽）。

我推荐给蔡阿姨的小偏方很简单，只需要准备香蕉20克、牛奶30毫升、玉米面5克、白糖4克。将香蕉去皮后捣碎，玉米面、白糖、牛奶放入小锅内搅匀。锅置火上加热煮沸后改文火并不断搅拌，以防煳锅底和外溢，待玉米糊煮熟后放入捣碎的香蕉调匀即成。随意喂食。此方富含钙、钾、铁、磷、维生素C、蛋白质等，有利于婴儿骨骼、牙齿及大脑的生长发育，特别适合4~12个月婴儿补钙食用。

防止宝宝溢奶，妈妈要先学会喂奶

【偏方一】

正确的姿势。

材料：婴儿手帕纸。

做法：母乳喂养宝宝时，妈妈尽量抱起宝宝，让宝宝的身体处于45°左右的倾斜状态，然后用食指和中指轻轻压在奶头上下两边，可有效地避免乳汁分泌过急而引起小儿呛奶。

【偏方二】

拍嗝儿法。

材料：婴儿手帕纸。

做法：宝宝哭闹时避免喂奶，喂奶时间不可太长，喂完后将宝宝竖着抱起拍嗝儿，避免剧烈运动等，可防止宝宝溢奶。

【偏方三】

食物疗法。

材料：富含维生素A的食物。

做法：对于缺乏维生素A引起的呛奶，可适当地补充胡萝卜汁、蔬菜汤等，即可改善。

【问诊记】

生活中，我们有时候会见到人工喂养或母乳喂养的宝宝出现喂奶过程中被呛到、奶从口鼻涌出的场景，有些甚至因为爸爸妈妈缺乏经验与处理不当，引起宝宝吸入性肺炎及呛奶性窒息危及生命。那么，我们该怎么防止宝宝溢奶和呛奶呢？

爱人带着常常去秋游了，我自己懒得一个人回家做饭，就在医院食堂简单解决了。刚刚坐下，休完产假刚回来的化验室同事菁菁端着买好的饭菜过来打招呼，"夏医生，方便我坐下一起吃吗？"

我微笑着调侃道："在家养得怎么样？哟，好像胖了嘛。"

"可不是？胖了很多呢，我们科其他同事都改叫我熊妈妈了。对了，夏医生，跟你咨询个小事。最近我给我家宝宝喂奶时，感觉宝宝总是喝得很急，然后就会被呛到，有时呛到了会咳得很厉害。咳嗽时或者有时喂完没多久，宝宝就会溢奶，好不容易喂进去的奶从口、鼻涌出来，还有几次弄得呼吸也困难的样子，我都担心死了。"

"宝宝目前是母乳喂养还是混合喂养？出现呛奶和溢奶后食欲、精神如何？"我细问她。

"之前是纯母乳喂养，最近我回来上班了，宝宝开始混合喂养。只是不论宝宝喝母乳还是喝奶粉，都会出现呛奶或溢奶现象，但食欲、精神还是不错的。你也知道这些方面我不是很懂的，不知道这样是不是说明宝宝生病了。"

"宝宝食欲精神仍好，一般来说应该不会有什么大碍。"

"原来是这么回事，看来这方面我真的该多看点书了。别说，虽说这挺常见的，我妈妈说我小时候也出现过，不过亲眼看到宝宝那么难受的样子，心里也挺怕的，生怕处理不好。夏医生，你家儿子当时有没有这样的现象？可有什么方法防止吗？"

"我儿子当年也出现过几次，那时我奶水很多，经常会出现奶胀，每次奶胀时我并非像很多妈妈一样立即给孩子喂奶，而是先挤掉或用吸奶器吸掉一些，等奶不喷射时再给孩子吃，这样可以避免喂奶太急引起宝宝呛奶。"

然后，我根据我的经验给她推荐了几个避免宝宝呛奶的方法。

【小偏方】

喂奶时，采取合适的姿势很重要，尽量抱起宝宝喂奶，让宝宝的身体处于45°左右的倾斜状态，胃里的奶液自然流入小肠，这样会比躺着喂奶减少发生溢奶的机会。喂奶过程中，妈妈用食指和中指轻轻压在奶头上下两边，以免乳汁分泌过急而引起孩子呛奶，同时也可以避免乳头堵住宝宝鼻孔，妨碍呼吸导致窒息。

喂奶后，一定要给宝宝拍嗝儿，让他通过打嗝儿排出吸奶时一起吸入胃里的空气，再把宝宝放到床上。放到床上时也不宜马上让宝宝仰卧，而是应当右侧卧一会儿，然后再改为仰卧，就不容易溢奶了。

宝宝哭闹时不要直接喂奶，喂奶的时间也不宜过长，奶量一次别太多，毕竟宝宝的胃容量还是挺小的，两次喂奶间隔也不宜太近。还有，喂完奶后不要剧烈运动。

研究发现，当婴儿缺乏维生素A时，由于位于喉头上前部的会咽上皮细胞萎缩角化，导致吞咽时因会咽不能充分闭合盖住气管，因此也可发生呛奶。婴儿进食些胡萝卜汁、蔬菜汤或适当补充些鱼肝油及维生素A胶丸等，可有效地改善因维生素A缺乏引起的呛奶症状。另外，如果是人工喂养，奶孔的大小要适合，哺乳或喂奶时，都应让宝宝头部略高，喂完奶后，再把婴儿抱立起来，轻拍后背，直到打嗝儿后再放回床上。调整喂养方式后，宝宝呛奶、吐奶症状也会减轻。

宝宝吐奶、溢奶现象也是较为常见的，要知道宝宝的胃可不比大人，正常的胃部应当贲门相对略紧、幽门相对较松，这样食物才能安全通过。而宝宝的胃是呈水平位的，容量又小，连接食管处的贲门松弛，关闭作用差，连接小肠处的幽门括约肌相对较紧，况且宝宝吃奶时又常常吸入空气，奶液容易倒流入口腔，引起吐奶。

此外，除了生理原因外，喂养不当、喂前哭闹、吸空奶瓶、喂奶时奶头内未充满奶汁或者喂奶太急等，都可能造成宝宝溢奶或呛奶。

宝宝拍嗝儿要注意，倾斜竖抱就可以

【偏方】

竖抱拍嗝儿。

做法：宝宝吃奶后，轻轻地将宝宝竖抱起，将宝宝靠在我们一侧的胸肩上，一手托住孩子臀部，一手轻轻拍宝宝的背部，使吞咽的空气自然排出后打嗝儿。

【问诊记】

周六下午，我陪同弟媳妇及她6个月大的小宝宝进行常规检查。在儿童保健候诊大厅里坐着不少带宝宝前来检查的年轻爸妈，还有不少爷爷奶奶。等候的时候，我留意到，坐在我右手边不远处的一位年轻妈妈正在给宝宝喂奶。

从她略微生疏的喂奶动作可以看出，这是一位新手妈妈，之后的一幕更是让我的结论得到了进一步证实：宝宝喝了会儿奶后，妈妈将其抱在怀里轻轻摇晃，像是要哄宝宝入睡的样子。不一会儿，宝宝就开始吐奶，这位妈妈及家人全都慌了，除了一通乱擦，就是将宝宝翻过来拼命拍宝宝的背，结果宝宝大声哭闹起来，吐奶吐得更凶了。

看到这里，我忍不住走上前去让这位妈妈把宝宝轻轻地抱起，使宝宝的身体与妈妈的身体形成约45°角，并告诉她静静等待就能行。这位妈妈疑惑地看着我，于是我解释道："别担心，这个时期的小宝宝发生吐奶是很正常的现象。要知道，宝宝在3~4个月大之前，胃结构中贲门的收缩功能还未发育成熟，也还没能很好地掌握吸吮技巧，如果吃得太饱，或喝奶时吞入空气又没有打出嗝儿来，就会发生吐奶现象。而要防止宝宝吐奶，最好的办法就是帮助宝宝拍嗝儿了。"

"帮宝宝拍嗝儿？"孩子的妈妈将信将疑，转过头去问旁边陪同的男人，"老公，宝宝出生前你不是一直在看育儿书吗，你会吗？"

"印象中似乎是有提到，不过我也就走马观花看了看，呵呵，还真不会，回去一定好好学。"宝爸尴尬地承认。

"喂奶后不要直接让宝宝躺下，也不能抱着宝宝摇晃，而是要帮宝宝拍嗝儿，这样可以排出宝宝吞入的空气。我来教你怎么做，以前我家宝宝喝完奶我就是这么帮他拍嗝儿的。"

"那太感谢您了。怎么称呼您，大姐？"新妈妈开心地问。

"她姓夏，是医生。"弟媳在旁边立马插上话了。

"刚刚我告诉你的'把宝宝轻轻抱起，使宝宝的身体与妈妈的身体形成约45°角，静静等待宝宝即可自然打嗝儿'是最新提倡的办法，如果孩子还是吐奶，也可选用传统的拍嗝儿办法。"然后，我向她详细地介绍了拍嗝儿办法。

"嗯嗯，我们知道了。谢谢你，夏医生。"

这时，身旁已经围了好几位年轻的爸爸妈妈。我告诉在场旁听的新手爸妈，只要宝宝的小肚子胀气，他们或多或少就会感到不舒服。所以，除了帮宝宝将已经吸入的空气排出体外，妈妈们也要多花点儿心思，比如注意喂奶姿势，新妈妈务必仔细地学习各种哺乳姿势，在每次喂奶前先把姿势调整好，再让宝宝开始吸吮。

如果是用奶瓶喝奶，则在摇匀奶瓶时最好握住奶瓶侧身，以左右摇匀的方式进行，避免上下摇动而增加奶瓶内的气体，让奶中少一点儿空气，就可使宝宝在吃奶时避免吸入多余的空气。

"28号家长，请带宝宝到检查室门口等待。"分诊护士在候诊室门口叫道，我忙带上弟媳和宝宝赶至检查室。弟媳一边走一边称赞道："姐，你太牛了！今天不仅让他们开了眼界，连我也学到不少呢。你的这些经验和招数多教我一些行吗？"我微笑着应允。

用自己一分力量帮助有需要的人，不正是我生活的追求吗？在此也希望所有的新手爸妈做个生活有心人，勤于将所学所知的育儿知识更好地应用于实践中，养出健康宝宝。

【小偏方】

拍嗝儿办法的具体操作方法如下。

1. 拍嗝儿时，五根手指头并拢靠紧，手心弯曲成接水状，拍在宝宝背上时不要漏气，而拍的力量应该是能引起振动，又让宝宝不感觉疼痛。

2. 宝宝吃奶后，轻轻地将宝宝竖抱起，让宝宝靠在家长一侧的胸肩上，一手托住宝宝的臀部，一手以上面的手势轻轻拍宝宝的背部，使吞咽进的空气自然地排出。

在拍嗝儿时，以一定的力量将宝宝固定抱住非常关键，但是要注意不能遮住宝宝的口鼻。另外，拍打和按摩可以交叉使用，在试过几次之后，如果宝宝还是没有打嗝儿，则可将宝宝换到另一侧肩膀再继续拍。

在给宝宝喂奶的时候，每一餐不妨分2~3次来拍嗝儿，不要等宝宝全部喝完才拍。尤其是遇到容易胀气、溢奶、吐奶或宝宝很饿的时候，在开始喂食之后不久就要先帮他拍嗝儿，这样可有效地避免胀气或吐奶。

强身健体促食欲，试试神奇捏脊法

【偏方】

神奇的捏脊法。

做法：将双手中指、无名指和小指握成半拳状，食指半屈，拇指伸直对准食指前半段，然后顶住宝宝脊椎两侧皮肤，拇指、食指前移，提拿皮肉，从尾椎推动至大椎，每天5次。

【问诊记】

邻居邬倩和我的预产期相差没几天，当时生宝宝还特意安排在同一个病房，或许是缘分，常常和她家妙妙也特别玩得来，后来上了同一个托幼中心。一来二去，两家人成了熟客。

有一天，常常回来嘟着脸说："妈妈，今天妙妙又没去上学，我给妙妙搭了小积木房子，可是她不在。"我以为妙妙又生病了，随即带着常常去邬倩家探望。见到妙妙好好地坐在小饭桌旁吃馄饨，我也就放心了。

"今天常常回来就不高兴，说是妙妙没去上学，我还当是妙妙生病了，就过来看看。"看着常常和妙妙到一旁玩去了，我拉着邬倩拉起了家常。

"生病倒没有，这次幼儿园不是好多小朋友都感冒了吗，我就担心妙妙的身体底子那么差，会被传染，所以想这几天让她待在家里。你也知道，我家妙妙不比常常，大概是出生那会儿没注意细节，现在孩子的免疫力挺低，身边一有个生病的小朋友，我家妙妙立马就被'传染'了。即便没个病痛的，让她吃东西也让我们绞尽脑汁，厌食、挑食，这两年医院差点成第二个家了。"

回想起妙妙和常常的成长，我庆幸自己给常常每天下的苦功，也正是自己的坚持，铸就了常常健康的体魄，也让常常远离了医院和各类药物。见到邬倩愁眉不展的样子，我提议道："为什么不想办法提高妙妙的抵抗力呢？"

"想了，也试了很多方法，吃各类营养品、儿童餐，前不久还去拜访老中医，说实在的，孩子那么小，那么苦的中药她怎么吃得下去？"邬倩无奈地叹息。

"怎么不试试保健按摩的方法呢？这样吧，我告诉你个小方法，你试着坚持给妙妙每天做，相信能给你带来意想不到的效果。"

"什么保健按摩方法？真的有那么神奇吗？"邬倩将信将疑。

"捏脊法，功效特别神奇，能疏通经络、调和气血、调理脾胃，对恢复脏腑功能、提高免疫力等都有很好的作用。操作起来也很简便，它主要是通过捏提等按摩手法作用于宝宝背部的督脉和足太阳膀胱经。要知道，督脉总督一身阳气，膀胱经为脏腑背俞穴所在，通过捏脊刺激督脉和膀胱经之气，可达到调理脏腑、增强体质的目的。

"此外，对于宝宝的一些怪癖，如特别胆小、爱哭、咬指甲、脾气暴躁等也有明显改善的效果，大量实验检查也证实，捏脊可提高小儿的免疫功能。"

听我介绍完，邬倩明显来了兴趣，问："真那么神奇啊，那您赶紧教教我怎么做好不？"

我把具体方法告诉了她。

【小偏方】

捏脊法的具体操作如下：先让宝宝趴在床上或是平坦的垫子上；捏脊前搓热自己的手掌，以免冰凉的手刺激到宝宝，也达不到按摩的最好效果；将双手中指、无名指和小指握成半拳状，食指半屈，拇指伸直对准食指前半段，然后顶住宝宝脊椎两侧皮肤，拇指、食指前移，提拿皮肉，从尾椎推动至大椎，每天5次。

此外，对不同年龄段的宝宝，手法及力度等要求不同，还有根据治疗疾病和增强体质等要求的不同，小儿捏脊的手法及频率也不一样。如在捏脊过程中，每捏3次提1下，称"三捏一提"；每捏5次提1下，称"五捏一提"，也有单捏不提的。论刺激强度，"三捏一提"最强，而单捏不提则最轻。如果是以预防保健为主，捏脊一般为每日1次，每次3~5行，可"五捏一提"，也可单捏不提；若以治疗脾胃虚弱等疾病为主则一般为每日1~2次，每次8~10行，可以自己根据需要选"三捏一提"或"五捏一提"。

捏脊法操作简单方便，效果良好而无副作用，年轻妈妈不妨在家里自行给孩子捏脊。当然，捏脊时，最好是晨起时或晚睡时捏脊，不要在饭后1小时内捏脊，也不要在孩子哭闹或睡着时捏脊。必须在宝宝会自行翻身俯卧时才能开始，若婴儿太小，让其俯卧，可能造成婴儿不必要的扭伤，甚至在捏脊过程中出现窒息。这个办法虽然简单，但贵在坚持，所以爸爸妈妈们一定要有耐心啊！

捏脊疗法不仅适用于宝宝脾胃虚弱所引起的疳积、消化不良、厌食、慢性腹泻、呕吐、便秘，或者肺气虚引起的慢性咳嗽、哮喘缓解期等慢性疾病，对于健康的孩子，捏脊也可使其五脏六腑功能更快地趋于完善，并可通过提升其脏腑功能加强全身气血运行，间接达到增智的效果。

宝宝夜啼不止，调点儿萝卜水来救急

【偏方一】

蝉蜕粉。

材料：蝉蜕3~5克，钩藤10克。

做法：蝉蜕研末，用钩藤煎汤，送服蝉蜕粉。

【偏方二】

鸡内金萝卜水。

材料：鸡内金9克。

做法：取鸡内金，晾干后研成粉，再煮些萝卜水，将这些药粉在一天里分3次喝完，连喝数日。

【偏方三】

五倍子水抹肚脐。

材料：五倍子适量。

做法：每次取1个，晾干，研磨成细末，加水调和均匀，抹在孩子的肚脐上。

【问诊记】

某个周末，应城东街道办王主任的邀请，我前去他管辖的某社区参加一个关于宝宝护理的小型交流会。我习惯性地早几分钟到达，却发现这小小的会议室里早已挤满了人。询问了一下，前来参加交流会的有新"上任"的爸爸妈妈，有正在准备优生优育的准爸爸准妈妈，也有近期荣升爷爷奶奶、外公外婆的叔叔阿姨等。

一番寒暄之后，我以提问的形式引出了今天的话题："我想先问一下，在场养过小宝宝的年轻父母及家里经常带宝宝的长辈们，你们有没有在晚上被小宝宝的啼哭声惊醒过的经历呢？"

这个问题一出，底下一下炸开了锅。

"我们宝宝平时很乖的，可到了晚上睡觉的时候，尤其是半夜，经常会一下惊醒，然后就是不断哭，怎么哄都哄不好。"坐在前面的一位胖胖的女士说道。

"是啊，我家宝宝也是总夜里哭闹，我们都叫他'夜啼郎'。"底下有位先生立马接上。

"'夜啼郎'应该是老百姓的叫法吧！医生，我们想知道宝宝为什么会出现这种情况，医学上这个症状叫什么，是不是意味着生病了？"一位拿着纸笔的戴眼镜女士问道。

借着这种议论的激情及渴望得知解决方法的心理，我们开始了那天的交流会。

"这个问题问得非常好，那下面我们就共同探讨一下。不少宝宝白天好好的，挺乖挺安静，可是一到晚上就烦躁不安、哭闹不止，很多爸妈以为是孩子做噩梦或者生病了，特别紧张。其实宝宝这种夜间间歇性哭闹的现象在医学上称为宝宝夜啼，是宝宝在婴儿时期特别常见的现象，并不绝对意味着宝宝生病了。只要找到引起宝宝夜啼的原因，夜哭惊醒的现象就会消失。敢问在座的各位，一般面对宝宝突然出现惊醒、夜哭，会怎么处理？"

"半夜宝宝哭一定是饿了，我家宝宝夜里哭闹时，我太太就把奶嘴往宝宝小嘴里一塞，他立马就安静了。"一位先生得意地分享起自己的育儿经验。

"很好，刚刚这位先生讲到了宝宝夜啼很常见的一个原因，那就是宝宝饿了。不过啊，我所遇到过的前来就诊的夜啼宝宝却远没有那么简单。"

我看到底下有一部分人在点头，大家异口同声地说："是啊，是啊，医生，我们的宝宝不管你怎么哄、怎么给他吃都没用，照样哭闹。你有什么妙招吗？"

"各位别急，小宝宝夜啼大多是因为他们感到不舒适，只有少部分是真正由疾病导致的，这需要我们临床的正规治疗。接下来，我们就一起来讨论一下宝宝夜啼的原因以及相应的解决方法。

"原因一：也是最常见的原因，就是刚才那位先生提到过的，宝宝饿了，但也有可能是宝宝吃得太饱了。宝宝的进食原则是少量多餐，一般来说，小宝宝每隔2~3个小时就得喂一次奶，当然每次的量要控制好，不然宝宝也会因为吃得过饱哭闹的。

"原因二：宝宝想尿尿了，或者已经把尿布弄湿了，让宝宝觉得不舒服了。宝宝不会说话，只好用哭闹的方式来喊爸爸妈妈快点儿过来帮宝宝换尿布。所以爸爸妈妈要注意，最好在晚上宝宝睡觉前1~2小时就不要再喂宝宝喝水了。

"原因三：小宝宝缺钙了。我们临床上经常碰到缺钙的宝宝有夜啼、多汗、囟门闭合晚等表现。所以适当地让宝宝晒晒太阳是必要的，如果还是不能解决问题，就得问询医生是否得补钙了。

"原因四：周围的环境比较嘈杂，或是室内温度太高或太低。小宝宝对周围的环境特别敏感，所以最好让宝宝能有一个比较安静的场所睡眠。另外，小宝宝自身的体温调节能力还未健全，最好保持室内22~24℃，这样有助宝宝睡眠。

"原因五：想要妈妈抱抱了。小宝宝对妈妈的依恋常常让他下意识地寻找母亲的气息，这时候妈妈的拥抱和体温可以有效缓解宝宝的情绪。

"原因六：小宝宝过于兴奋了。宝宝睡前爸爸妈妈最好不要逗宝宝玩，否则宝宝就算睡着了，大脑还是会处于兴奋的状态。

"原因七：如果发现宝宝有发热、行为异常、疼痛等引起的哭闹，则需要尽快求医了。"

"啊？这么多原因啊，那怎么才能知道宝宝是哪种问题？"下面一片唏嘘，"医生，有没有一种可以概括那么多原因的解释？"

"以上那些都是西医的分类，具体可以从以下几个方面来分析：

"小儿脾胃虚寒，主要表现是：宝宝面色青白，四肢较凉，喜欢趴着睡，腹部发凉，弯腰蜷腿哭闹，不想吃东西，大便溏薄，小便清长。

"心热的表现是：宝宝面赤唇红，烦躁不安，口鼻呼出的气热，睡眠不踏实，一惊一乍的，大便秘结，小便短赤。

"惊骇恐惧体现在：宝宝夜间啼哭，面红或泛青，睡眠不好，易醒，而且宝宝易在梦中啼哭，哭声听起来比较惨，并带有恐惧状，但只要抱起宝宝，宝宝就会安静地紧偎在妈妈怀里。

"在座的各位不妨就这几种现象和自家宝宝做一个对比，看看宝宝更符合哪种情况，如果无法判别，就到医院请医生给宝宝做个全面检查，找到根源。"

"医生，我们找到宝宝惊醒、夜哭原因，如果没有解决的方法，那不也无济于事吗！听说你曾经用过很多小偏方帮助了许多人，今天能不能也教我们个针对性的偏方？你也知道我们白天要上班，晚上还要被孩子哭闹折磨得不能入睡，挺伤神的。"

我仔细地把几个针对小宝宝夜啼的万用小偏方告诉了大家，希望这些方子能帮这些辛苦的爸爸妈妈和长辈解决问题。

【小偏方】

偏方1：取蝉蜕3~5克研末，用钩藤10克煎汤送服蝉蜕粉。蝉蜕可治小儿惊风，有镇定功效，配合钩藤的清热平肝、息风定痉功效，相信定能改善"夜哭郎"的症状；

偏方2：取鸡内金9克，晾干后研成粉，再煮些萝卜水，将这些药粉在一天里分3次喝完，连喝数日。

偏方3（外用法）：五倍子若干，每次取1个，晾干，研磨成细末，加水调和均匀，抹在孩子的肚脐上。

我国传统医学中医则认为小儿夜啼，一般是由于脾寒、心热、惊骇、食积等原因发病的。如果孩子的夜哭情况过于严重，就得及时就诊了。

宝宝伤食腹泻，外贴内服助消化

【偏方一】

药物疗法。

做法：适当地服用助消化药物，如妈咪爱、乳酸菌素片、婴儿健脾散等。

【偏方二】

贴脐法。

材料：吴茱萸、丁香、黄酒、纱布适量。

做法：吴茱萸、丁香等分研末备用，每次取10~20克用黄酒调成糊状，外敷脐部，纱布固定，两天换药1次，连用2~3天可愈。

【问诊记】

上午，表妹带着孩子来找我，说："姐，今天上午8点多淘淘就开始呕吐，吐了几次，当时我们还不以为意，午饭孩子没吃几口奶就不吃了，睡了一会儿突然开始拉肚子，拉了四五次了，像水一样的，带股酸臭味，孩子一直哭一直哭，家里人怕这么下去孩子会出大问题呀，这到底是怎么啦？"

淘淘这会儿精神萎靡，大概是累了，连哭声都是有气无力的。我用压舌板撬开孩子的嘴巴，发现孩子的舌苔又厚又腻，嘴里的酸腐味尚未退去，小肚子也感觉胀胀的。

我问表妹："今天都给淘淘吃了些什么？"

"早上做了些桂花小圆子，看着淘淘特别馋，我就舀了些给他尝尝味。结果他似乎对这个味道很喜欢，想到他4个月时就开始添加辅食，吃点儿小圆子也没关系，于是婆婆就给孩子盛了一小碗吃。开始还好好的，但到了中午淘淘就开始哭闹，然后吐了几次。原以为只是小问题，吐了可能就会好的，没想到下午竟拉肚子了。"表妹无奈地说着。

根据病史、症状及检查，我得出了诊断结果。于是，我耐心地向焦急的表妹解释说："宝宝这是伤食引起的腹泻，要知道宝宝的胃肠道功能尚未完全发育好，此时过多、过早地添加大量淀粉类或脂肪类食物，往往会引起宝宝的胃肠道功能紊乱，继而出现腹胀、肚痛，并伴有呕吐，口中有酸臭气味，不思饮食；大便稀溏，夹有奶块或不消化食物，气味酸臭；腹部胀痛拒按，夜卧不安，舌苔又厚又腻等症状。"

"都怪你，让孩子吃这些个东西，这下出问题了吧！"表妹夫对着表妹指责了一番，然后问我，"姐，那现在孩子这个样子该怎么办才好？"

"别急，我给孩子开个方，你们照着方子去做，应该很快就会没事的。"

"好，好，我们一定照做。"表妹夫满口答应。

于是，我给淘淘开了一个贴脐的方子，另外，我告诉表妹，服用一些促消化的药物，如妈咪爱、乳酸菌片、健脾散等也能改善伤食引起的腹泻症状。但归根究底，要改善孩子伤食的症状，关键在于改善喂养习惯。

【小偏方】

宝宝4个月后单用母乳喂养已经不能满足所需的全部营养，尤其是钙和维生素，这就需要家长适当给宝宝添加辅食，然而辅食的添加可不是盲目地根据孩子的喜好及自己的意愿，宜遵循由少到多、由细到粗、由一种到多种的原则，且应选择添加易于消化、营养丰富的食物，如菜泥、鱼泥、肝泥、蛋黄、胡萝卜汤等。一旦孩子出现伤食腹泻，就可以采用我说的贴脐法。

　　贴脐法：到中药房配取吴茱萸、丁香等分研末备用，每次取10~20克用黄酒调成糊状，外敷脐部，纱布固定，两天换药1次，连用2~3天。吴茱萸性热味苦寒，有散热止痛、降逆止呕的功效，而丁香暖胃温肾，有主治胃寒痛胀、呃逆、吐泻、痹痛、疝痛、口臭、牙痛的功效，研磨后用酒调敷神阙穴，能有效促进肠鸣音的恢复，加速胃肠功能的恢复。

　　欲速则不达，关爱宝宝的成长，当谨慎入微，别让你过多的补充造成孩子身体的负担。

口角发炎不用慌，大黄丁香贴脚上

【偏方一】

涂抹法。

材料：鸡蛋、冰硼散各适量。

做法：将冰硼散用蛋清或温水调涂于创面，每日3~5次。

【偏方二】

大黄丁香膏。

材料：大黄9克，丁香15克，炒绿豆6克。

做法：将大黄、丁香、炒绿豆共研细末，用米醋调成糊状，敷于足底涌泉穴上。

【问诊记】

记得常常1岁时，单位派我去上级医院学习一段时间，于是常常就交由月嫂大姐和爱人带着。出门前，爱人一再安慰我说一定会照顾好常常，并且在我离开的一段日子里把常常养得白白胖胖的。

可是我刚走没几天，月嫂就着急地打了电话过来，说常常前几天口角红红的，每天只知道哭，东西喂进去也吐出来，然后继续大哭，怎么哄都哄不住，这几天越来越没有精神，连平时爱闹、爱自言自语的咿呀声也没了。爱人以为是常常想妈妈了，再加上饭菜不可口，所以不高兴也不肯吃饭。但月嫂早上才发现常常嘴边有几个小水泡，嘴角像是裂开了似的，这才想到常常可能是生病了，于是慌忙打电话给我。

听到月嫂的描述，我立刻想到常常可能得了口角炎，就让月嫂看看常常的嘴巴，果然发现常常嘴巴里也有几个小溃疡破口。月嫂看到常常嘴角、口中的泡，顿时吓坏了，战战兢兢地问我："夏医生，是不是我哪里做得不好？要说这几天也没给孩子吃过上火的东西啊，常常怎么会嘴里、嘴角都长泡呢？"

我在电话里安慰她说："大姐，别急，这是口角炎，俗称'烂嘴角'，并不是因为上火引起的，而是由于饮食过于精细或奶瓶奶嘴消毒不佳，加之孩子抵抗力下降，导致嘴巴发生细菌、病毒感染所致，这其实是婴幼儿常见的疾病之一。"

"原来是这样啊，那夏医生，常常现在该怎么办？我应该给他吃什么？他已经好几天没正儿八经吃东西了，有时吃了也吐出来，这样下去我真的很担心。这是我的错啊！"月嫂内疚地说。

我让她放宽心，然后又叮嘱了几句，还告诉她一些注意事项。

"好的，好的，我一定照做。"由于常常又哭闹了，因此月嫂匆匆地挂了电话。

几天后，我给爱人打电话，他告诉我常常用了我的方法好转了不少，让我放心。但我仍归心似箭，多想回到常常身边照顾他，这或许是所有做母亲的"通病"吧。

【小偏方】

绝大多数的宝宝患口角炎是因为饮食过于精细，从而导致维生素缺乏，因此，平时适当地给宝宝补充些维生素B和维生素C，多给常常吃些富含维生素B_2的食物，如动物的肝、心、肾，还有禽蛋、乳制品、大豆、胡萝卜、绿叶蔬菜等。

要预防口角炎，就要保持口腔清洁，注意饮食卫生。可用生理盐水清洁口腔，注意孩子面部和口角的"保洁"工作，有污垢时要及时洗掉，饭后要将孩子的口角擦干净。为孩子擦嘴角时，记得要用质量好的消毒面巾纸，因为质量低劣的面巾纸或普通卫生纸比较粗糙，容易将孩子娇嫩的皮肤黏膜擦破，而且可能带有较多的细菌，使宝宝感染。

如果宝宝患上口角炎，则可以将冰硼散用蛋清或温水调涂于创面，每日3~5次。或者去药店买些大黄、丁香、炒绿豆，研成细末，取大黄9克、丁香15克、炒绿豆6克粉，用米醋调成糊状，敷于足底涌泉穴上，也能达到治疗的功效。

在这期间，奶瓶、奶头、餐具等要经常消毒。多给孩子喂水，饮食上以常温清淡流食为主，这样可以减少对口角的刺激，保持大便通畅。

小妙招帮宝宝在出牙期清洁口腔

【偏方】

口腔清洁。

材料：方形纱布适量。

做法：妈妈用一只手抱住宝宝，另一只手准备给宝宝清理口腔及牙齿。妈妈将纱布裹在食指上，然后用温开水把纱布沾湿。将裹覆纱布的食指伸进宝宝口腔内，轻轻地擦拭宝宝的牙龈、舌头和口腔黏膜。如果宝宝已经长牙，则用食指裹住纱布，注意要水平横向地轻轻擦拭宝宝的乳牙。

【问诊记】

我从小就喜欢吃甜食，糖果、蛋糕、蜜饯等没少吃，却没注意保护牙齿，所以小小年纪便满嘴的蛀牙，经常牙疼得在床上直打滚。最可怕的是去医院的口腔科治疗，每次钻牙的机器一响，我就吓得大哭大叫。所以每次想吃甜食时，爸爸妈妈只要拿戴着大口罩的牙医吓唬我，我就不敢吃了。有了常常后，我非常注意保护宝贝儿子的牙齿，绝不让他变得像我当年一样。

口腔的保护一定要从0岁就开始，因为食物残渣留在口腔中，就会和细菌混合在一起，形成一层薄薄的黏膜黏附在牙齿上，形成牙菌斑。如果长时间地停留，牙菌斑就会对牙齿产生脱钙作用，产生蛀牙。新生儿的口腔中虽然没有这种细菌，但是母亲或是照顾者会通过唾液传给婴儿。

另外，母乳或配方乳中含有乳糖，如果婴儿经常含着奶瓶睡觉，则也可能会造成龋齿。所以，0~1岁的宝宝要养成喂奶的好习惯，不能含着奶嘴睡觉，每次喝完奶后也要记得给宝宝喂一点儿清水。

【小偏方】

0~1岁宝宝口腔清洁的具体做法如下。

1.首先准备几块方形的纱布，长宽都是4厘米，再准备1杯温开水。

2.妈妈用一只手抱住宝宝，另一只手准备给宝宝清理口腔及牙齿。

3.妈妈将纱布裹在食指上，然后用温开水把纱布沾湿。

4.将裹覆纱布的食指伸进宝宝口腔内，轻轻擦拭宝宝的牙龈、舌头和口腔黏膜。

5.如果宝宝已经长牙，则用食指裹住纱布，注意要水平横向地轻轻擦拭宝宝的乳牙。

这样做能够使宝宝逐渐习惯清洁口腔的感觉，为以后的漱口、刷牙做好准备。此外，还要注意在宝宝6~7个月时，就要鼓励宝宝学着吃粗硬的食物。常常6个月时，我就开始喂他一点儿面包、馒头干等，锻炼他的咀嚼能力，促进牙床骨的发育，以帮助儿子早日长出乳牙。

宝宝应该每3个月至半年进行一次口腔检查，以便发现是否有龋齿，如果有，则可以及时去治疗。家长要控制宝宝摄入过多的甜食，防止形成龋齿。另外，宝宝如果有吃手指、吐舌头、咬下唇、咬玩具、咬被头、睡觉时用口呼吸等不良的习惯，就会提高患龋齿、牙齿排列不齐等牙病的发病机会，家长们应特别注意，及时纠正宝宝不良的卫生习惯。

1~3岁是培养宝宝养成良好的清洁口腔习惯，指导宝宝练习刷牙的重要时期。宝宝在2岁半到3岁半时，乳牙一般就会长齐了。可是会有很多刚长好牙的宝宝患有奶瓶性龋齿，所以，此时宝宝的口腔清洁保健不容忽视。

1~3岁宝宝的口腔清洁具体方法如下。

1. 为宝宝选择一支幼儿专用的软毛小头牙刷，刷毛不要太密的，牙刷头的长度以相当于4颗门牙的宽度为宜。如果刷毛出现磨损或弯曲，则应立即为宝宝更换新的牙刷。

2．给宝宝准备1个漱口用的小杯子。由于宝宝的年龄小，吞咽反射发育不完善，很有可能会把漱口水咽到肚子里去，因此漱口水最好是用温开水。

3．要为宝宝选择儿童专用的牙膏，而不要选择大人常用的含氟牙膏。因为小宝宝漱口能力不够强，很容易将牙膏吞咽下去，长此以往容易导致氟中毒。儿童专用的牙膏不仅安全性强，而且特有的水果香味也容易被宝宝接受。但是宝宝如果还无法听从指示将嘴里的牙膏吐出，应以清水刷牙。

4．对于1~2岁的宝宝，可以在餐后喂点儿温开水清洁口腔；2岁以上的宝宝可以开始教其漱口。

5．由于宝宝的乳牙比恒牙的面积小并且"矮胖"，所以应该采用水平式的横向刷法刷牙。

6．宝宝每次刷牙至少要3分钟，养成早、晚各刷牙1次的好习惯，并且在晚上刷牙后不可以再进食。

婴儿感冒发烧，葱白连翘贴肚脐

【偏方】

葱白连翘泥。

材料：葱白12克，连翘9克。

做法：将二者一起捣烂成泥状，用纱布包裹，敷在脐部，每日换药2次，直至痊愈。

【问诊记】

宝宝感冒发热是常见的病症，一旦宝宝感冒发热，很多家长就会手忙脚乱，着急上火，不知道该如何是好。

今年同学聚会的时候，我们几个老同学聚到一起说说笑笑，可发现丽丽总是心不在焉，精神状态也不好。我们几个老同学开始调侃她说："丽丽，你昨晚是不是没睡好啊？你家宝贝儿子和你老公又合伙折腾你了吧？"

"唉，我现在倒是盼着他们能合伙折腾我呢！"丽丽有气无力地说，"我们宝贝儿前几天感冒了，这两天一直流鼻涕，还断断续续地发烧，我和老公每天要上班还要忙着照顾他，搞得焦头烂额的。"

"那你没带孩子去医院看看啊？"同学关心地问道。

"别提了，原以为宝宝就是天热吹多了风扇，不小心感冒了，可三四天过去了，还是有些发热。"忽然丽丽转头看见了我，一把拉住我的胳膊，两眼发光地说道，"老同学，你可是有名的医生啊，我怎么把你给忘了呢？你赶紧给我支个招吧！真不想再让我们家宝宝生病了，他一生病，我心里特别不好受。"

"丽丽，你先别急。我问你，你们家宝贝儿是不是因为夏天天气热，室内和室外温差大，不注意降温方法才感冒的？伴有流鼻涕、发烧，是不是还咳嗽、有黄痰？"我拉着丽丽的手问道。

"老同学，你真不愧是名医啊！我们家宝贝儿确实还咳嗽有痰，还经常喊渴了。"丽丽回答说。

"嗯，根据你家宝宝的病因和症状判断，他应该是患了风热感冒。"我对丽丽说。

然后，我正了正身子坐好了，故意咳嗽一声引起注意，大声地说："有孩子的同学们注意了，我教大家一个治疗宝宝感冒发热的小偏方。"大家一听我提到了偏方，立马都围了过来，催着我快点说。

我一边说，丽丽一边找了纸笔记了下来，等我确认了一遍后，她马上向大家告罪，说要赶回去给宝宝试试。

没过几天，丽丽就打电话来说要请我吃饭，他们家宝贝儿已经全好了，又变成能蹦能跳的调皮鬼了。我笑着嘱咐丽丽，饭就免了，但以后要注意，天热时室内温度不可过低，尽量少让宝宝吃冰凉的东西，室内外的温差大是患风热感冒的主要原因，天热吃凉东西容易造成肠功能紊乱而导致腹泻，这些都是夏季宝宝最常见的病状。

【小偏方】

宝宝感冒发烧，家长们千万不可以乱了阵脚，应该先找出孩子生病的原因，以便对症下药，这样才能让宝宝早日康复。通常宝宝有点儿感冒、流鼻涕、咳嗽，家长就会让宝宝吃药；如果宝宝发烧了，家长们更是急着带宝宝去医院挂水，希望宝宝能够赶紧退烧。但是实际上如果能够了解宝宝的病情，用我教大家的这个小偏方，不需要打针吃药，也能够治好感冒发热。

取葱白12克、连翘9克，将二者一起捣烂成泥状，用纱布包好敷在宝宝的肚脐上，每天换2次药，直到宝宝痊愈就可以了。如果试过这个偏方无效，再带宝宝去医院也不迟。

二、1~2岁宝宝小偏方

【偏方】

食疗法。

材料：绿豆适量。

做法：常用绿豆煎汤代替饮料。

【问诊记】

不少朋友从电视、宣传上了解到，水痘好发于冬、春两季，传染性很强。宝宝免疫功能尚未发育完善，自然成了水痘的易感群体，1~4岁儿童最易患病，在整个儿童期也都可能患病。

某日中午，我正在值班，突然响起了一阵急促的电话铃声。我接起电话，一个急促的声音从听筒中传过来："夏医生，你好！我是春蕾托儿所的刘所长，我们的老师发现有个孩子今天老是用手抓背，刚才掀开衣服发现他背上、肚子上有好几颗红色的丘疹，不像是蚊子叮咬的。根据以往的经验，加之目前正逢水痘好发季节，我们觉得这孩子可能是感染水痘了。目前我们已经通知了孩子的家长，让他们带着孩子到你这边来看看。如果诊断出来是水痘，我们再做进一步处理。"

刚挂了电话，一个年轻的小伙子抱着个1岁大小的孩子走进我的诊室，说："是夏医生吗？我们是春蕾托儿所的刘所长介绍过来的。所长说孩子可能是得水痘了，把我吓坏了，我高中的时候也流行过水痘，有一个同学到现在肚子上还有出水痘留下的疤痕呢！"

我见这个年轻爸爸焦急的样子，赶紧宽慰他说："你先别急，一般出水痘是不会留下疤痕的。我先检查一下。"

脱掉孩子的衣服之后，我发现孩子身上是有几颗红色的小丘疹，不过并不像典型的水痘，孩子除了小红点处有点儿痒之外没有发热等体征，为慎重起见，我给孩子做了一下病毒化验。

"孩子在此之前有没有发热或者类似感冒的症状？"

"这应该没有的，我听我妈说孩子最近挺好的，没什么异常。"

"根据我的临床经验，孩子身上的小红点不像水痘疱疹，孩子是不是被蚊子或是什么小虫叮咬过？"

"夏医生，平常孩子都是我妈带，我也不太清楚孩子最近是不是被蚊虫叮咬过，等我妈待会儿到了问问她吧。那孩子是不是就没事了啊，会不会是不太典型的水痘？"

"为慎重起见，我给孩子做了化验，等化验结果出来，你就可以彻底放心了。"

在等检查报告的过程中，孩子爸爸利用时间向我咨询关于水痘的相关知识。

"夏医生，我想请教一下怎么鉴别孩子是不是出了水痘？"

"这个啊，得从病人的病史并结合他的临床表现来判断。皮疹多呈向心性分布，而你的孩子身上的小红点比较分散，分布也不规律，而且性状相似，所以就能看出个大概了。"

说这话的时候，孩子奶奶正好走了进来，边走边说："医生啊，我已经跟刘所长解释过了，不是什么水痘，孩子是被蚊子叮的。这几天不是天热起来了吗？夜里蚊子突然多了，点蚊香吧，我怕孩子吸了蚊香之后对身体不好，所以没点，可那蚊子也真挑食，专叮我那小孙子了。小孩子可能是皮嫩吧，红点就是不退，我也没跟他爸他妈说，结果被老师误以为是出水痘了。"

不一会儿，化验结果出来了，阴性。

我笑着对孩子爸爸说："你看，我说的是吧！"孩子爸爸长长地松了口气，笑着连连对我表示感谢。

"医生，今天既然来了，能不能趁这个机会了解一下，怎么预防孩子出水痘啊？如果我能把孩子照顾好，也省得他们两口子再操心。"阿姨问道。

我请他们坐下，慢慢说道："预防水痘啊，还真有几个注意事项。"

【小偏方】

从病史上来说，水痘是急性呼吸道传染性疾病，所以病人一般都与得水痘的人有过接触。如果得了水痘，小孩子就会出现不同程度的症状，比如发热、咽痛、食欲不振、乏力等，当然可能症状轻微不容易发现。

预防水痘主要有这么几点：在水痘高发的时候，尽量不要带孩子去人多的地方，因为孩子免疫力低，特别容易被感染；其次要保证孩子的睡眠，因为充足的睡眠可以保证孩子的免疫力达到一个良好的状态；然后可以给孩子多吃些清淡易消化的食物，比方说用绿豆煎汤代替饮料，因为绿豆有良好的清热解毒功效，常饮可有效预防水痘的发生；最后，保持个人卫生，室内多通通风。

防治宝宝流口水，外敷食疗都管用

【偏方一】

鲜石榴饮。

材料：鲜石榴适量。

做法：取1个鲜石榴，洗净去皮后将其捣烂，加适量温开水调匀，取石榴汁涂在小儿口腔里。

【偏方二】

绿豆苦瓜粥。

材料：绿豆100克，苦瓜50克，薏米150克，大米100克。

做法：将绿豆、苦瓜、薏米、大米分别洗干净，放入锅中一同煮成粥，放凉后给患儿食用。

【偏方三】

外敷法。

材料：吴茱萸30克。

做法：将吴茱萸研成细末，用陈醋调和成糊状，分成2等份做成饼，每晚睡前贴于足底涌泉穴，穿袜子以防脱落，第二天早上取下，连敷5~7天。

【问诊记】

到中午了，我终于忙完门诊里的病人，腾出时间喝口水，这时一楼挂号台的同事燕妮上来找我。

"夏姐，今天病人那么多，一定很累吧！不好意思，我这还得打扰您，跟您请教个问题。是这样的，我家宝宝现在1岁多了，可是还一直流口水，下巴都被口水淹得红红的。您说，这一直流口水是不是一种病啊？"

"其实啊，'流口水'是人们平时一种俗称，医学上称之为'滞颐'，也称小儿口角流涎症，是指小儿口中的唾液不自觉地从口内溢出来的一种病症，多见于3岁以下的孩子。我们知道，哺乳期的婴儿往往都有流口水的现象，这是因为婴儿用力吮乳，使两个腮部的肌肉非常发达，在口腔颊部形成了脂肪垫，造成口腔容积减少，宝宝不能及时咽下口中的唾液，使唾液不由自主地流出口腔。但随着一天天的生长发育，孩子的口腔容积渐渐增大，加上分泌的唾液能够自行吞咽下去，在1岁左右，流口水的现象会明显减少或消失。这是一个正常的发育过程，妈妈不必焦虑。但如果孩子超过2岁还在不停地流口水，或在某一时期突然大量地流口水，同时还伴有其他一些症状，那就属于疾病的表现了。"

"那我家宝宝现在都1岁多了，还在流，是不是不正常了？夏姐，都有哪些因素会导致宝宝流口水？"燕妮焦急地问道。

我耐心地向她解释宝宝流口水的几个原因。

1.乳牙萌出。孩子在出生后3个月至1岁时，由于乳牙开始陆续长出，牙龈受到刺激而发痒，或出现不适感，这时孩子会不自主地向口腔外流口水。只要孩子的精神状态正常，饮食、睡眠不受影响，家长就不必过于担心。因为随着乳牙陆续长出，孩子流口水的现象会逐渐消失。

2.口腔患疱疹性咽峡炎。患有口腔疱疹性咽峡炎时孩子常常表现为发热不退，在口腔黏膜及悬雍垂（俗称"小舌头"）周围有1~2毫米大小不等的红色疱疹。疱疹溃破后由于疼痛刺激，因此孩子会啼哭不停，流涎不止，这是受到病毒感染的最常见疾病之一。

3.缺乏B族维生素或微量元素锌。如果孩子长期饮食单调，或有偏食、厌食的不良饮食习惯，就会造成体内缺乏B族维生素或微量元素锌，使舌面及口腔黏膜溃烂成口疮，导致剧烈的疼痛，宝贝烦躁、哭闹、流涎。不过，这种情况引起的流口水，一般不会伴有发烧，不愿进食和反复发作是一个特征。

4.患了手足口病。小儿手足口病是一种发疹性传染病，主要是感染柯萨奇病毒引起的。一年四季都可能发病，但是以气候炎热的季节发病最多，以3岁以下的孩子患病最多。患手足口病时孩子的手、脚、口、膝盖等处会出现散布的红色丘疹或疱疹，并常常伴有发热。这种病的传染性较强，经常会在一定区域范围内引起流行暴发。

"西医总是有这么多病因，那中医方面是怎样辩证治疗流口水的？"

【小偏方】

从中医上论述，小儿口角流涎主要分为两类：实热与虚寒。实热引起的流涎，主要表现为口水黏稠或口中有异味，口角发红溃烂，小儿啼哭烦躁，口渴多饮，小便少，尿色黄，大便干燥。而虚寒引起的流口水，则表现为口水颜色清亮无味，伴有小儿面色苍白、口唇淡红、小便清长、大便稀溏、舌质淡红、舌苔白等不适。

中医防治小儿口角流涎的偏方很多，若是脾胃积热引起的，则不妨试试鲜石榴饮汁液。取1个鲜石榴，洗净去皮后将其捣烂，加适量温开水调匀，取石榴汁涂在小儿口腔里。石榴含有苹果酸和柠檬酸等，具有抗菌作用。据《名医别录》记载：榴果味甘酸，无毒，主咽喉燥渴。酸实壳，疗下痢，止漏精。对防治小儿口角流涎有很好的效果。

还有个好方法，就是经常给孩子喝绿豆凉粥。取绿豆100克、苦瓜50克、薏米150克、大米100克，将绿豆、苦瓜、薏米、大米分别洗干净，放入锅中一同煮成粥，放凉后给患儿食用。绿豆煮汤有消暑益气、清热解毒等食疗功效。薏米有利水消肿、健脾去湿、舒筋除痹、清热排脓等功效，还具有增强免疫力和抗炎作用。绿豆凉粥，具有良好的清热解毒功效，还能起到排出体内毒素的作用，是防治小儿口角流涎症的食疗妙方。

还有个外敷方子，配合起来效果更好：取吴茱萸30克，研成细末，用陈醋调和成糊状，分成2等份做成饼，每晚睡前贴于足底涌泉穴，穿袜子以防脱落，第二天早上取下。连敷5~7天后，就会收到意想不到的效果。

宝宝上火真难受，饮食调理最管用

【偏方一】

良好的习惯。

材料：饮用水。

做法：多饮水，保证宝宝睡眠充足。让宝宝养成良好的排便习惯，每日1~2次。

【偏方二】

绿豆汁。

材料：绿豆适量。

做法：给宝宝喝点儿绿豆汁或绿豆粥。平时选择清淡易消化的食物，多给孩子吃一些绿色蔬菜。多注意控制孩子的零食，不购买或少给孩子吃易上火的食物，如瓜子、花生、荔枝等。

【问诊记】

正值夏秋交替季节，不少宝宝会出现不同程度的上火现象，这让年轻的家长头疼不已，我的门诊就曾经来过许多前来咨询的家长，有一个叫迅哲的宝宝让我印象特别深刻。

迅哲的妈妈是重庆人，嫁给了土生土长的北京人，之后有了迅哲。小迅哲从小就受妈妈的影响，不喜欢素淡的食物，喜食辛辣，因此妈妈也常常在迅哲的辅食中添加些辣味，慢慢地迅哲养成了无辣不欢的饮食习惯。夏秋季节的干燥，加上令人瞠目结舌的饮食习惯，让小迅哲皮肤干涩，舌头上还长出了小疮，疼得迅哲每天哇哇大哭，连胃口也差了不少。最让妈妈苦恼的是迅哲的排便习惯改变了，几天才有一次大便，而大便像羊屎豆般干硬，常让迅哲疼得叫唤。于是，无奈的妈妈带着迅哲找到了我。

看着眼前头发干枯无华、眼角还布满眼屎的迅哲，我着实诧异那么小的宝宝竟可以吃下整个辣椒。在给迅哲做完简单的身体检查后，我发现迅哲并无大碍，于是告诉妈妈说："宝宝这是上火了。"

"怎么会上火呢，饮食上最近也没什么更改啊。"妈妈自言自语道。

"这属于阳盛火旺。"我解释道。

"原来是这样，前几天给宝宝喂食时发现宝宝的舌头长疮了，还以为是缺乏维生素或者微量元素呢。对了，医生，有没有什么方法可以预防上火？"

于是，我向迅哲的妈妈介绍了几个注意事项，她认真地记录了下来。

"夏医生，以后我一定注意。谢谢你！"

【小偏方】

中医认为：小儿是"纯阳之体"，体质偏热，容易出现阳盛火旺即上火现象，且宝宝的肠胃处于发育阶段，消化等功能尚未健全，过剩营养物质难以消化，可造成食积化热而上火；也可因为吸收消化及自身调节能力较弱，食物搭配不科学，引起上火。加上夏秋交替之时天气干燥，宝宝皮层薄，体内的水分流失会比平时更为明显，而宝宝脾胃功能尚不健全，加之长期食用辛辣燥热的食物，宝宝就更加容易上火了。

预防宝宝上火，首先饮食上要忌辛辣。辛辣燥热的食物容易化火损伤津液，没有足够的津液来涵养人体，就会导致人体阴阳失衡，导致疾病。所以，不妨选择清淡易消化的食物，多给孩子吃一些绿色蔬菜及富含纤维素的食物；平时多注意控制孩子的零食，不购买或少给孩子吃易上火的食物，如瓜子、花生、荔枝等。

其次，多饮水。多补充水分是预防上火最简单的方法，不妨在水中少量加入金银花、菊花等清热解火的中草药，多补充水分可以明显地改善宝宝皮肤干燥、皲裂的现象。

再次，保持屋内合适的温度及湿度，保证宝宝充足的睡眠，使宝宝在睡眠中各方面机能得到充分的修复和调整，儿童睡眠时间一般为10个小时左右。

除此之外，帮助宝宝养成良好的排便习惯，宝宝的排便次数以每日1~2次为宜，须知唯有肠道通畅了，才有利于体内毒素的排出。容易发生便秘的孩子，要多吃富含纤维素的食品，每天坚持做腹式呼吸运动或腹部按摩，养成定时排便的习惯，必要时可短期食用蜂蜜茶帮助下火通便。

还可以适当地给宝宝喝点儿绿豆汁或绿豆粥。绿豆清热解毒，对于清火有着不错的疗效。

预防宝宝上火，从生活及饮食习惯做起！

小小妙招让宝宝爱上吃饭

【偏方一】

红果山楂丸。

材料：炒红果，山楂丸，炒芝麻和炒牵牛子各30克。

做法：炒红果、山楂丸嚼服；将炒芝麻和炒牵牛子一起研细末，掺在饭里给孩子吃，1岁的孩子一次掺1克，每增1岁就增加1克。

【偏方二】

三焦茶。

材料：焦山楂、焦麦芽、焦神曲各15克，陈皮8克，蜂蜜适量。

做法：将以上材料煎水饮。

【偏方三】

贴脐法。

材料：肉桂、干姜、丁香、白术、麦芽各适量。

做法：将以上材料研末后，加入香油，制成软膏，置于纱布上，贴敷于脐部，用胶布固定。

【问诊记】

众所周知，胎宝宝的营养要从母体中汲取，而离开母体的婴儿，营养就要通过食物来汲取了。有些宝宝由于食欲不振、偏食、厌食，常常胃口不好，不好好吃饭或者一顿饭要吃上很长时间，导致宝宝的体格发育达不到正常的平均值，智力发育也受到影响，妈妈们十分担忧。

雨涵今年29岁，她的宝宝已经1岁了。谈起宝宝，雨涵的语气很幸福，"宝宝很可爱，已经长了几颗小牙了。"但是雨涵也有烦恼，"最近不知道为什么，宝宝开始厌食牛奶，只要带有奶味的东西就一律不吃。比如以前经常喂他的米糊配牛奶，现在一点儿都不吃了，实在饿得久了就吃几口米粉。吃的虽然少，宝宝的肚子却胀胀的，我很担心宝宝的身体健康。"

面对雨涵的问题，我对她说："宝宝为什么会厌食？首先要明白厌食的原因。"

很多妈妈都不明白宝宝为什么会食欲不振，其实宝宝厌食的原因有很多。

当宝宝食欲不振时，母亲应先要注意宝宝是不是生病了，微量元素的缺乏、饮食的不良习惯、辅食添加不合理也会导致宝宝厌食。宝宝可能因为身体不舒服、口腔疾病、缺锌等导致没有食欲。或者，宝宝平时已养成吃零食的习惯，感觉吃饭没有滋味。另外，食物的给予方式不恰当、用餐的时间不规律、饭前饮用过多的牛奶、果汁等饮料，也会让宝宝食欲不振。

小宝宝的咀嚼能力也不可忽视，有的孩子从小没有锻炼咀嚼，吃什么都囫囵吞下，碰到稍硬的食物，不是吐出就是含在嘴里。宝宝自身的咀嚼能力不足，父母为了让孩子将食物咽下，就喂给大量汤水，冲淡了胃酸，久而久之，孩子食欲就会减退。如果宝宝的活动量不够、食物尚未完全消化、过于疲劳或过度兴奋，就会导致宝宝没有饥饿感，吃饭时想睡觉或无心吃饭，也会影响食欲。

爸爸妈妈的养育方法也很重要。有些宝宝厌食，家长很焦急，为了哄孩子吃饭，在吃饭时用玩具逗引孩子、任凭孩子边吃边玩，这些都是不利于健康的。家长平时过于娇惯，又不了解合理的喂养方法，这也是造成孩子厌食的直接原因。用餐时，母亲过度强迫孩子用餐，没有给孩子营造一个愉快的用餐气氛，这些都会影响宝宝的食欲，导致宝宝厌食。

雨涵听得很认真，又提出了问题，"那么我该给宝宝吃些增进食欲的药吗？"

我告诉雨涵说："如果是因为育儿方法不当，则只要调整方法，就不需要药物了。但是如果宝宝生病了，例如呼吸道感染、肠炎、便秘等，导致胃肠蠕动和消化吸收功能变差，进而产生胀气，甚至影响食欲，那么就应该用药物治疗了。除了药物纠正之外，要使孩子吃得香，还要注意方法。"

我又给雨涵介绍了几种让孩子胃口大开的方法："孩子身体健康，身高、体重符合标准，平时很少生病，就是吃饭慢、吃得不香，家长可以通过增加孩子的运动量、多进行伸腿伸胳膊的运动，来刺激孩子的饥饿感。孩子感觉到饿了，吃饭时就不会挑挑拣拣。"

另外，我还向雨涵推荐了几个治疗宝宝厌食的小偏方。

【小偏方】

第一个是炒红果、山楂丸嚼服；炒芝麻和炒牵牛子各30克，一起研细末，掺在饭里给孩子吃，1岁的孩子一次掺1克，每大1岁就增加1克。

第二个是焦山楂、焦麦芽、焦神曲各15克，陈皮8克，蜂蜜适量，煎水饮。

第三个是贴脐法：肉桂、干姜、丁香、白术、麦芽等量研末过筛，加入香油，制成软膏，置于纱布上，贴敷于脐部，用胶布固定。或者取生杏仁去皮，栀子、小红枣（男孩各用8粒，女孩各用7粒），黍米一小撮；将黍米和红枣放入碗中，加适量水，上锅蒸20分钟，取出，待凉后将枣核去掉，再加入杏仁和栀子粉，一起捣成泥状，平摊在一块黑布上，贴于孩子脐部，用胶布固定，24小时后去掉，以皮肤出现青色为度，连敷2贴。

长期吃饭不好的宝宝，家长可以带到医院的针灸科，请医生给宝宝扎手指上的四缝穴。这个方法治疗积食、消化不良、没有食欲，效果非常好，这个方法适合1~12岁的孩子。

晚上睡觉总是爱踢被子，在家中爱光脚、爱坐地上、常年水果不断的宝宝很少有胃口好的，因为这些行为都是在增加孩子体内的寒凉，会直接影响宝宝的脾胃消化吸收能力。这类宝宝很容易生病，而吃药会伤脾胃，长久下去，必然陷入恶性循环。

我还推荐了一个治疗宝宝腹胀的小偏方：白萝卜+蜂蜜煎水饮，同时配合"消胀散"敷脐法：用党参、黄芪、三棱、莪术、大黄等量研末过筛，每次取10~20克，用生姜汁调成糊状敷脐，需注意的是贴敷面积须达到脐周4厘米。

妈妈们要注意，千万不能在宝宝吃饭前给宝宝吃零食。如果宝宝原来吃饭很好，最近因为生病吃药而影响到胃口，则妈妈们可先观察宝宝的舌苔。如果偏白，则说明宝宝体内寒重，可以在小锅里放半碗水、2~3片生姜、小半勺红糖，烧开后用滚烫的生姜水去冲鸡蛋，冲出的鸡蛋花在每天早晨起床后空腹喝上1小碗，能起到暖胃、去寒的作用，同时滋养被药物损伤的胃肠黏膜，帮助胃肠恢复功能。

如果宝宝的舌苔偏黄，舌苔底下的舌质偏红，则说明宝宝内热重、积食、消化不良，妈妈们可以到药店里买炒制后的鸡内金，碾成粉，在饭前半小时给宝宝吃上1小勺。

宝宝咳嗽，常备冰糖白梨

【偏方一】

川贝白梨汤。

材料：川贝6克，白梨1个，冰糖15克。

做法：将以上材料煎水饮。

【偏方二】

紫苏陈皮汤。

材料：紫苏9克，陈皮9克，白萝卜片12片。

做法：将以上材料用水1碗煎成半碗，加红糖1勺，趁热温服。

【偏方三】

白梨杏仁汤。

材料：白梨1个，杏仁9克，冰糖15克。

做法：将白梨去核，加入杏仁、冰糖，水煎服。

【问诊记】

小琳是一位年轻靓丽的妈妈，今年27岁，她的宝宝1岁零5个月了，活泼可爱，是小琳一家人的"掌上明珠"。

昨天小琳面带愁容地找到我，说："我家宝宝快要1岁半了，最近老咳嗽，都打了1个星期的吊瓶了，可还是不停地咳嗽。她嗓子里似乎有痰，但是她不会咳出来。我看着宝宝天天扎针真心疼，咳嗽还不见好。朋友介绍夏医生的中医小偏方管用，我就来找您了。您看有没有好的办法啊？真是急死我啦！"

我能理解小琳的心情，因为找我给孩子看咳嗽的家长都恨不能我一剂药将咳止住。

大多数孩子咳嗽是由上呼吸道感染或气管炎、支气管炎引起的，包括病毒和细菌感染，或支原体感染，有的伴有发热、鼻塞、喷嚏、流涕、咽痛、咽痒、痰鸣、胸痛等症状。因为咳嗽的病因复杂多样，表现各异，因此不是简单地服用止咳药就可以解决问题的，要分析咳嗽的原发因素，针对病因合理用药，才会收到好的效果。有一部分因过敏因素、理化因素所导致的咳嗽，可能需要抗过敏、解痉、祛痰、恢复气道黏膜功能等治疗。

咳嗽和发热一样，是人体的一种防御反射。其实，咳嗽有时候并不是坏事。咳嗽有清洁呼吸道使其保持通畅的作用，人通过咳嗽，可将呼吸道内的病菌和痰液排出体外，减少呼吸道内病菌数量，减轻炎症浸润。

人的呼吸道内膜表面有许多肉眼看不见的纤毛，它们不断地向口咽部摆动，清扫混入呼吸道的灰尘、微生物及异物。在呼吸道发生炎症时，渗出物、细菌、病毒及被破坏的白细胞混合在一起，像垃圾一样，被纤毛送到气管。堆积多了，可刺激神经冲动，传入中枢，引起咳嗽。因此，只要炎症没有完全消退，排除"垃圾"的咳嗽动作就会一直存在。如果咳嗽不是由细菌引起的，就无须服用抗生素。若硬是用药阻止咳嗽，则这些"垃圾"会越积越多，从而加重感染，甚至阻塞气道。可见咳嗽既有弊，又有利。

不同原因引起的咳嗽，各有特点。眼见孩子在受罪，家长无不心急如焚，常常再三恳求医生赶快开些好药止住咳嗽。然而，孩子用了许多价钱昂贵的药物，为什么症状并没有多少好转？

当感冒时，上呼吸道黏膜充血水肿，产生刺激性咳嗽，而下呼吸道（气管和肺泡）并无"垃圾"堆积，这时的咳嗽对机体并无任何保护性作用，弊多利少，可单独使用小儿止咳糖浆、非那根止咳糖浆、急支糖浆等止咳药。在这种情况下，细菌感染可能性不大，一般不必使用抗生素。

另外，咳嗽大多数是由病毒引起的，抗生素不能"杀死"病毒，盲目使用抗生素对止咳没多大的帮助，反而会损伤孩子自身的免疫力，使得咳嗽迁延不愈，由急性咳嗽转为慢性咳嗽。

长期反复服用抗生素，还有可能产生药物的不良反应及对抗生素的耐药性。这就是为什么有时候使用了很"高级"的抗生素也难以治愈咳嗽的症结。

当然，要真正、彻底地治愈咳嗽，只有治疗原发病。另外，饮食要注重清淡、味道爽口。新鲜蔬菜如青菜、大白菜、萝卜、胡萝卜、西红柿等，可以供给多种维生素和无机盐，有利于机体代谢功能的修复。黄豆制品含优质蛋白，能补充由于炎症机体损耗的组织蛋白，且无增痰助湿之弊。还可适当增添少量瘦肉等富含蛋白质的食物。俗话说："鱼生火，肉生痰，青菜萝卜保平安。"给宝宝的菜肴要避免过咸，尽量以蒸煮为主，不要油炸煎烩。

除了吃药，咳嗽的家庭护理也非常重要。在饮食起居方面，细心地照顾有助于宝宝痊愈。应鼓励孩子多休息，睡觉时可用几个枕头把孩子后背和头撑起，以防止分泌出的黏液滴落到他的喉咙。婴儿可在头部的褥垫下放一个枕头。让孩子有一个无烟的环境，注意保持室内空气流通，避免煤气、尘烟等刺激。孩子病时不要洗澡，因为洗澡会使血液循环旺盛，于安静不利，且会再受凉。痰多的孩子会因洗澡而增加分泌物，所以最好等孩子基本好了的时候再洗。对于反复咳嗽生病的孩子，平时应该加强身体锻炼，增强抗病能力。关注天气变化，及时增减衣服。防止受凉，尤其是冬季，注意胸腹部保暖。

照顾任何患病的孩子，通用的原则是可口、清淡、有营养的饮食。因为刺激性食物会加重咳嗽，应该少吃咸、酸、辣等味道较重食物。给予温热的饮食，面条、片汤都很好。不吃凉的食品饮料，远离冰淇淋、雪糕、冰汽水。

向小琳讲明了病因和护理要领，我又推荐了几个治疗咳嗽的小偏方。

【小偏方】

咳嗽是呼吸系统疾病最经常的表现，而同时，感冒、支气管炎、咽炎、哮喘、肺结核等疾病也会导致咳嗽。俗话说："出汗、咳嗽、放屁，三件宝。"3岁以下的小儿咳嗽反射较差，痰液不易排出，如果家长一见小儿咳嗽，便给予较强的止咳药，则咳嗽暂时停止，但痰液不能顺利排出，而大量蓄积在气管和支气管内，会造成气管堵塞。另外，小孩子早上起床有几声轻轻的咳嗽，这是生理现象，只是清理晚上积存在呼吸道的黏液，家长不必担心，可以先试试我给小琳推荐的小偏方。

1. 川贝6克，白梨1个，冰糖15克煎水饮。适于咳嗽时间较长、干咳痰少者。

2. 紫苏9克，陈皮9克，白萝卜片12片，用水1碗煎成半碗，加红糖1勺，趁热温服，适用于风寒咳嗽。

3. 白梨1个去核，杏仁9克，冰糖15克，水煎服。适用于风热咳嗽。

咳嗽时，急速气流从呼吸道黏膜带走水分，炎症造成黏膜缺水，要注意给宝宝补充液体。伴有发烧时，由于出汗造成的体液消耗增加，因此，更要多喝水，多吃水果。

宝宝喉炎嗓子痛，内热太大惹的祸

【偏方一】

金银花茶。

材料：金银花或菊花、胖大海各适量。

做法：将以上材料代茶饮；如伴有大便干燥者，加蜂蜜。

【偏方二】

甘桔茶。

材料：桔梗6克，生甘草3克。

做法：将桔梗、生甘草，研末代茶饮。

【问诊记】

在寒冷的天气，我经常能在医院的耳鼻喉科见到家长抱着面色青紫、呼吸困难的宝宝来就诊。这些宝宝大多得的是危险的小儿急性喉炎，尤其在寒冻的冬季，此病极其易发。我和菲菲就是在耳鼻喉科诊室外认识的，当时她抱着光流泪却哭不出声音的孩子。

菲菲今年31岁，她的孩子已经1岁零7个月了。看她一脸焦急，我不由得"多事"地向她了解孩子的病情。掌握了病情之后，我基本诊断为小儿急性咽喉炎，并向她解释了这一病症的情况。

小儿急性喉炎是婴幼儿时期的常见病，多发于秋冬季节及冬春交界时，通常发病者为5岁以下儿童，尤其多见于6个月至3岁且体态较胖的婴幼儿。此病来势凶猛，变化快，主要危害是能引起宝宝的喉部痉挛或喉部梗阻，严重者可危及宝宝的生命。

发病后宝宝的嗓子会经常干燥、灼热、发痒，并伴有声音嘶哑，吞咽疼痛；咽部有异物感，经常想清嗓子，但又咳不出、咽不下；咽部反射敏感，晨起刷牙、清嗓或咳嗽时容易恶心。这些症状会影响患者呼吸、进食、睡眠甚至精神状态，这些都是小儿咽喉炎的症状。

当孩子发热、咽喉肿痛时，做家长的首先要分辨咽喉肿痛的性质，看看是单纯内热造成的，还是孩子体内同时有寒。这两种情况在治疗方法上有很大的不同。

菲菲问我："那么应该怎么区分呢？"

我告诉她说："其实最简单的方法就是摸孩子的手脚。"

如果孩子的手脚是热的，就是内热大；如果孩子的手脚是凉的，往往代表孩子体内有虚火。孩子身体内寒湿重及血少，最容易出现扁桃体反复发炎，而且睡觉时多数还打鼾。

内热大引起的发热、咽喉肿痛，其治疗方法与肺胃郁火引起的发热、咽喉肿痛是一致的。这时要给孩子多喝水，可以在水中加少许盐。给孩子多吃寒凉的水果，如西瓜、香蕉、梨、猕猴桃等，较小的孩子可以喝这些果汁。

假如致病菌及毒素侵入血液在体内循环，就可能引起全身并发症，比如急性肾炎、脓毒血症、风湿病等，对身体危害极大。患了慢性咽炎的小儿经常感到咽部不适，稍一受凉、劳累，或者讲话多、较长时间没喝水，就会感觉咽痛、灼热加重，咽痒并引起阵阵刺激性咳嗽，影响休息。患儿可能在今后的2~3周内发展成风湿热，表现为再次发烧，并伴有腕、肘、膝和踝关节处疼痛和肿胀。风湿热还会损害儿童的心脏，导致风湿性心脏病。患儿可能在今后的2~4周发展成急性肾炎。这些都是小儿咽喉炎的危害。

我给菲菲推荐了2个小偏方，都是对小儿咽喉炎疗效不错的方子，而且没有什么副作用。

【小偏方】

小儿咽喉炎的症状，除了咽痛外，还可能出现发热、怕冷、头痛、食欲差，周身酸痛、大便干、口干渴等全身中毒反应。有细菌感染时，血液白细胞计数升高。如果咽喉炎咽痛剧烈，影响吞咽，则还会造成体内营养、代谢失调。此时，可以试试这2个小偏方。

1.金银花或菊花、胖大海，代茶饮；如伴有大便干燥者，加蜂蜜。

2.甘桔饮：桔梗6克，生甘草3克，研末代茶饮。

扁桃体是咽喉最大的淋巴组织，活跃于儿童时期，一般在3~10岁时最大，10岁以后渐渐萎缩，因此儿童的扁桃体炎发病率比成人高得多，是儿科中的常见病。我们中医认为，咽喉肿痛多半是肺胃郁火上冲或外感风热等因素造成的。

咽喉炎大部分由细菌或病毒感染引起，症状初起时像感冒，发病前，有的孩子无任何先兆症状。有的是在半夜里发病，开始只是阵阵咳嗽，喉中呼噜作响，似有痰咳不出，病情加重时可出现呼吸困难。此时小儿烦躁不安，口唇青紫，大汗淋漓。若病情进一步加重，则会出现面色苍白、大小便失禁、窒息、昏迷等症状，甚至可能导致患儿因窒息死亡。这些变化往往在数小时之内发生，相当凶险，家长绝不可以掉以轻心。

几粒胡椒让宝宝不再腹泻

【偏方一】

茱萸胡椒粉。

材料：吴茱萸30克，丁香2克，胡椒30粒，陈醋或植物油适量。

做法：将吴茱萸、丁香、胡椒研末。每次用药末1.5克，调陈醋或植物油，制成糊状，敷于脐部，外用纱布固定，每日换药1次。

【偏方二】

胡椒肉桂粉。

材料：胡椒、肉桂各20克，丁香10克。

做法：将胡椒、肉桂、丁香，共研细末，每次取5克，调糊敷脐，每日1次。

【问诊记】

宝宝消化系统发育不成熟，一旦喂养或护理不当，往往很容易发生腹泻。当宝宝遭遇腹泻侵袭时，如何才能够明眼断症，给宝宝最恰当的护理呢？

小悠是一位25岁的白领妈妈，她经常向我咨询宝宝的成长问题。昨天一早她来找我，一见面就焦急地说："宝宝最近大便次数增多，而且越来越严重，一天达数十次。而且大便溏稀或像水一样，有时便中有不消化食物，有时看起来有黏液、脓血样的东西。孩子这是怎么了？"

我安慰她先不要着急，然后回答她的问题："对于正处于发育关键期的宝宝来说，腹泻不但直接影响他们对营养物质的吸收，假若护理不当导致病情加重，甚至可能危及生命！新生宝宝腹泻，究其原因可分为肠道内感染、肠道外感染和非感染性腹泻3大类，找出原因才能对症下药。"

最常见的腹泻原因之一，是妈妈将喂食宝宝的牛奶泡得过浓，或是宝宝喝了过量的牛奶，如此形成的"慢性腹泻"，长久下来会让宝宝营养失调，身体发育迟缓。

针对小悠的话，我给她推荐了几个小偏方，并告诉她，要养成好的饮食习惯，不挑拣食物，不暴饮暴食，不食不洁之物；治疗期间，禁止食生冷、油腻之物。宝宝在治疗前、后半小时，禁止饮水，治疗后2小时禁止剧烈运动。

【小偏方】

小儿脾胃虚弱，过量的饮食非常容易引起伤食性腹泻，因此控制饮食很重要，要少食多餐，多饮水。由细菌、病毒感染而起的腹泻也是婴幼儿常见的情形，其中又以一种长得像轮子状的"轮状病毒"感染为多数。感染病毒的宝宝大便次数多达十余次甚至更多，且大便中多伴随大量的水分，若腹泻情形严重，易导致宝宝脱水，甚至休克。

要预防宝宝腹泻，最简单的方法就是母乳喂养。母乳不仅容易消化，而且还含有免疫细胞及抗体，所以吃母乳的宝宝比较少拉肚子，即使拉肚子，也很少会引起长期的慢性腹泻。

另外，养成良好的卫生习惯也是防治办法，注意双手的清洁、奶瓶的消毒工作。冲泡好的牛奶也不宜放置过久，以免滋生细菌。如果开始给孩子添加辅食，一定要依据单项、少量开始添加的原则。

如果孩子已有腹泻的情况，则一定要适当减少进食，饮食也宜选择容易消化的食品。例如，婴儿可食用去掉不容易消化的乳糖的医用奶粉；较大的孩童则可食用不油腻的稀饭、馒头。还可以试试这几个小偏方。

偏方1：将吴茱萸30克，丁香2克，胡椒30粒，研末。每次用药末1.5

克，调陈醋或植物油，制成糊状，敷于脐部，外用纱布固定，每日换药1次，用于伤食、风寒和脾虚泄泻。

偏方2：把胡椒、肉桂各20克，丁香10克，共研细末，每次取5克，调糊敷脐，每日1次。具有温中散寒之功，用于小儿泄泻。

偏方3：黄连、黄柏、黄芩等分研末，每次取5克，用大蒜汁调糊，贴在宝宝脐上。然后用无菌塑料薄膜外敷，每日2~3次。具有清热利湿的功效。

偏方4：绿茶3克，白糖20克，食盐0.5~1克，生姜1片，煎成200毫升当水饮。对于湿热引起的腹泻效果显著。

在用药方面，细菌所引发的肠炎可根据菌种选择适合的抗菌药，如果是病毒性肠炎就没有特殊的药品，必须靠宝宝自身的免疫系统来克服。

其实腹泻的主要治疗原则，是多补充水分及电解质。如果只是单纯地止泻，就会使存在体内的细菌病毒无法随大便排出，反而加重婴幼儿的病情。

还有，因为小宝宝的皮肤细嫩，水状的大便会刺激皮肤而发炎，所以妈妈不要忘了在宝宝腹泻后，用温水为宝宝清洗屁股并保持小屁屁的干爽。

治疗宝宝便秘，从饮食习惯入手

【偏方一】

黑木耳红枣糊。

材料：黑木耳6片，红枣20粒。

做法：黑木耳泡发、红枣去核，一起放入粉碎机里，加少量的水打成稀糊状，然后再倒入锅中煮。稀糊易烧焦，要用勺子搅拌，烧开后关火。每天下午在孩子空腹时给孩子吃上小半碗。

【偏方二】

苹果萝卜泥。

材料：半个苹果，1寸长的胡萝卜。

做法：将苹果和胡萝卜都切成薄片，先把胡萝卜放入水中煮10分钟，再加入苹果片煮5分钟，将煮熟透的胡萝卜和苹果用勺子压成泥，喂给孩子吃，剩下的水可以给宝宝喝。

【偏方三】

万能萝梨水。

材料：白萝卜、白梨、冰糖、蜂蜜各适量。

做法：将白萝卜、白梨、冰糖、蜂蜜煮水饮。

【问诊记】

便秘与孩子的体质有直接关系，从小就便秘的孩子多是母亲自身状况造成的；如果孩子在乳期大便正常，而到一两岁以后或更大一些才出现便秘，就与孩子的饮食不合理有关系了。

我的大学好友李潇的宝宝很挑食，不喜欢吃蔬菜和水果，也不喜欢喝水。最近，李潇的宝宝出现了便秘的状况。她非常着急，只好抱着宝宝来找我。

我告诉李潇，宝宝应该多饮水，多吃蔬菜、水果，可以吃香蕉、芹菜等。吃米饭多或吃肉多、吃蔬菜少的孩子，是最容易发生便秘的。对于不爱吃蔬菜的孩子，家长总会用水果来代替，其实这是非常错误的，很多孩子就是因为不吃蔬菜而大量吃水果，才造成体内寒湿重且整体体质下降的。遇到这种情况，我都会详细地告诉家长长年不分季节给孩子吃水果的坏处，多给孩子吃各种绿叶蔬菜，孩子的便秘就会明显好转或消失。

我常说"便秘重在预防"，治疗宝宝便秘，可以从饮食和生活习惯入手。

平时，多给宝宝吃纤维丰富的蔬菜和水果，如五谷杂粮、萝卜、韭菜、苹果、红枣、香蕉、梨等。每天给宝宝摄取足够水分，多喝水或者饮料，清晨给宝宝空腹饮1杯淡盐水或白开水或蜂蜜水，能防治便秘。饮食中摄入适量植物脂肪，如香油、豆油等，食用含植物油多的核桃、芝麻等。适当地给宝宝食用有助润肠的食物，如蜂蜜、酸奶等。可经常食用一些有防治便秘作用的药粥，如芝麻粥、核桃仁粥、菠菜粥、红薯粥等。少给宝宝吃强烈刺激性助热食物，如辣椒、咖喱等。

经常便秘的宝宝应多吃纤维含量高的蔬菜瓜果，如麦麸、地瓜、蘑菇等。适当多运动，以微微出汗为度。如果排便困难，肠道菌群失衡严重，则可以补充活肠素胶囊，促进肠道双歧杆菌等有益菌快速增殖，抑制腐败菌等有害菌的生长，根治便秘。

【小偏方】
针对李潇的宝宝的问题，我给出了几个偏方。
黑木耳红枣糊：将黑木耳6片泡发、红枣20粒去核，一起放入粉碎机里，加少量的水打成稀糊状，然后再倒入锅中煮。稀糊易烧焦，要用勺子搅拌，烧开后关火。每天下午在孩子空腹时给孩子吃小半碗，第二天孩子大便就可以变软，再吃1天，孩子的大便就能顺利地解出来。多数便秘的孩子吃3天就能解决问题，这个食疗方法适合8个月以上的孩子。

万能萝梨水：用白萝卜（理气消食）、白梨、冰糖、蜂蜜煮水饮。这个小偏方特别好，一直伴随我儿子成长，因为我奶水不足，需给儿子加些配方奶，所以他的大便就特别容易干燥。我经常给儿子喝，不仅治便秘，对上火、厌食、腹胀也有一定的效果，因此我亲切地称呼它为"万能萝梨水"。

1岁之内的宝宝便秘了，可以用苹果和胡萝卜通便。将半个苹果和1段1寸长的胡萝卜都切成薄片，先把胡萝卜放入水中煮10分钟，再加入苹果片煮5分钟，将熟透的胡萝卜和苹果用勺子压成泥，喂给宝宝吃，剩下的水可以给宝宝喝，这种食疗方法对治疗小宝宝的便秘也很有效。

还有一种是暂时性便秘，多数是由饮食上的改变所引起的，如吃了一些上火、内热大的食物。这类孩子一般还伴有小便颜色较黄、舌质发红、口渴等症状，这时只要给孩子多喝水，多吃香蕉、梨等水果，或给孩子喝点儿蜂蜜水、萝卜水，让孩子的内热消了，大便就正常了。爱运动的孩子很少便秘，所以一定要鼓励孩子多参加体育锻炼，多到室外玩耍。

宝宝肺炎怎么办，防病治病偏方赞

【偏方一】

白芥末粉。

材料：白芥子末、面粉各30克。

做法：白芥子末、面粉，加水调和，用纱布包后，敷贴背部，每天1次，每次约15分钟，皮肤发红为止，连敷3日。

【偏方二】

黄枯饮。

材料：生麻黄3克，夏枯草15克，板蓝根15克。

做法：生麻黄、夏枯草、板蓝根加水煎成20毫升，过滤后雾化吸入，每次15分钟，每日2次。

【问诊记】

今年年初，我认识了一位温柔的年轻母亲——29岁的雅莉。

雅莉见到我时提出了一个很多妈妈遇到过的问题："我很困惑，宝宝开始还只是感冒，怎么过了几天就成了肺炎呢？"

雅莉的宝宝很乖巧可爱，她向我详细讲述了宝宝的情况。"开始的时候宝宝只是感冒，有些咳嗽，我就带她到社区医院看，医生诊断为支气管炎，吃了2天药后不见好转，还是咳嗽。我比较着急，就带孩子辗转去了好几家医院，孩子的病情一直没什么变化。谁知道1个星期后，去医院拍了胸片，被确诊为肺炎了。现在已经打了近5天的吊针，看着孩子日渐消瘦，我这心里不知道有多难受，感冒怎么就变成了肺炎呢？"

其实，在秋冬季，感冒、咳嗽等呼吸道疾病简直就成了孩子们的"家常便饭"。根据我的临床经验，小儿咳嗽超过3天，高烧39℃以上，往往就要考虑肺炎了。

感冒后，孩子咳嗽最让家长着急，于是有些家长就以为只要孩子不咳嗽就好了，看病时强调要医生"止咳"。实际上，当孩子咳嗽时间较长时，最好照一下胸片，鉴别诊断是否是肺炎。当呼吸道感染痰多时，应以祛痰为主，不然孩子肺部的分泌物排泄不畅时，病毒、细菌、支原体等完全有可能"由上而下"引发肺炎。

我对雅莉说："如果孩子反复出现肺炎，即1年患2次或2次以上，那就要引起家长的高度重视了，需要找找原因。"

通常反复患肺炎的孩子有一定的特殊性，多数存在基础疾病。最常见的为呼吸系统先天性异常，其次为先天性心脏病、哮喘、免疫缺陷病等，最后就是营养不良，抵抗力差。其中值得一提的是，孩子挑食，饮食结构不合理，加上户外活动少，容易反复感冒甚至得肺炎。所以当孩子有不良生活习惯的时候，一定要帮助孩子纠正，不能听之任之。

除了这几个常见的原因，用药不正规、治疗不彻底，也是导致孩子肺炎迁延不愈的一个原因。所以，当孩子反复患肺炎的时候，家长一定要高度重视。

治病不如防病，我又向雅莉推荐了预防肺炎的小偏方。

另外，在平时的日常生活中，保持室内环境清洁、空气清新，经常给宝宝变换体位，让宝宝的饮食清淡易消化，都是预防宝宝肺炎的方法。

【小偏方】

秋冬季节，宝宝容易感冒、咳嗽，妈妈们不能为了快速止咳而滥用镇咳药。止咳不当会适得其反，引发呼吸道的进一步感染，甚至引发肺炎！肺炎多发于寒冷季节及气候骤变时，是威胁宝宝健康的常见病。因为这个年龄段的宝宝肺部血管丰富，最容易充血，导致支气管管腔狭窄、阻塞。

为了预防肺炎，可以尝试下面这几个小偏方。

1. 白芥子末、面粉各30克，加水调和，用纱布包后，敷贴背部，每天1次，每次约15分钟，皮肤发红为止，连敷3日。此方法适用于肺炎后期迁延不愈或痰多，两肺湿啰音经久不消者。也可在宝宝的背部有湿啰音的位置拔罐。

2. 生麻黄3克、夏枯草15克、板蓝根15克，加水煎成20毫升，过滤后雾化吸入，每次15分钟，每日2次。此方法适合风热、痰热闭肺的宝宝。

如果宝宝患了肺炎，胃口不好，则可以给予流质饮食，如人乳、牛乳、米汤、菜水、果汁等；待宝宝病情好转后，应给以粥、面等食物。此外，还要注意补充维生素C、维生素A、维生素D、复合维生素B等，同时补充钙剂。病程较长的宝宝，要注意加强营养，以免发生营养不良。

居室环境要安静、整洁，室内每小时通风换气1次，保证空气清新；室内温度控制在20℃左右，相对湿度以60%为宜。如果室内温度过高，就难以保证适宜的湿度。

当宝宝咳嗽排不出痰液时，妈妈可给宝宝拍背，方法是：宝宝趴在妈妈的大腿上，妈妈把手握成空心状，一下一下，有节奏地拍打宝宝的背部，动作不宜过重。拍左侧时，让宝宝右侧卧位；拍右侧时，让宝宝左侧卧位。

肺炎宝宝咳嗽在所难免，通过咳嗽可以将体内的分泌物和病菌排出体外，对呼吸系统起到保护作用。如果盲目地使用镇咳药，痰液无法排出，就会加重肺炎。妈妈可以用祛痰药使痰变稀且黏稠度降低、容易咳出，以减轻咳嗽症状。

三、2~3岁宝宝小偏方

宝宝烫伤，麻油帮忙

【偏方】

麻油紫草膏。

材料：紫草800克，麻油500克。

做法：将紫草轧碎，放入麻油中煎枯，去渣装瓶，外用。

【问诊记】

前几天，我去朋友芊芊家做客，他们热情地接待了我。他们有个刚2岁的宝宝，叫朋朋，长得非常可爱，一双水汪汪的大眼睛一直看着我乐，我就一直抱着他逗他玩。

"朋朋乖，自己去玩会儿，妈妈有事和阿姨说。"芊芊看小家伙一直缠着我，赶紧把小家伙支走。

小宝宝很听话地从我身上爬了下去，跟着他爸爸往房间走去。

"这孩子，一点儿都不怕生。"芊芊脸上洋溢着幸福的微笑。

接着我和芊芊聊起了家常，时间不知不觉过去了，很快到了下午4点。芊芊一看时间，冲房间喊了一声："老公，你去烧饭好吗？"

她老公听到这话，赶紧系上围裙烧饭去了。

"你有个这么可爱的宝宝，还有个这么好的丈夫，很幸福嘛！"我看着她笑道，"那宝宝怎么办，没人陪他没事吗？"

芊芊很放心地说："没事没事，小家伙常自己一个人玩的。"

刚说着，房间里面"啪"的一声，紧接着就是朋朋"哇哇"的哭声。我们赶紧跑进屋子，只见朋朋坐在地上痛哭，脚边上倒着一个茶杯，茶水、茶叶全倒在地毯上了。芊芊赶紧上去抱起朋朋，只见他左手揉着眼睛，右手一直平举着，小手红红的。

"朋朋可能是伤到手了，给我看看。"我上前看了看孩子的手，看来是被茶水烫到了。

"怎么了，怎么了？"芊芊的老公也赶过来了。

我告诉他孩子手有点儿烫伤，芊芊老公一脸懊悔地说："刚出去烧饭，走得太急，茶杯就随手放床头柜上了，平时我都放桌上小家伙够不到的地方，这怎么办啊？"

我让他们先别急，烫伤分好几级，朋朋情况还好，我赶紧让他爸爸抱去用凉水冲烫伤的手，然后我跟着芊芊到厨房让她找到麻油，给孩子涂上。很快，孩子不哭了，烫伤的地方稍微有点儿红，但没有起泡。

"我知道你小偏方多，有没有啥治烫伤的小偏方啊？"芊芊又问我。

于是我教了她两个处理烫伤的简易方法。

【小偏方】

烫伤的紧急处理方法有如下几点。

1. 迅速避开热源。

2. 采取"冷散热"的措施，用冷水持续冲洗伤部，或将伤处置于盛冷水的容器中浸泡，以疼痛显著减轻为准。这样可以使伤处迅速、彻底地散热，使皮肤血管收缩，减少渗出与水肿，缓解疼痛以及水泡的形成，防止创面形成疤痕。

3. 将伤处的衣裤剪开，以免使烫伤变重。

4. 创面不要用红药水、紫药水等有色药液，以免影响医生对烫伤深度的判断，也不要用碱面、酱酒、牙膏等乱敷，以免造成感染。

5. 烫伤发生后，千万不要揉搓、按摩、挤压烫伤的皮肤，也不要急着用毛巾拭擦。

6．如果严重，则应立即去医院。

在家庭中，一旦出现烫伤，可以采用下面这2个偏方。

1．用干净棉签蘸蜂蜜，均匀地涂于创面。

2．取紫草800克、麻油500克，将紫草轧碎，放入油中煎枯，去渣装瓶，外用。

如果伤得不重，直接抹点儿麻油就可以了。

宝宝盗汗，甘蔗叶煮水洗浴

【偏方一】

外抹法。

材料：龙骨、牡蛎、糯米粉各适量。

做法：龙骨、牡蛎磨极细末，再与糯米粉拌匀外扑。

【偏方二】

洗浴法。

材料：甘蔗叶适量。

做法：煮水温洗全身。

【偏方三】

龙骨外敷法。

材料：龙骨、牡蛎各30克，大麦芽50克。

做法：研极细末，每次取5克，撒于脐部包扎，12小时换药1次。

【偏方四】

文蛤外敷法。

材料：文蛤、何首乌各3克。

做法：研细末醋调成糊，外敷于脐部。

【问诊记】

上周六，表姐带着她3岁的儿子来我家玩，我俩一直聊到了深夜，他们干脆就在我家过夜了。常常主动提出要陪弟弟睡觉，小外甥也蛮黏常常，我就让他们俩去小房间睡了。

第二天早上起床，在刷牙的时候，常常拉着我的衣角对我说："妈妈，弟弟晚上不乖，一定是他羞羞尿裤裤了，身上都湿了。"

我一听，赶紧去小房间一看，床是干的。我想到了些什么，就问表姐："姐，外甥他平时出汗多吗？晚上睡着了出汗吗？"

被我这么一问，表姐有些不解地回答说："好像是啊。小家伙睡觉时候汗是挺多的，我还以为给他盖得太多了。"

我把小家伙叫过来，让他把舌头伸出来一看，舌头有点儿红，舌面有点儿干。我告诉表姐这有可能是盗汗。

表姐一听，就有点儿担心，问："这算不算病？对他有没有什么影响啊？需不需要治啊？"

孩子盗汗分2种：生理性盗汗和病理性盗汗。

生理性盗汗是因为幼儿时期，皮肤还十分幼嫩，所含水分较多，毛细血管丰富，新陈代谢旺盛，自主神经调节功能尚不健全，活动时容易出汗。如果宝宝在睡觉前活动过多，则在睡眠时出汗也比较多。其次，睡前进食可使胃肠蠕动增强，胃液分泌增多，汗腺的分泌也会增加，这也会造成宝宝入睡后出汗较多，尤其在入睡最初2小时之内。此外，如果室内温度过高，或被子盖得过厚，或使用电热毯时，则都可能引起睡眠时出大汗。

如果是生理性盗汗，则一般不主张药物治疗，而是采取相应的措施，祛除生活中导致高热的因素。此如，孩子睡前活动量过大，或饱餐高热量的食物导致夜间出汗，就应该对宝宝睡前的活动量和进食量给予控制，这样也有利于睡眠和控制孩子肥胖，有益于孩子的身心健康。有的宝宝的夜间大汗，是由室温过高或是盖的被子过厚所致。冬季卧室温度以20~22℃为宜，被子的厚薄应随气温的变化而增减。一般来说，若家长注意到上述几种容易引起产热增多的诱因，并给予克服，则出现盗汗的机会会自然减少。即使偶尔有一两次大盗汗，也不必过分担心，盗汗所丢失的主要是水分和盐分，通过每日的合理饮食是完全可以补充的。

病理性盗汗，西医认为有可能是由缺钙、佝偻病、肺结核等疾病引起。中医把盗汗细分为自汗、盗汗，即自汗是不论白天还是黑夜，都出汗，多为气虚、阳虚引起的；盗汗是睡觉时出汗，醒时汗就止了，多为血虚、阴虚引起的。

考虑到像外甥这情况应该属于阴虚，我告诉了她几个我常用的小偏方。

【小偏方】

我推荐的小偏方有4个。

1. 外抹法：龙骨、牡蛎磨极细末，再与糯米粉和匀，外扑，具有固表止汗的作用。

2. 敷脐法：取龙骨、牡蛎各30克，大麦芽50克，研极细末，每次取5克，撒于脐部包扎，12小时换药1次。

3. 取文蛤、何首乌各3克，研细末醋调成糊，外敷于脐部，具有养阴敛汗的功效，用于盗汗。

4. 洗浴法：甘蔗叶适量，煮水温洗全身，有很好的敛汗作用。

扁桃体发炎要注意，罗汉果冰糖能帮你

【偏方一】

罗汉果冰糖茶。

材料：罗汉果三分之一个至半个，冰糖适量。

做法：泡水饮用。

【偏方二】

豆根甘草茶。

材料：山豆根、甘草各适量。

做法：山豆根、甘草研末，泡茶饮。

【问诊记】

"唉，排了一早上队，总算给孩子看完病了。"护士晓梅松了口气在我旁边坐了下来。她家宝宝这几天扁桃体又发炎了，今天一早她就抱着孩子排队看病，无奈门诊太忙，排了3小时才排到。

"小家伙还好吧？"我问晓梅。

"又是扁桃体发炎，这小家伙一点儿都不省心，今年已经5次了。"晓梅无奈地摇摇头说，"现在小孩是不是体质不行了？今天排队的队伍里有四五个小孩都是扁桃体发炎。"晓梅问我，现在很多人提出小孩子扁桃体炎多发可以手术切除掉，像她宝宝这样需不需要去切掉？

我告诉她，正常的扁桃体作为孩子抵抗力的一部分还是有它存在的意义的，不要随便切除。如果扁桃体发炎时肿大过度，影响孩子的进食和呼吸，使孩子在夜晚出现打呼噜憋气的情况，就会危害孩子的健康。还有的是急性扁桃体炎1~2月就要比较严重地发作1次，这些情况下就可

以考虑切除扁桃体。

防治扁桃体炎，其实没有那么难。我顺手拿过来1个针灸的模型小人，给她指出1个穴位——少商穴，就在大拇指指甲外侧根部，用点儿力按摩它，宝宝嗓子处的不适就会减轻，异物感也会迅速地消失。

另外，还可以采用脚底按摩的方法。先上下来回搓宝宝的脚心，每只脚搓30下，然后每个脚趾都上下按摩20~40下。重点按摩大脚趾根部两侧的部位，因为扁桃体发炎时，这个部位会很疼，每只脚按摩5分钟。按摩后，宝宝咽喉肿痛的症状会明显减轻。按摩后及时给宝宝多喝温开水，也可以喝淡淡的盐开水。每天坚持给宝宝按摩2次，再配合食疗，宝宝很快就会好了。

饮食上尤其要多加注意，扁桃体发炎总体上均要忌吃干燥、辛辣、煎炸等刺激性的食物，比如姜、辣椒、大蒜、油条等。在扁桃体炎的急性期饮食宜清淡，宜吃含水分多又易吸收的食物，如稀米汤（加盐）、果汁、蔗糖水、绿豆汤等。有发热、喉咙痛症状时可多吃梨。梨有退烧、润喉、止痛的作用，可减轻症状。梨汁也有止咳化痰的效果。将1个梨切片榨汁冰冻，更易入口。发烧且畏寒极端怕冷或容易下痢者，最好还是饮用热的梨汁。慢性期宜吃新鲜蔬菜、水果、豆类及滋润的食品，如黄豆、豆腐、豆浆、梨、冰糖、蜂蜜、百合汤等。

生活中也有很多饮食可以治疗扁桃体炎，比如我下面要推荐的2个小偏方。

【小偏方】

罗汉果冰糖茶：罗汉果三分之一个至半个、冰糖适量，用沸水冲泡，代茶饮。

豆根甘草茶：山豆根、甘草研末，泡茶饮。

其实扁桃体炎的多发跟体质、抵抗力自然有关系，和扁桃体自己的功能特征也是有关系的。扁桃体算是呼吸道的防卫机关之一，可以过滤细菌并产生抗体，保护呼吸系统不受细菌侵入。扁桃体在小孩3~5岁的时候最发达，3岁左右的孩子，扁桃体变得敏感，一有细菌侵入就会有增生肿大的现象，严重的会出现化脓的情况。

宝宝鼻子老出血，试试白茅根汤

【偏方一】

白茅根汤。

材料：鲜生地、鲜白茅根、鲜芦根各适量。

做法：将以上材料加水煎服，代茶饮。

【偏方二】

药物疗法。

材料：云南白药、棉球各适量。

做法：用小棉球蘸云南白药粉，塞鼻孔。

【问诊记】

上个月，我们几个姐妹约好一起去茶室聚会聊天，朋友曼丽把她的宝宝也抱来了。小男孩叫小虎，人如其名，虎头虎脑，一双大眼睛炯炯有神，十分可爱。喝茶聊天的时候，几个人轮流抢着抱他，大家有说有笑的，聊得很开心。轮到芊芊抱她了，结果小家伙鼻子下面流下来两条红线。

"流鼻血了，流鼻血了！"大家顿时慌乱了。

芊芊赶紧拿餐巾纸把小虎流出来的血擦了，并在鼻孔口堵着，大家七嘴八舌地出主意："快快，捏住孩子的鼻子""让宝宝把头仰起来""快让孩子躺下"。

"别躺！"我赶紧阻止她们说，"你们这样处理其实不对。"

我抱过小虎，扶正他的头，用拇指和食指夹住小虎的鼻子，我边做边告诉她们：小孩子鼻子偶尔出血不用太惊慌，马上用拇指及中指同时夹住两侧鼻翼，压迫止血，约5分钟后松手看看是否止血了，若还在流血，则再重复紧压鼻翼5~10分钟，大多数鼻血可以止住。

她们刚建议的用餐巾纸或者棉球填塞止血也是可以的，但是要注意填塞的位置和量，不然压力不够或者位置不对就起不到止血的作用，身边有药的话可以用小棉球蘸云南白药粉再塞鼻孔。

很多家长遇到小儿鼻出血时常采用仰头或者躺下的方法，其实这样的处理方法非常错误，因为出鼻血的孩子一旦躺下来或者后仰，原本往外流的鼻血就会往后流入口腔，流向喉咙，反而使小孩呼吸困难，或吞入大量血液，刺激胃壁导致呕吐且带血液，这会让家长更加惊慌失措。

我看时间差不多了，把手松开，小虎的鼻血确实止住了。曼丽看血止住了也放心了，抱过小虎问我："刚才你说小孩偶尔出血不用太担心，那经常出血要怎么办，平时有啥要注意的吗？"

我给她们推荐了一个治疗流鼻血的小偏方——白茅根汤。

前几天，曼丽打电话给我，满心欢喜地对我说，偏方效果很好，自从用了我推荐的偏方之后，宝贝从没再犯过流鼻血的毛病了。能为朋友解决一些健康小问题，感觉到自己的价值，成为我生活的快乐之源。

【小偏方】

白茅根汤：用鲜生地、鲜白茅根、鲜芦根，水煎服，代茶饮，能清热凉血、止血。

小儿经常性鼻出血要分清是局部性的还是全身性的，局部性鼻出血的主要原因有外伤、鼻前庭炎、干燥性或萎缩性鼻炎、鼻发育异常等。全身性原因主要是血小板减少、血小板无力症、凝血因子缺乏、血管病变等。必要情况下要去专业耳鼻喉科做相关检查确诊并进行针对性的治疗。

平时生活饮食也要注意，小孩子秋冬季节多容易流鼻血，这是因为秋冬季节天气干燥导致小孩子内火旺盛，因此要鼓励孩子多喝水，多吃水果，控制室内的温度和湿度，太热太干都容易出血。可每日用红霉素眼膏和凡士林油膏涂抹鼻腔内，坚持1~2周，效果也不错。红枣、桂圆、巧克力等食物容易引起鼻出血，经常鼻出血的孩子要少吃。

宝宝尿床别着急，找对原因再调理

【偏方一】

遗尿散。

材料：补骨脂、益智仁、五味子、覆盆子各2份，肉桂1份。

做法：将以上材料一起研成细末，过筛装瓶备用。每次取3克药粉，用食醋调和制成小药饼（直径2厘米，厚0.5厘米）用胶布贴于脐部，每晚1次，第二天早上拿掉，10天为1疗程，连续2~3个疗程。

【偏方二】

韭菜子饼。

材料：韭菜子15克。

做法：取韭菜子切碎后和面，做成饼，分2次吃。

【问诊记】

2个月前，我陪老公去姐姐家吃饭，一进屋就看到姐姐正在阳台上晒床单。"姐姐还是那么勤劳啊。"我随口夸了句，姐夫无奈地苦笑了下，小外甥坐在沙发上也没有和我们打招呼。我和老公都有点儿疑惑：姐姐和姐夫不是吵架了吧？

吃午饭时，我们两家六口人坐在一起，常常自然是和弟弟坐在一起。今天小外甥表现得有点儿反常，一直一声不响地低着头，不像过去一样看见常常来就开心地和常常闹个不停。常常问我："妈妈，弟弟为什么不开心啊？"

"我又尿床了！"小外甥小声地说出了原因，边说还很小心地看了他爸妈一眼。

回想那床单还有姐夫无奈的苦笑，原来是因为这个，我和我老公忍不住笑了出来。这一笑，小家伙的头埋得更深了，姐姐拍了下他的头，无奈地跟我们说："这小家伙就是命中水多，睡着了不是流汗就是尿床，都3岁多了还这样。"

"这有什么，我小时候也尿床的，是吧，妈妈？"常常很小大人地叉着腰给他弟弟撑腰。

"我就担心他长大了还这样，这算不算是病啊？"姐夫问我。

我告诉他，一般来说，小孩在1岁到3岁之间逐渐学会夜间控制排尿，尿床的次数会逐渐减少。大多数孩子2岁半或3岁后夜间不再尿床。但是如果3岁以上还在尿床，次数达到1个月2次以上，就不正常了。

我还告诉他们，小孩尿床其实很大部分是大人的因素。比如遗传因素，如果父母自身儿时就尿床，小孩子就有一定的概率遗传性地尿床，这也就是中医上说的先天不足。外甥听了我的话，马上来劲了，张口就问："爸爸妈妈，你们小时候是不是也尿床啊？"

外甥的童言无忌让姐姐和姐夫闹了个大红脸，连忙澄清，说："没有！没有！"

"可能我们过去有的地方确实没做好，看来尿床不能完全怪宝宝。"姐姐边说边摸了摸小外甥的头，"有没有什么治疗尿床的小偏方呢？"

我告诉了他们2个偏方：遗尿散和韭菜饼，并详细地说了做法。

聊完天，吃完饭，我们一家先告辞回家了，常常很调皮地说："弟弟，下次我再来你别再尿了哟！"

大家都笑了。

上周，姐姐姐夫一家来家里玩，我顺便问了一下外甥尿床的事情，姐姐高兴地说："早好了，已经很久没有尿床了。"姐姐直夸我推荐的偏方很给力。

【小偏方】

遗尿散：补骨脂、益智仁、五味子、覆盆子各2份，肉桂1份，一起研成细末，过筛装瓶备用。每次取3克药粉，以食醋调和制成小药饼（直径2厘米，厚0.5厘米）用胶布贴于脐部，每晚1次，第二天早上拿掉，10天为1疗程，连续2~3个疗程。（注意：敷药处起红疹者，改用植物油调敷）

韭菜子饼：取韭菜子15克，切碎后和面，做成饼，分2次吃。韭菜子性温，味辛、甘，可补肝肾，暖腰膝，助阳，固精，对小儿遗尿症也有非常好的效果。

除了饮食方面注意，家长的很多行为习惯会影响孩子学会夜间控制排尿，比如父母长期给孩子使用尿布；夜间不唤醒孩子，抱着孩子去厕所撒尿；甚至有的父母在孩子躺在床上睡觉时让他们在床上排尿，造成孩子睡眠中排尿的习惯。一直这样的话，孩子就容易发生夜间尿床。

除此之外，还有其他因素会影响孩子尿床：小孩白天太过疲劳，夜里睡眠就会过沉，排尿时也不醒来引起尿床。膀胱发育迟缓或者饮入过多的水，也有可能会导致尿床。要避免孩子尿床，大人就要在平时避免以上因素。

宝宝脱肛了，按摩食疗来帮忙

【偏方】

推拿法。

做法：揉丹田5分钟，按摩腹部3分钟，揉龟尾（尾椎骨处）500次，推七节（第四腰椎至尾骶骨成一直线）300次。

【问诊记】

一个周末，我去兄弟单位听课，刚到老师的办公室门口，就看见一个男子抱着一个3岁左右的小孩跑过来，问："医生，肛肠科在哪儿？"

我随口问了一句："你看还是小孩看？"

那男子回答："小孩看，脱肛了，怎么，这里还有专门的儿童肛肠科？"

"那倒不是。"我看老师暂时没在办公室，我对这小孩的情况也蛮好奇的，就对他说，"就在那边，我陪你过去好了。"

来到肛肠科，主任老王正好有空。我说："老王啊，这个孩子脱肛了，你给看看吧。"

"行，那我来看看，这是你的亲戚？难得你亲自陪过来。"老王调侃了下我，然后很认真地对孩子的父亲说，"来，把病情说一下。"

孩子的父亲告诉我们，小家伙体质比较差，内火也比较旺，容易便秘，解大便的时候经常会发生脱肛的情况。过去他们就是简单地把肛门轻轻地推回去，最近孩子脱肛的情况越来越频繁，于是就带孩子来看看。

老王告诉他，及时带孩子来看看是对的。老王说了，像这孩子现在的情况主要是把便秘治好，便秘好了，脱肛的情况也会慢慢自愈。老王给他开了点儿治便秘的药，并叮嘱他控制小孩的饮食，忌辣椒、蒜、花椒等刺激性食物，忌肥甘厚味的食物，如肥肉、多油汤类、糯米饭、糍粑等黏滞难消化食物。临走的时候老王问我："偏方女医生，你特意陪他过来咋不出个偏方给他啊？"

病人听了也满怀期待地看着我，于是，我教给他几个小偏方。

那位男子听了我的偏方连连道谢："谢谢你啊，医生。我回去会照你说的做的，真是谢谢你啊！"

前几天他又来配药，他告诉我，小孩坚持吃药、按摩，现在情况好多了，再次谢谢我！

【 小偏方 】

脱肛一开始只是在用力排便时出现，便后可以自动缩回。后来可能逐渐严重，需要用手帮助送回去，不大便时，比如哭闹的时侯也可出现，家长要及时地帮小孩复位，送回去的时候要记得动作轻柔，最好先用纱布蘸着温盐水外敷，轻轻地将肛门推回去。如长时间不将它送回，就会发生水肿、渗血、溃疡，进而引起坠胀、疼痛、里急后重、流脓血黏液。

此病症多发生在4岁以内的小儿，但1岁以内的婴儿很少见到患此病，这个疾病随着年龄的增长大多可自行痊愈，绝大多数脱肛的患儿5岁之前可自愈。

针对这个情况，我推荐一套简易的推拿：揉丹田5分钟，按摩腹部3分钟，揉龟尾（尾椎骨处）500次，向上推七节（第四腰椎至尾骶骨成一直线）300次。

另外，有个食疗方也蛮适合因为便秘而脱肛的情况：黄芪30克，黑芝麻10克，与适量猪大肠一起炖汤佐膳。

宝宝尿频别发愁，分清病因再着手

【偏方】

黄芪山药粉。

材料：桑螵蛸、益智仁各15克，黄芪、山药各10克。

做法：将以上材料烘干一起研成细末，冲服或吞服，一天2次，每次服3克，或水煎服，每日1剂。

【问诊记】

那天，我和老公一起逛街，忽然有人和我说话："老同学近来可好？"

我扭头一看，说话的是一位中年男子，个子挺高但有点儿发福，脸看起来是有点儿熟悉，有点儿像我们高中班里那个高高瘦瘦的班长。我疑惑地问道："你是……班长？"

他笑着点点头，说："难得啊，现在遇到同学没几个认得出我了。"

"你胖了不少啊！生活很惬意吧？"

这时，后面又跟上来一对母子，正是他的爱人和儿子，小家伙叫果果，3岁了，好像很认生，看都不敢看我们，只是紧紧地拉着他妈妈的手。班长看旁边就有一家茶室，就建议我们进去坐一会儿聊聊天。

我们坐下点了些点心和茶水，就聊了起来，聊高中班级里的趣事，聊毕业后的现状，聊现在联系的同学的现状。我们聊得正投入，果果拉他爸爸的胳膊，说："爸爸，我要尿尿！"

"又要尿，刚才在前面的公园不是尿过吗？"班长觉得有点儿奇怪，但是还是带果果去了厕所。

回来后，我们坐下接着聊，小家伙自己一个人坐在边上玩着手指，偶尔抬头看看爸爸妈妈，显得很无聊。

"爸爸，我要尿尿！"小家伙又叫了。

班长有点儿发怒了，说："又尿又尿，刚带你去厕所你就尿了一点点，你这小孩咋拿撒尿玩呢！"

果果顿时哭了，说："我要尿尿，我要尿尿！"

班长的爱人无奈，只好带孩子去厕所。班长皱着眉头问我："老同学，你说你是做医生的，小家伙这尿频尿又短是不是生病了啊？"

我说："不像生病了，倒像是他想引起咱们的注意，故意这么做的。"

"小家伙就是不听话，看我回去不教训他。"班长听完我的话后松了口气，但是也有点儿生气了。

"你这样盲目地呵斥是没用的。"我纠正他，"你要循循善诱，慢慢地开导孩子，我们也有做得不对的地方，光自己聊天没顾着果果。"

这时果果也回来了，我们四个人就开始逗果果，教育果果。果然，他叫尿尿就是想引起父母注意，班长两口子也放心了。

【小偏方】

小儿尿频其实是很常见的，但是要根据发生的原因区分对待。比如病理性尿频。这种尿频可能是由患有感染、结石、肿瘤或存在异物引起的，其中尿路感染最常见。小孩子尿路感染以后，每次尿量不多，但排尿次数却明显增加，并可有尿急、尿痛等症状。由于疼，因此孩子排尿时往往会哭闹。此外，患了尿路感染后，通常伴有其他症状，如体温增高、食欲减退、呕吐等，做尿常规检验可帮助诊断。治疗时要多给孩子饮水，让他们休息好，在医生指导下使用抗生素等药物。

蛲虫刺激也可引起小儿尿频。如果感染了蛲虫，则晚上成虫会爬到肛门附近产卵，去医院检查时可见到小虫。确诊后，平时要给孩子剪指甲、纠正孩子吮手的习惯、烫洗内裤和被褥罩，并在医生指导下服用驱虫剂。

还有一种生理性的尿频。有的是由饮水过多、天气寒冷、裤子不合身等因素引起的。但是很多是由孩子自身的精神因素引起的，短时的尿频往往与孩子希望引起父母注意有关。当大人聊天聊得正起劲时，孩子会不时地高喊："妈妈（爸爸），我要尿尿！"就像果果刚才做的那样。这种尿频一般是暂时的，当父母带孩子上厕所而中断谈话后，尿频自然消失。但如果家长对孩子关注不够，使得孩子总将尿尿作为寻求注意的"王牌"，就可能落下习惯性精神性尿频的毛病，此时再纠正就很难了。

如果发现孩子真形成了尿频的毛病，则有一个小偏方可以治。桑螵蛸、益智仁各15克，黄芪、山药各10克。烘干一起研成细末，冲服或吞服，一天2次，每次服3克，或水煎服，每日1剂。

宝宝感冒发烧，风寒风热要分清

【偏方一】

葱白豆豉汤。

材料：葱白、豆豉各适量。

做法：葱白、豆豉煎汤饮。

【偏方二】

擦涂法。

材料：薄荷叶或薄荷油适量。

做法：薄荷油少许或新鲜薄荷叶2片捣烂成团，用手指于两侧迎香穴（鼻翼两侧）、合谷穴揉擦数分钟，每日3次。

【问诊记】

一次，我和家人一起外出旅游，我们所乘坐的大巴车上有一对年轻的小夫妻带着一个刚刚满3岁的孩子。车子起步之后，小孩子一直不停地哭闹，刚开始声音还比较小，夫妻俩还会柔声安慰，可是后来随着孩子的哭闹声越来越大，夫妻俩也失去了耐心，两个人还为了止住孩子的哭闹声而争吵起来。

我见此情景，立刻起身走过去，发现孩子的情况有些不对劲。孩子的脸色潮红，而且身上正冒着汗，鼻子里还流着浓涕，因为此时孩子正张着大嘴哭闹，所以我能够看到孩子的咽喉已经红肿了。见此情景，我立刻对还在争执的小夫妻说："你们快别吵了，孩子哭闹是因为生病了身体不舒服。"我的话一出口，小夫妻立刻不吵了，妻子立刻焦急地问我："您怎么知道孩子生病了？"我将我看到的孩子的症状一一对小夫妻说明，并且告诉他们孩子是患上了风热感冒，而且此时正在发热，必须要先控制孩子的病情，这样才能够方便孩子在下车后就医。

小夫妻听完我的话之后，你看看我，我看看你，之后两个人又同时看向我。我从背包里取出一瓶风油精，将少量风油精涂抹在自己的食指上，在孩子的鼻翼两侧不断揉擦。一会儿的工夫，孩子的哭声就止住了，我告诉这对小夫妻，孩子的哭声虽然停止了，但是并不代表孩子的风热感冒痊愈了，他之所以不再哭闹，是因为我用了风油精帮他擦涂了鼻翼两侧，缓解了孩子的鼻塞症状，稍后下车还要带孩子到医院进行进一步治疗才行。为了让他们不过于焦虑，我又告诉了他们几个小偏方。

【小偏方】

风寒感冒

症状：发热恶寒、无汗、头痛、流清涕、口不渴、咽不红等。

偏方1：葱白、豆豉煎汤饮。葱白辛温、宣通卫阳，发表散寒；豆豉辛平解肌透表，二药合用，有通卫阳、散表寒的功效。

偏方2：擦涂法。葱白头30克，生姜30克，食盐6克，将这些材料捣烂后用白酒调和，用纱布包上擦涂前胸、后背、手心、脚心、腋窝一遍后，让孩子躺下休息，约半小时后就可出汗。

风热感冒

症状：发热重、恶风、有汗或少汗、头痛、鼻塞、流脓涕、咽红肿痛、口干而渴等。

偏方1：金银花、连翘。金银花、连翘清热解毒。如咳嗽重者，可用桑叶、菊花煎汤饮。

偏方2：擦涂法：薄荷油少许或新鲜薄荷叶：两片捣烂成团，用手指于两侧迎香穴（鼻翼两侧）、合谷穴揉擦数分钟，每日3次。

另外，对于宝宝感冒，还有几个小偏方值得尝试。

鼻子不通气的时候，可以选择用四季葱白（或大蒜）捣烂绞汁，取

10毫升，加水90毫升，存入有色瓶内，摇匀滴鼻。此方对预防感冒也有较好的效果。

发热的时候则可以用"神奇的豆水"：黄豆20粒，绿豆、黑豆各10粒，加入3碗水，煎成浓汁，给孩子喂下。（这个小偏方是一位妈妈特意来告诉我的，在此非常感谢那位妈妈）

这里再介绍2个预防感冒的妙方。

1．食醋熏蒸室内：食醋2~5毫升，加水1~2倍，加热汽化，每天1次，连续数日。

2．生贯仲3~9克，水煎服，每日3次，连服3日。